MITTEL
ZUM LEBEN
MITTEL ZUM HEIL-WERDEN

Klaus-Dieter Nassall

MITTEL ZUM LEBEN

MITTEL ZUM HEIL-WERDEN
Eine außergewöhnliche
Ernährungsbetrachtung

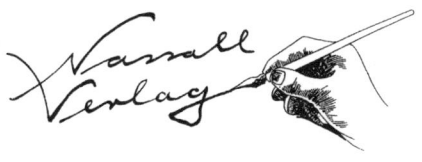

Einbandgestaltung: Angelika Frase, München

Lektorat: Jürgen Herrmann

Illustrationen von Angelika Frase (Seite 23 und 77)
Spruchkarte vom Vier-Türme-Verlag, Münsterschwarzach Abtei (Seite 5)
Plastik von Erika Schultz, Krailling-Planegg (Seite 134)

1. Auflage 1992
Copyright by Nassall Verlag 1992
Pipinstraße 20
8911 Ummendorf bei Landsberg am Lech
Germany

Satz: Amper-Druck, Fürstenfeldbruck
Druck und Bindung: Jos. C. Huber KG, Dießen

ISBN 3-928711-06-7

Alles ist einmalig. Nichts ist identisch. Kein Blatt, kein Sandkorn, kein Stern, keine Blume, kein Tier, kein Mensch, kein Engel.

P. Albert Herold

INHALTSVERZEICHNIS

10

Vorwort

Tag für Tag erlebe ich in meiner Praxis Menschen, die den Bezug zu sich selbst teilweise oder ganz verloren haben. Viele hatten sogar noch nie einen richtigen Bezug zu ihrem eigenen Wesen. Ich sehe darin eines der Grundprobleme der heutigen Menschen, besonders der in den Industrieländern.

Im Laufe seiner Entwicklung hat der Mensch die Sicherheit und Geborgenheit der Großfamilie, der Sippe und des Stammes verloren. Herausgelöst aus einer kollektiven Bewußtseinssphäre, befindet er sich auf einem mühsamen Weg zur individuellen geistigen Reife und Freiheit. Das hohe Ziel ist den meisten noch nicht bewußt. Viele wissen nicht, wer sie eigentlich sind, empfinden nicht die Vielschichtigkeit ihrer geistig-seelisch-körperlichen Wesenheit, fragen sich nicht, woher sie kommen und wohin sie gehen. Wer eine Maschine nicht kennt, weiß nicht, was sie für ihr Funktionieren braucht. So kann der Mensch, der die Eigenartigkeit und Vielfalt seines Wesens weder kennt noch empfindet, nicht wissen oder empfinden, was ihm nützt und was ihm schadet. Er kennt seine wahren Bedürfnisse nicht.

Eines erkennen die meisten auf ihrem Lebensweg früher oder später: den hohen Wert der Gesundheit. Nur allzuoft lernen wir die Gesundheit erst durch die Krankheit schätzen. Viele von uns versuchen, diese unangenehmen Krankheitszustände so schnell wie möglich mit allerlei Mitteln und Methoden zu beseitigen. Eines Tages gelangen auch sie zu der Einsicht, daß die Gesundheit auf einer breiten Basis steht, die sich keineswegs im Schnellverfahren reparieren läßt, wenn sie erst einmal beschädigt ist. Sie erkennen früher oder später, daß die meisten chemischen Mittel, sprich Arzneien, nur Scheinerfolge erzielen und dabei die eigentliche Basis noch mehr zerstören. Irgendwann gelangt der Mensch dann zu der Einsicht, daß die gesunde und vollwertige Ernährung von großer Bedeutung für seine »Gesundheitsbasis« ist. Dann begreift er den berühmten Lehrsatz des Hippokrates: »Eure Nahrungsmittel seien eure Heilmittel, und eure Heilmittel seien eure Nahrungsmittel.« Nun fängt die Suche nach der geeigneten Kost an. Wie aber kann der Mensch, der sich und seine wahren Bedürfnisse nicht kennt, dazuhin seinen natürlichen Instinkt verloren hat, wissen, welche Nahrung für ihn die richtige ist. Jetzt ist er auf Fachleute angewiesen, so wie es der Fall ist bei der Wartung einer komplizierten Maschine, die man ja auch nicht ohne Anleitung von Spezialisten durchführen kann.

Das erste Buch einer bestimmten »gesunden« Ernährungsrichtung wird gelesen. Es ist sehr einleuchtend, man ist froh, endlich das Richtige gefunden zu haben. Die gewonnene Sicherheit dauert oft nicht lange, denn durch ein weiteres Buch, durch Gesundheitszeitschriften oder Bekannte erfährt man von einer anderen »gesunden« Ernährungsrichtlinie, die der ersten widerspricht. Lernt man noch eine dritte Richtung kennen, führt das dann leicht zu Verwirrung und Ratlosigkeit. So erlebt es mancher Zeitgenosse, für den Ernährung nie ein Thema war, denn er lernte zu essen, was auf den Tisch kam – zu Hause, in der Wirtschaft, im Bierzelt, am Würstchenstand. Allmählich aber wird diese Selbstverständlichkeit, über die er nie nachgedacht hat, zu einem wichtigen Thema.

Ein gutes Dutzend bewährter Ernährungslehren und sich widerstreitender Theorien verschiedener Ernährungswissenschaftler verunsichern und irritieren ihn. Alle bewährten Ernährungslehren wie Makrobiotik, Waerland, Vegan, Hay'sche Trennkost, Bircher-Benner, Mazdasnan sind mehr oder weniger aus jahrelanger Erfahrung und tiefen Erkenntnissen gewachsen. Sie sind gut und richtig, auch wenn einige sich widersprechen. Ein Fehler mancher Ernährungslehren ist die Meinung, daß sich *alle* Menschen ihr Leben lang an diese Lehre halten müßten. Die meisten Ernährungslehren sind aus der Erfahrung mit bestimmten Menschen, zu einer bestimmten Zeit, an einem bestimmten Ort oder in einem bestimmten Land entstanden. Das menschliche Leben auf Erden ist ein sich stets wandelnder, vielschichtiger Prozeß. Seine Elemente sind nicht gleichgerichtet, sondern aufeinanderprallende lebensgestaltende Gegensätze, aus deren Synthese ständig Neues entsteht.

Für so ein in Wandlung befindliches Wesen kann man die Nahrung nicht *festlegen*. Wenn heute das eine richtig ist, so kann es morgen das genaue Gegenteil sein. Wer etwas festhalten will, versucht den Lebensstrom zu bremsen und wird krank. Wie sagte doch Faust zu Mephisto: »Werd' ich zum Augenblicke sagen: Verweile doch! du bist so schön! Dann magst du mich in Fesseln schlagen. Dann will ich gern zu Grunde gehn!« Als Petrus, Johannes und Jakobus Jesus in seiner Verklärung auf dem

14

Berg Tabor erlebten und sagten: »Meister, laß uns hierbleiben und Hütten bauen, denn hier ist gut sein...«, ließ Jesus nicht zu, daß sie verweilten; sie mußten wieder hinab ins Tal des irdischen Lebens. Früher oder später erstarrt jeder *Anhänger* einer Lehre und wird zum Fanatiker.

Einerlei, ob es sich um eine geistige oder eine Ernährungslehre handelt, sie sollte dem Menschen nur als Anleitung dienen, den individuellen Weg bzw. die individuelle Ernährungsweise zu finden. Ich werde versuchen, meine Erfahrungen mit der Ernährung in einer weitgehend ganzheitlichen Betrachtung darzustellen.

Ich habe in meinem Leben viele Extreme durchlebt, meine Grenzen und meine Grenzenlosigkeit erfahren; dies ist auch nötig, um die Mitte, die Synthese, die Harmonie zu finden.

In meiner Jugend auf unserer Farm in Venezuela war ich ein extremer Fleischesser in bezug auf Qualität und Quantität.

Ich aß möglichst selbstgeschlachtetes und von der Jagd gebrachtes Fleisch, auch roh als Tatar angemacht, und ich trank hin und wieder etwas vom Blut der Tiere, weil ich darin die größte Energie fand. In Zeiten sportlicher Höchstleistung aß ich oft zum Frühstück zwanzig rohe Eier, zu Mittag ein Kilo Steak und trank tagsüber drei Liter kuhwarme Milch. Dann kam die große Wende: Mit 18 Jahren wurde ich durch den neugefundenen Yoga-Pfad zum extremen Vegetarier, der ich über Jahre hinweg blieb. Aus diesen beiden Extremen fand ich zu meiner sich stets wandelnden, individuellen Ernährungsweise, frei von jeglichen Ge- und Verboten.

Das ganze Leben ist ein Sammeln von Erfahrungen, und ich möchte meine Erfahrungen auf dem Gebiet der Ernährung mit diesem Buch weitergeben – für meine Patienten als Ernährungsanleitung innerhalb einer ganzheitlichen Therapie und für alle Leser als kleinen Anstoß zur Bewußtseinserweiterung in diesem großen und wichtigen Lebensbereich. Da ich meine Erfahrungen meistens auf mehreren Seinsebenen (Dimensionen) erlebe, so berichte ich eben auch von meinen seelisch-geistigen Erfahrungen auf dem Gebiet der Ernährung. Dies sollte aber den weniger geistig orientierten Leser nicht davon abhalten, dieses Buch zu lesen. Es ist genauso für ihn geschrieben, und er findet rasch und gezielt, was er sucht, dabei hilft die breite Glie-

derung im Inhaltsverzeichnis und das reichhaltige Stichwort-
verzeichnis am Ende.

Ich schreibe dieses Buch für Dich – aber natürlich auch für
Sie. Da ich mich in einen anderen gut hineinversetzen kann und
mich mit der ganzen Welt verbunden fühle, habe ich das Bedürfnis, zu jedem »Du« zu sagen. Ich bin einfach ein »Du-
Mensch« und empfinde das »Sie« als eine etwas distanzierte
Anrede. Wie aber kann ich mich distanzieren, wenn ich mich
verbunden fühle. Im körperlichen und im seelischen Sein erleben wir uns meistens getrennt, aber auf geistiger Ebene sind
wir *alle*, ob wir es wollen oder nicht, miteinander verbunden.
Wer diese Verbindung schon in seinem irdischen Dasein erfährt, erlebt Freud und Leid seiner Mitmenschen mit, je nach
der Intensität seiner Verbindung – zum einzelnen, zu einer bestimmten Gruppe oder zu einem ganzen Volk. Ich fühle mich
als Teil eines Menschheitsorganismus im irdischen und im kosmischen Sinne. Du bist genauso ein Teil wie ich, deshalb erlau-
be mir, Dich in der wundervollen Ganzheit Deines Seins anzu-
sprechen – DU. Wenn ich Du zu Dir sage, habe ich keineswegs
weniger Achtung vor Dir, als wenn ich Dich mit Sie anspreche.
Im Gegenteil, da ich Dich erkannt habe in der wundervollen
Vielschichtigkeit Deines Wesens, achte ich Dich viel mehr als
jene, die nur Deine äußere Erscheinungsform kennen.

Ich beabsichtige nicht, ein perfektes Werk über Ernährung zu
schreiben. Ich möchte nur meine Erfahrungen für Dich niederschreiben in der Ausdrucksform, die mir dazu gegeben wird.

Ich danke *allen*, die mir einen Anstoß für diese Erfahrungen ge-
geben haben: meinen Yoga-Lehrern, anderen Weisen und My-
stikern, den Begründern aller bekannten Ernährungslehren,
Wissenschaftlern, Ärzten und Heilpraktikern. Ich danke Eberhard Kohler. Dank sage ich auch allen meinen Patienten, durch
die ich in all den Jahren meiner Praxis eine geballte Vielfalt an
Ernährungserfahrungen erleben durfte und weiterhin erlebe.
Danke, Roswitha, danke, Petra, daß Ihr mein handschriftliches
Manuskript für die Druckerei in den Computer übertragen und
Euch dabei mit dem Inhalt auseinander- und zusammengesetzt
habt. Danke, liebe Stephanie, für die kulinarischen Erfahrungen
mit Deiner guten Küche, und danke Dir und Euch, liebe Kinder,
auch danke, liebe Freunde, daß Ihr meine Zurückgezogenheit
zum Schreiben verstehen und annehmen konntet, ohne daß un-

sere Beziehungen darunter gelitten haben. Desweiteren danke ich Jürgen für seine Lektorarbeit. Vor allem danke ich Gott, ganz besonders Gott in seiner irdischen Offenbarung, dem Menschen Jesus von Nazareth, der seit zehn Jahren mein allerhöchster Lehrmeister und Erlöser ist.

Klaus-Dieter Nassall
Ummendorf, im Sommer 1992

Die Bedienungsanleitung

Hast Du Deine Bedienungsanleitung schon einmal genau studiert? Wie, Du hast gar keine? Dann ist es aber höchste Zeit, Dir eine zu beschaffen. Am besten, Du erarbeitest sie Dir selbst, ganz auf Deine Bedürfnisse zugeschnitten.

Nehmen wir mal an, Du hast ein Auto mit einem Benzinmotor. Was gibst Du da in den Tank hinein – Wasser, Öl, Diesel? Quatsch, Benzin, das ist doch klar, oder? Nun, das Auto hat auch ein Kühlsystem, was gibst Du da hinein – Bier, Limo, Cola, Öl, Benzin? – Natürlich Wasser oder sogar eine spezielle Kühlflüssigkeit. Da haben wir auch noch ein Ölsystem, was gibst Du da hinein – Mayonnaise, Schweineschmalz, Distelöl? Nein, nur ein gutes Motoröl, das beste für den kostbaren Motor, im Winter mit mehr, im Sommer mit weniger Viskosität, oder gleich ein Mehrzwecköl?

Ja, so ein Auto ist eine kostbare Maschine, da muß man sehr darauf achten, daß sie immer das Richtige bekommt, und möglichst vom Allerbesten. Dazu muß man das Anleitungsbuch genau studieren. Um es überhaupt fahren zu können, muß man wochenlang lernen. Was man nicht alles tut und Geld und Zeit aufwendet für das kostbare Ding.

Das ist noch nichts dagegen, wenn das Ding ein Flugzeug ist, eine Computeranlage, ein Roboter oder gar eine Weltraumrakete. Da muß einer lange lernen, bis er solch eine hochkomplizierte und empfindliche Maschine bedienen darf. Alle modernsten, kompliziertesten, sensibelsten und stärksten Maschinen und Apparate dieser Welt sind *nichts*, verglichen mit dem Menschen, der diese ja alle gebaut hat.

Jawohl, Du bist das sensibelste, komplizierteste, differenzierteste, intelligenteste und mächtigste Wesen auf dieser Erde und dadurch auch das anfälligste. Weißt Du eigentlich, was Du brauchst, um optimal und störungsfrei zu funktionieren? Die meisten wissen es leider nicht, sie schütten gedankenlos alles in sich hinein (Mayonnaise ins Kühlsystem – Bier, Cola, Öl und Ketchup in den Benzintank – Benzin und Säure in das Ölsystem). Man muß sich nur wundern, daß ihre »Körpermaschine« damit so lange funktioniert, bevor sich, manchmal erst nach Jahrzehnten, die Schäden bemerkbar machen.

Es ist *nie* zu spät. Du kannst schon heute anfangen. Gönn Dir einmal wenigstens soviel Zeit, wie Du Deinen Maschinen, Geräten und Werkzeugen widmest. Lerne Dich näher kennen. Keine Maschine und kein anderes Lebewesen auf dieser Erde ist in der Bauart und Funktion so interessant wie Du – wie wir Menschen.

Versuche herauszufinden, *wann* Du *was wirklich* brauchst, um optimal zu leben. Vielleicht kann ich Dir dabei helfen, indem ich Dir einfach meine Erfahrungen in bezug auf Aufbau- und Betriebsstoffe der »menschlichen Maschinerie« erzähle.

Welche Lebensmittel brauchen wir?

Im allgemeinen sagt man, einer, der alles vertrage, sei der Gesündeste und einer, der von Zigarettenrauch Kopfweh bekomme und dem es bei viel Fleisch, Süßigkeiten, Weißmehl und Alkohol unwohl oder gar übel werde, der vertrage nichts und sei krank.

Wie bei allem, muß man auch hier *beide* Seiten sehen. Ein wirklich an Leib und Seele gesunder Mensch, der für alles offen ist, nichts mehr kritisiert und verurteilt, kann alles annehmen und infolgedessen auch *alles* ohne Beschwerden verdauen und verwandeln. Das ist eine Seite, man könnte sagen, es ist die Lichtseite.

Die Schattenseite dazu – jene Menschen, die überwiegend nur sich selbst und die eigenen Bedürfnisse kennen und alles, was sie nicht verstehen, abweisen, kritisieren, verurteilen und verdammen. Sie sind noch unsensibel, infolgedessen können sie alles *genießen*, ohne zu merken, daß es ihnen in Wirklichkeit schadet. Zwischen diesen beiden Extremen finden wir ein breites Spektrum der Sensibilität. So gibt es Menschen, die zwar viel annehmen können, jedoch den ihnen völlig entgegengesetzten Mitmenschen noch nicht. Deshalb leiden sie unter der Andersartigkeit mancher Zeitgenossen und können daher auch nicht alles vertragen, verdauen, verwandeln.

Mit anderen Worten: Der Mensch nimmt nur jene Stoffe und Energien in sein Innerstes auf, die seiner jeweiligen seelischen Verfassung bzw. seinem Entwicklungsstand entsprechen. Nähere Erläuterungen dazu findest Du in weiteren Kapiteln. Um unsere wirklichen Lebensmittel-Bedürfnisse zu finden, müssen wir uns in unserer Ganzheit kennenlernen. Dazu eine kurze Beschreibung vom Wesen des Menschen aus meiner Sicht.

In großen Umrissen gesehen ist der Mensch, wie er auf dem Boden dieser Erde lebt, ein mehrdimensionales Wesen aus Geist, Seele und Körper. Sein Ursprung und Wesenskern ist der ewige göttliche Geist, der sich von Gott, seinem allmächtigen Vater, getrennt hat, der die himmlischen Sphären, die Regionen des reinen Geistes, verlassen hat, um Erfahrungen zu sammeln in den niederen, sich immer noch verdichtenden Lichtwelten. Auf diesem Wege entstand die menschliche Seele, ein hoch energetisches Lichtgebilde, in das alle Erfahrungen eingeprägt werden. Deshalb nennt man sie auch Erfahrungsleib. Im Zuge immer größerer Verdichtungsprozesse, deren Schilderung den Rahmen dieses Buches sprengen würde, schafft sich die Seele aufgrund ihrer Einprägungen den uns bekannten menschlichen Leib, um damit in dieser verdichteten Welt, die wir die Materiewelt nennen, weitere Erfahrungen zu sammeln. So wie Gott den menschlichen Geist nach seinem Ebenbild schuf, so schuf sich die Seele den irdischen Leib nach ihrem Ebenbild. So leben wir nun in dieser vergänglichen Stoffwelt in einem Kleid, das mit den Stoffen, mit den Bausteinen dieser Welt erschaffen worden ist. Hier sollten wir nun fragen, aus was bestehen denn die Bausteine dieser Welt, die wir Materie nennen. Die Antwort der Physiker lautet: Aus einem festen Stoff bestehen die Bausteine dieser Welt, die Materie, nicht! Alles ist im Grunde genommen Energie (Geist) in verschiedenen Verdichtungsgraden und Formen, die sich in ständiger Verwandlung – Umstrukturierung (Metamorphose) befinden. Jede materielle Form, ob Pflanze, Mensch, Tier oder z.B. Tisch, besteht aus einer Anzahl kleinster Energie-Licht-Teilchen, die sich in einem mehr oder weniger stationären Schwingungszustand befinden, das heißt, in einer Art Drehbewegung um die eigene Achse. Wir Menschen sind also Energieformen – Wesen, die in einem Meer von Energie leben.

Daraus ergibt sich, daß wir zum Leben Energie benötigen. Nun kommen wir zu der Frage, welche Formen der Energie brauchen wir Menschen zum Leben. Dazu gibt uns der Aufbau des menschlichen Körpers eine klare Antwort. Wenn wir ihn genau betrachten, sehen wir, daß er überwiegend aus Hohlräumen besteht, an zweiter Stelle aus Wasser und erst an dritter Stelle aus relativ festen Stoffen. Dieser letzte Teil ist, verglichen mit den anderen, äußerst gering. Die prozentuale Verteilung sieht etwa folgendermaßen aus:

achtzig Prozent Hohlräume
fünfzehn Prozent Wasser
und fünf Prozent relativ feste Stoffe

Aus dieser Zusammensetzung können wir die Bedürfnisse unseres Körpers erfahren und die anteilige Zusammensetzung unserer Mittel zum Leben = Lebensmittel ermitteln.

Gott *ist* Geist!

Alles Leben kommt von Gott.

Das Leben an sich ist Geist.

Gott *ist* Liebe!

Die höchste Lebensenergie, das vollkommenste Lebensmittel = Mittel zum Leben – ist die Liebe.

Wir haben erkannt, daß unser Körper überwiegend aus Hohlräumen besteht – also füllen wir sie mit Atmung, füllen wir sie mit Leben, füllen wir sie mit Liebe, füllen wir sie mit dem Geist Gottes.

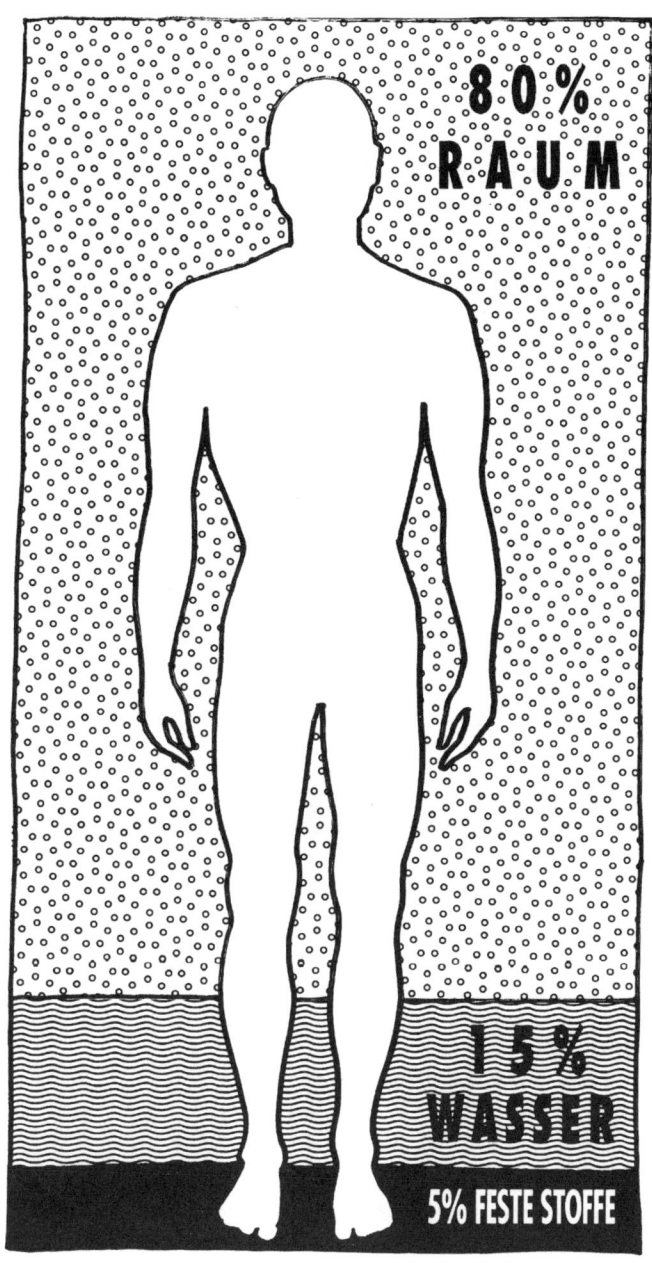

Luft

Das erste, was zu lehren ist, ist das Atmen!   (Gautama Buddha)

Vordergründig betrachtet ist die Luft, die wir einatmen, unser erstes und wichtigstes Mittel zum Leben. Auch mengenmäßig brauchen wir davon zigtausendmal mehr als andere Lebensmittel. Der Mensch kann lange ohne feste Nahrung leben, einige Tage ohne Wasser, aber ohne Luft nur wenige Minuten. Gut 80 Prozent unserer Lebensenergie beziehen wir aus der Atemluft und ca. 20 Prozent durch Essen und Trinken.

Die meisten Europäer haben viele »*Schlingzeiten*« am Tag; wie steht es aber mit den »*Luft-*« oder »*Lüftungszeiten*« für den meist luftarmen Organismus. Lernen wir wieder, unseren Organismus zu beatmen. Wenn wir alle Hohlräume in uns mit diesem unsichtbaren, kostbarsten und obendrein kostenlosen Lebensmittel anfüllen wollen, dann müssen wir innerlich völlig ruhig und entspannt sein. Nur so kann man tief durchatmen. Gut durchatmet fühlt man sich kräftig, frisch und federleicht – gut durchatmet und durchsonnt = ge-sonnt = gesund. Sorgen wir uns also mehr um die Atemzeiten als um die Mahlzeiten. Wohn- und Arbeitsplatz sei gut durchlüftet. Bewegen wir uns so oft wie nur möglich an der frischen Luft – täglich, auch wenn es spät am Abend ist, einem Spaziergang, am Wochenende eine Wanderung und – frische Luft beim Ruhen und Schlafen.

Wir sollten wieder lernen, täglich zu singen und uns nicht nur mit Gesang berieseln lassen. Singen vertieft die Atmung, beschwingt und erleichtert den ganzen Menschen und fördert die Lebensfreude; es ist gesund in jeder Hinsicht.

Warum sich dieses frische Lebensmittel Luft durch Rauch verderben? Hat der Schöpfer bei unserer Gestaltung den Einbau eines Kamins vergessen? Oder hat er uns als Nichtraucher konzipiert? Jedem ist die freie Entscheidung gegeben, seine Hohlräume entweder mit Rauch oder mit frischer Luft anzufüllen. Nur eine Bitte an die Raucher: Verschonen Sie die Hohlräume Ihres Nachbarn. Sie wollen ja auch nicht, daß man Sie zwingt, etwas zu essen, was Ihnen nicht schmeckt und obendrein schadet.

Außer der allgemein bekannten Zusammensetzung der Atemluft aus Sauerstoff, Kohlendioxyd, Stickstoff und Edelgasen enthält diese viele Energien aus dem Universum, die in den altindischen Lehren in dem Begriff »Prana« zusammengefaßt worden sind.

Unsere Atemluft enthält auch eine große Anzahl von Mikroelementen der Erde und des Kosmos. Auch der Organismus Erde ernährt sich aus dem Kosmos. Meteoreisenstaub, Nickel, Lithium, Beryllium, Bor und viele andere Elemente werden von der Erde »eingefangen«. Die Mengen sind keineswegs gering, man schätzt sie auf über fünf Millionen Tonnen jährlich. Das ist erstklassige Nahrung für Mensch und Erde aus dem Kosmos. Danken wir dafür. Sogar Gold ist in winzigen Partikelchen in unserer Atemluft enthalten. Wir ernähren uns also stofflich auch aus der der Luft, aber nicht nur über die Lungen, sondern zum großen Teil über die Haut. Die tausenderlei Aromen und Düfte sind ein weiterer Aspekt der Ernährung über die Luft. Denken wir nur an die Kraft, die uns der frische Waldduft nach einem Regen spendet oder an das belebende Aroma von Kaffee, Rosmarin oder Pfefferminze. Im Grunde genommen ist in der Atemluft alles in feinstofflicher Form enthalten, was der Mensch zum Leben braucht. Solange wir noch nicht soweit sind, um von »Luft und Liebe« leben zu können, müssen wir uns den grobstofflichen »Mitteln zum Leben« zuwenden.

Durch den Atem sind wir mit Gott und allem, was da atmet, verbunden, ob wir wollen oder nicht. Auch wenn sich Menschen voneinander distanzieren oder sich gar bekämpfen, sie haben doch eines gemeinsam – die Atemluft. Im Luftmeer kann sich keiner vom anderen trennen. Die Luft, die heute die Zellen der »Feinde« durchflutet und belebt, schenkt morgen mir die Lebenskraft. Was der eine ausatmet, atmet der andere ein.

In den alten Sprachen gibt es nur *ein* Wort für Atem, Luft und Gott: z.B. im Sanskrit: Atma, im Aramäischen: Ruach, im Griechischen: Pneuma, im Germanischen: Odin = Odem. Nur durch den Atem leben wir – ist Gott in uns. Ich atme, also bin ich!

> *Im Atemholen sind zweierlei Gnaden:*
> *Die Luft einziehen, sich ihrer entladen.*
> *Jenes bedrängt, dieses erfrischt,*
> *So wunderbar ist das Leben gemischt.*
> *Du danke Gott, wenn er dich preßt,*
> *und danke ihm, wenn er dich wieder entläßt.*
> J.W.v. Goethe

Jesus sprach zur Samariterin am Brunnen:
»Wer von diesem Wasser trinkt, den wird wieder dürsten;
wer aber von dem Wasser trinken wird, das ich ihm gebe,
den wird ewiglich nicht dürsten...«
Johannes 4. 13 und 14

Wasser

In unserem irdischen Sein sind wir Menschen überwiegend Seelen- bzw. Wasserwesen. Wenn wir die Hohlräume unseres Körpers außer Betracht lassen, dann besteht er zu ca. 70 Prozent aus Wasser, ähnlich wie unser Planet, die Erde (wenn wir seinen Luftraum nicht berücksichtigen).

So wie die Luft Element und Symbol des Geistes ist, ist das Wasser Element und Symbol der Seele – »Der Geist Gottes schwebte auf dem Wasser«, schrieb Moses am Anfang der Schöpfungsgeschichte. Das Wasser ist Ursymbol der Demut, es verrichtet in und um uns die niedersten Dienste, läßt alles mit sich machen, sucht stets die niedrigsten Stellen des Erdorganismus und füllt alles gleichermaßen aus. Es ist aber gleichzeitig neben Luft und Feuer eines der gewaltigsten Elemente der Schöpfung. Das Wasser ist auch Symbol für die Zeit. Jesus war frei vom Gefängnis der Zeit, deshalb konnte er *auf* dem Wasser gehen. Petrus wurde durch Jesus von Raum und Zeit befreit und versuchte, auch auf dem Wasser zu gehen, zweifelte aber und fiel wieder in das Wasser – die Zeit – hinein.

Die Seele – das Wasser – ist dem allgemeinen menschlichen Bewußtsein näher, greifbarer als der Geist – die Luft – das ungreifbare »Nichts«. Auf geistiger Ebene sind wir mit allen und allem verbunden, mit allen sichtbaren und unsichtbaren »Welten«. Leider liegt diese Dimension noch weit entfernt von der Schwelle der allgemeinen Wahrnehmungsfähigkeit. Auf seelischer Ebene sind wir als Wasserwesen mit allen Wasserwesen bzw. Wasserkörpern der stofflichen Schöpfung verbunden. Das heißt, mit dem Wasserorganismus Erde sowie mit allen Pflanzen und Tieren, die darauf leben, aber auch mit allen entsprechenden Planeten und ihren Bewohnern im ganzen Kosmos. Um diese Verbindungen wahrnehmen zu können, müssen all unsere verschiedenen Flüssigkeitskreisläufe einigermaßen harmonisch und ungehindert fließen. Auch ihre jeweilige substantielle Zusammensetzung sollte stimmen, damit eine Kommunikation über die »wohlgestimmten« elektromagnetischen Felder unseres Wassers möglich ist. Andernfalls gibt es nur Störungen in diesem wichtigen, leider zum großen Teil noch unbewußten Kommunikationssystem. Die Störungen sind derzeit chaotisch, da das Wasser des ganzen Planeten durch uns Menschen schwere Schäden erleidet.

Wasser, mit den darin gelösten Mineralstoffen (Elektrolyten), ist Träger und Leitsubstanz der Körperelektrizität. Die Regulation der Elektrolyte ist abhängig von dem Wassergehalt unseres Organismus. Unser Gehirn schwimmt in Wasser, ebenso der Hauptstrang unseres Nervensystems. Zum Weiterleiten von Informationen innerhalb unseres Organismus brauchen wir Wasser (Neurotransmitterflüssigkeit, Schleimhäute, Lymphe usw.). Unsere Augen und die Schleimhäute bestehen zu 90, unsere Haut zu 80 Prozent aus Wasser.

Nach Atemluft braucht der Organismus vor allem reines, natürliches Wasser mit all seinen Spurenelementen und Salzen. Diese sind wichtig für den Elektrolyt- und Säure-Basen-Haushalt.

Alle Stoffwechselprozesse in den Zellen laufen im wäßrigen Milieu ab. Wasser dient als Dispersionsmittel für die Körperkolloide und als Transportmittel von Baustoffen und Energie zu den Zellen und ist für den Abtransport der Stoffwechselprodukte zu den Ausscheidungsorganen zuständig. Unser menschlicher Organismus ist wie die Mutter Erde durchdrungen von einem dichten Netz von Wasseradern, Rinnsalen, Bächen, Flüssen, Seen und Mooren.

Bei einem gesunden Menschen ist das Wasser nicht in freier Form im Körper, sondern stets durch osmotische, onkotische und mizellare Kräfte gebunden.

Die Körperflüssigkeit ist funktionell und anatomisch durch Zellmembranen in zwei Hauptflüssigkeitsräume unterteilt: den intrazellulären Raum (Flüssigkeit innerhalb der Zellen) und den extrazellulären Raum (Flüssigkeit außerhalb der Zellen, besonders Blut und Lymphe).

Der menschliche Organismus besteht nicht zu ca. 70 Prozent aus Bier, Wein, Limonade, Cola oder Kaffee, sondern aus *Wasser*. Daher ist Wasser auch das wichtigste Getränk und sollte jeden Morgen auch als *erstes* getrunken werden. Die wohltuende und reinigende Anregung des gesamten Organismus durch ein Glas warmes Wasser, Schluck für Schluck genossen, ist seit alters als Morgentrunk bekannt. Das warme Wasser löst schon im Mund eine Reaktion aus, die alle Körperkanäle öffnet und somit den Fluß aller Körpersäfte anregt. Dieser Trunk wirkt besonders wohltuend auf unser größtes Flüssigkeitsorgan und Labor – die Leber. Sie liebt ganz besonders das warme Wasser.

Durch die normale Ausdünstung, bei der unsere Haut »trocken« bleibt, daher wird sie »perspirativ insensibilis« genannt, d.h. unbemerktes Transpirieren, geben wir in 24 Stunden ein bis zwei Liter Wasser an die Luft bzw. an die Kleidung und an das Bett ab. In der Nacht dünsten wir zirka einen dreiviertel Liter aus.

Trockene, blasse Haut, zähe Schleimhautabsonderungen, belegte Zunge und Mundgeruch sind oft (nicht immer) Zeichen von Wassermangel im Organismus.

Leider haben viele zivilisationsgestörte Menschen kein Durstgefühl mehr. Die natürliche Empfindung für den chronischen Wassermangel in allen Organen ist ebenso verkümmert wie viele andere Wahrnehmungsfähigkeiten.

Wie in allem ist der Mensch auch in seinem Wasserbedarf ganz individuell. Wer seelisch und körperlich einigermaßen harmonisch und sensibel ist, spürt seinen effektiven Wasserbedarf. Leider ist dies oft nicht der Fall. Viele Menschen leiden an Wassermangel, ohne Durst zu verspüren. Physiologisch gesehen braucht der menschliche Organismus bei gewöhnlicher, überwiegend sitzender Tätigkeit zirka drei bis dreieinhalb Liter Wasser am Tag. Davon werden durch eine normale Vollwertkost mit Gemüse und Salat täglich zirka ein bis zwei Liter zugeführt, bleibt also eine Trinkmenge von eineinhalb bis zwei Litern. Diese sollte man in kleinen Mengen über den Tag verteilt zuführen – Schluck für Schluck genießen. Jedes Wasser, das aus der Dunkelheit der Leitung, des Kellers oder des Brunnens kommt, sollte zuerst von Licht durchdrungen werden, damit die darin gebundenen niederen Energien – die Geister der Tiefe – aus dem Wasser entweichen. Am besten ist eine direkte Sonnenbestrahlung. Die tägliche Trinkmenge sollte man möglichst in einem Glaskrug im Freien oder am offenen Fenster stehen lassen.

Vor dem Trinken sollte das Wasser noch mit Sauerstoff und Energie angereichert werden (pranisieren), indem man es siebenmal von einem Glas ins andere gießt. Möglichst an der frischen Luft aus großer Höhe, wie ein Wasserfall. Wenn die Sonnenstrahlen dabei das Wasser durchdringen, ist es optimal. Um die Sonnenenergie im Wasser zu verstärken, hält man ein großes Brennglas eine Minute lang darüber (möglichst dunkelviolettes oder dunkelblaues Gefäß), so daß der Brennpunkt genau in der Mitte der Wassermenge liegt. Danach sofort trinken, aber bitte langsam, Schluck für Schluck genießen.

Aqua, agua, apa, pana, eau, Voda, Vatten, Wato, vann, vand, vandu, watar, water, Wasser – ein Urwort. Es fehlt in keiner Sprache und bedeutete zu allen Zeiten *Leben,* denn ohne Wasser – kein Leben!

Hast Du das Wasser – das Leben – schon einmal bewußt gekostet? Die meisten behaupten, dieses kostbare Element sei ohne Geschmack. Versuche selbst herauszufinden, ob dies stimmt. Schmecke! Teste! Vergleiche alle Wasserarten! Schlürfe und sauge das Wasser in Dich hinein. Dadurch schmeckst Du es besser, außerdem entsteht ein Unterdruck in der Mundhöhle, der anregend auf alle Drüsen wirkt.

Es gibt heute verschiedene Methoden der energetischen Wasseraufbereitung, z.B. »Aqua-Vitalis« oder »levitiertes Wasser« und andere mehr. Bei manchen mechanischen »Aufwertungsverfahren« wird die natürliche Molekularstruktur des Wassers gewaltsam verändert und somit dem Wasser als Elementarwesen zum Teil noch größeres Leid zugefügt wird als durch die chemische Wasserverunreinigung. Ich bleibe bei Wasserfall, Sonne und Segen. Damit kann ich zu jeder Zeit und an jedem Ort mein Wasser energetisch aufbereiten und harmonisieren. Fehlt mal die äußere Sonne, setze ich die innere ein, außerdem ist ein wahrer Segen mehr als genug, um die »rechten Geister« ins Wasser zu rufen.

»Welches Wasser können wir überhaupt noch trinken?«

Oder: »Kann ich das Wasser aus der Leitung noch trinken?« Dies sind die häufigsten Fragen, die ich von besorgten Menschen in bezug auf das Wasser gestellt bekomme. »Atmen Sie noch?« ist eine meiner häufigsten Antworten, besonders wenn die Wasserfrage telefonisch erfolgt. Beklommene Stille. Dann ein zögerndes, unsicheres: »Ja ..., ich atme – aber was hat das mit dem Wasser...«

»Solange Sie die Luft noch einatmen, die ein Vielfaches mehr an Schadstoffen enthält als Ihr Leitungswasser, können Sie dieses auch trinken!«

Unser Trinkwasser wird in regelmäßigen Abständen auf Schadstoffe hin untersucht, unsere Atemluft selten.

Unser Grundwasser wird zunehmend mit allerlei Chemikalien belastet wie Nitrate, Dioxine, Herbizide, Pestizide, Insektizide, aber auch mit Schwermetallen und Gülle. Trotz größter Anstrengung verliert unser Erdorganismus nun langsam seine Filterkraft. Die oberen Erdschichten werden allmählich mit diesen sehr giftigen Substanzen total durchtränkt. Mikrowellen aus Erdkabeln und viele andere elektrische Quellen unter und über der Erde verändern die Molekularstruktur des Wassers und verändern somit u.a. seine wichtige Eigenschaft als Informationsträger. Es wird immer schwieriger, noch *reines, natürliches* Wasser zu finden. Deshalb meint so mancher Zeitgenosse, daß er anstatt des verseuchten Wassers doch besser Kaffee, Bier, Limonade oder Cola trinken sollte. Er vergißt aber dabei, daß diese Getränke ebenfalls mit Wasser zubereitet werden. Viele trinken dann nur noch Mineralwasser aus Flaschen. Es gibt da ein großes Angebot unterschiedlicher Arten, in vier Hauptgruppen eingeteilt, mit folgenden amtlichen Bezeichnungen: »Natürliches Mineralwasser«, »Quellwasser«, »Tafelwasser« und »Heilwasser«. All diese Wassersorten sind empfehlenswert, nur sollte man wissen, unter welchen Umständen welches Wasser das richtige für jeden einzelnen ist. Dies kann sehr unterschiedlich sein. Um dies herauszufinden, empfehle ich die Broschüre »Mineralwasser, Gesundheit aus der Flasche?« zu lesen (Bezugsadresse siehe Bücherempfehlungen).

Stark kohlensäurehaltiges Wasser, mit Chlorzusätzen, sollte man möglichst meiden. Es schadet unter anderem dem Darm.

Forschungsergebnisse haben gezeigt, daß Chlor verschiedene Vitamine zerstört, insbesondere das wichtige Vitamin E. Auch mit Fluor angereichertes Wasser sollte man meiden.

Zur Reinigung des Leitungswassers gibt es verschiedene Filtersysteme, wobei mir das System der technischen Osmose am meisten zusagt.

Bei Bedarf kann man das Leitungswasser auch mit dem Mineralstoffpräparat Biosmon (Reformhaus) etwas anreichern.

Die Pflanzen sind je nach Art unterschiedliche Filter und Wasseraufbereiter im stofflichen und energetischen Sinne.

In allen Pflanzen spielt, wie in unserem Organismus, das Wasser eine bedeutende Rolle. Die Pflanzen nehmen das Wasser teils durch ihr Wurzelwerk, teils durch die Blätter auf. Es durchläuft verschiedene Filter und wird je nach Art und Aufgabe der Pflanze verschiedenartig aufbereitet. Dabei wird es mit Sonnenenergie und anderen kosmischen Kräften aufgeladen sowie mit allerlei Stoffen aus der Erde und der Pflanze angereichert. Diese wertvollen Pflanzenwässer (Säfte) sollten wir im allgemeinen so unverändert wie nur möglich zu uns nehmen, indem wir das Gemüse, die Salate, die Wildkräuter und das Obst möglichst roh essen.

Trinkwasser wird weltweit immer knapper. Laut Statistik verwenden wir Deutschen (wahrscheinlich auch die anderen Industrienationen) 96 Prozent unseres kostbar gewordenen Trinkwassers zum Duschen, Baden, Putzen, Waschen, Autowaschen, Gartensprengen und Heizen.

Vermeiden wir die Verunreinigung des Wassers, indem wir nur rein biologische Körperreinigungs-, Wasch- und Putzmittel verwenden und auch davon so wenig wie nur möglich. Beim Baden in Freibädern, Seen, Flüssen oder im Meer *nicht* vorher mit einem Sonnenschutzmittel einreiben; schon mancher Badesee ist daran ökologisch gestorben. Überleg mal in Ruhe, ob Du Deine Haare weiterhin künstlich behandeln willst (falls Du dies bisher getan hast): Kleistern, Formen, Wellen, Färben usw. Du schadest damit nicht nur Deinen Haaren und Deiner Gesundheit, sondern auch dem Wasser, das durch Millionen künstlich mit Chemikalien behandelter Köpfe stark verunreinigt wird.

Achte mal darauf, wieviel Wasser beim Zähneputzen, Waschen und Duschen unnötig in den Abwasserkanal läuft. Dies sind nur einige Anregungen für eine Vielfalt von Spar- und Reinhaltemöglichkeiten dieses zweitkostbarsten Lebensmittels nach der Luft. Schimpfe nicht auf die wasserverunreinigende Industrie, deren Produkte Du ja selbst haben möchtest. Lerne erst einmal, mit dem Wasser bewußt umzugehen. Warten wir nicht, bis die große Lehrerin Not uns dazu zwingt.

Achten wir das Wasser und seine Geistwesen, und denken wir auch an die Mitmenschen, Tiere und Pflanzen auf unserem Erdorganismus, die mit sehr wenig Wasser leben müssen. Wenn wir dem Wasser mit der entsprechenden Achtung und Dankbarkeit begegnen, werden wir auch noch reines Wasser zum Trinken finden.

»Den Wert des Wassers schätzt man erst, wenn der Brunnen versiegt ist.«   Altarabisches Sprichwort

Feste Stoffe

Nach Luft und Wasser brauchen wir für unseren irdischen Organismus an dritter Stelle feste Nahrungsmittel. Im Mengenvergleich zu Luft und Wasser brauchen wir sehr wenig feste Nahrung. Die festen Nahrungsstoffe werden bekanntlich in sechs Gruppen eingeteilt:

> *Eiweiße*
> *Kohlenhydrate*
> *Fette*
> *Mineralien*
> *Spurenelemente*
> *Vitamine*

All diese sogenannten »festen« Stoffe sind nur relativ fest oder verdichtet; je tiefer wir in ihre Strukturen eindringen, um so energetischer erscheinen sie uns. Seit einigen Jahren ist daher der Begriff »Vitalstoffe« entstanden, mit dem man die Vitalität – das Lebendige – in den Lebensmitteln bezeichnet. So gesehen sind alle wahren Lebens-Mittel Vitalstoffe, insofern man sie überhaupt als »Stoff« bezeichnen kann.

Eiweiß

heißt auf griechisch Protein und bedeutet »das erste«; anscheinend war es das erste Teilchen, das man in der wissenschaftlichen Analyse der grobstofflichen Welt entdeckte, oder die Bezeichnung entstand durch die Erkenntnis, daß diese Teilchen Bausteine sind zum Aufbau lebender Organismen.

Im Zuge der Forschung wurden *in* diesen Eiweißteilchen (Moleküle) noch eine Anzahl kleinere Teilchen gefunden, diese wurden Aminosäuren genannt. Jedes Eiweißmolekül besteht aus einer bestimmten Anzahl von Aminosäuren. In unserem Körper sind bisher 25 verschiedene Aminosäuren gefunden worden, davon bezeichnet man 10 bis 11 als essentielle Aminosäuren, weil sie als die wichtigsten für den Organismus gelten.

Eiweiß ist der Grundbestandteil, der Baustein jeder lebenden Zelle – beginnend mit Flechte und Alge als Urpflanzen bis hin zu den höchsten Pflanzen-Zellorganisationen in Gemüse, Getreide, Früchten, Blüten, den Ein-zell-wesen Virus und Bakterie, Insekten, Wasser-, Land- und Lufttieren, bis hin zum Zell-Staat Mensch als der vollkommensten Zellorganisation, die wir kennen. Eiweißmoleküle sind hunderttausendfach verschieden zusammengesetzt. So bilden beispielsweise die Kalziumproteine (Kalkeiweiße) die Knochenzellen, die Phosphorproteine die Gehirn- und Nervenzellen, die Eisen- und Kupferproteine die Zellen der roten Blutkörperchen usw.

Die Erkenntnis, daß *alle* essentiellen Aminosäuren in *einem* Stück Fleisch enthalten sind, es jedoch keine Einzelpflanze gibt, in der sie *alle* enthalten sind, hat zu dem weitverbreiteten Irrtum geführt, der Mensch könne ohne tierisches Eiweiß nicht leben.

Im »Bayerischen Ärzteblatt«, Heft 10/1975, habe ich in einem Artikel von dem Münchner Professor Dr. med. Wolf Müller-Limmroth gelesen, daß Sojabohnen, Spinat und Kartoffeln alle essentiellen Aminosäuren enthielten. Allerdings nicht in der hohen Konzentration wie im Fleisch. Somit wären die Vegetarier auch wissenschaftlich »gerettet«. Sicherlich gibt es auch noch andere Pflanzen, die alle essentiellen Aminosäuren enthalten.

Über die Konzentration braucht sich keiner zu sorgen, denn im allgemeinen essen sowieso alle zuviel, auch die Vegetarier.

Pflanzliche und tierische Aminosäuren

sind identisch und für den menschlichen Organismus gleichermaßen nützlich – Eiweiß = Pro tein = der erste Stein (Baustein). Maßgebende Wissenschaftler haben über viele Jahre hinweg durch ihr einseitiges Forschen den Wert des Eiweißes aufgrund seiner Aminosäuren-Zusammensetzung bestimmt. Nach ihren Theorien könnte ein Mensch von Pflanzen allein nicht leben – aber grau ist, Gott sei Dank, alle Theorie, denn reine Pflanzenesser beweisen seit Jahrhunderten das Gegenteil, so zum Beispiel die größten »Eiweißkolosse« wie Elefanten und Nashörner mit ihren gewaltigen Muskeln, aber auch Pferde, Esel und Rinder. Sie alle bilden ihre großen und kräftigen Muskeln aus dem einfachen Eiweiß des Grases mit wenig Aminosäuren. Nicht nur die Natur selbst widerlegt diese einseitig menschlich-rechthaberischen Maßstäbe, auch neuen wissenschaftlichen Prüfungen konnten diese Theorien nicht mehr standhalten. Leider haben sich diese überholten Eiweiß-Theorien in den Köpfen und Lehrbüchern derart festgesetzt, daß es noch lange dauern wird, bis auf diesem Gebiet die Vernunft einzieht.

Übe Dich doch einmal in der Betrachtung (Kontemplation) der Zusammenhänge zwischen dem grünen Blatt, den dünnen Grashalmen einerseits und den harten und gewaltigen Stoßzähnen eines Elefanten andererseits, die aus den Kalzium-Proteinen dieser zarten grünen Gebilde entstanden sind. Aus dem gleichen zarten Grün entstehen auch innerhalb weniger Monate die gewaltigen harten Geweihe der Elche, die im Winter wieder abgeworfen werden und jedes Jahr aufs neue in so kurzer Zeit gebildet werden.

Auch der Mensch als »Allesfresser« kann sich, mit der entsprechenden inneren Einstellung, nur von Pflanzen ernähren. Die essentiellen Aminosäuren finden wir ebenfalls in den Pflanzen, da sie ja *alle* von den Pflanzen kommen; sie sind nur etwas »verteilter« als im Fleisch. Es gibt aber auch Pflanzen, in denen sie konzentriert vorkommen, wie z.B. Erbsen und Bohnen, ganz besonders die Sojabohne. Wer sich einerseits ohne Fleisch ernähren will, andererseits aber Bedenken wegen Eiweißmangels hat, kann einmal in der Woche ein möglichst rohes Ei und zwei- bis dreimal in der Woche oder auch täglich Milchprodukte dazu essen – also lakto-vegetarisch leben. Kuh-, Schaf- oder Ziegenmilch ist das vollkommene Nahrungsmittel, auch in bezug auf Eiweiß. Schließlich ist die Milch die erste und einzige Nahrung aller jungen Säugewesen. Allerdings nur im Rohzustand; Erhitzung und Kochprozesse führen zur Denaturierung des Eiweißes. Zur Orientierung eine kleine Übersicht über den Eiweißgehalt der Nahrungsmittel:

Gemüse, im Durchschnitt	5 %
Hülsenfrüchte	25 %
Sojabohnen	35 %
Getreide allgemein	12 %
Hafer	15 %
Nüsse	25 %
Pilze	5 %
Milch	4 %
Käse (je nach Sorte)	38 %
Ei	7 %
Fleisch	20 %
Erdnüsse	27 %

Anhand dieser Tabelle kannst Du leicht erkennen, daß in Europa keiner an Eiweißmangel leidet, das Gegenteil ist der Fall. Trotzdem haben viele Angst, zu wenig Eiweiß zu bekommen, besonders wenn sie ihren Fleischkonsum reduzieren oder ganz auf Fleisch verzichten wollen. Diese Angst ist ein typisches Symptom unserer Zeit, die Angst des Nicht-genug-bekommen-Könnens und die Angst vor dem Tod. Zu deren Beruhigung – in den Anfängen der Ernährungsforschung stellten Forscher fest, der erwachsene Mensch brauche ca. 110 bis 120 Gramm Eiweiß pro Tag. Spätere Forschungen ergaben, daß ein Gramm Eiweiß pro Kilogrammm Körpergewicht pro Tag genüge. Der neueste Stand der Eiweißforschung besagt, daß der Erwachsene nur 20 bis 30 Gramm pro Tag brauche und mit zunehmendem Alter immer weniger. Also sollten wir uns eher darum kümmern, sowenig Eiweiß wie möglich zu essen.

Kohlenhydrate

Eiweiße sind die ersten Bausteine, die von der Seele zum Aufbau des irdischen Erfahrungsleibes benötigt werden. Beim Körperbau ist es ähnlich wie beim Hausbau: Sobald der Bau fertig ist, werden kaum noch Bausteine gebraucht. Von nun an sind Betriebsstoffe wichtig: Für den Menschen sind das vor allem die Zuckerstoffe, auch Kohlenhydrate genannt. Dieses Wort beschreibt chemisch-organische Verbindungen zwischen Kohlen-, Wasser- und Sauerstoff (siehe dazu die Kapitel »Zucker« und »Das grüne Blatt«).

Die Kohlenhydrate sind im allgemeinen die Lebensmittel, nach denen ein gesunder Organismus am meisten Verlangen hat. Sie sind nicht nur Betriebs-, sondern auch Antriebsstoffe des körperlichen Lebens. Daher sollten sie unbedingt den deutlich größten Teil unserer täglichen Nahrung ausmachen. Wir finden sie überall in der Pflanzenwelt. Zur Veranschaulichung ein kleiner Überblick:

Getreide	70%
Mais	83%
Gemüse je nach Art	ca. 6 bis 30%
Nüsse	25%
Früchte	10 bis 25%
Trockenobst	68%
Rosinen, Korinthen, Feigen, Datteln (Unterschiede durch die Konzentration der Trocknung)	70 bis 85%
Kartoffeln	19%
Maronen	43%

Diese Kohlenhydrate oder Zuckerstoffe werden in unserem Organismus aus den jeweiligen Depots der Pflanzenzellen herausgeholt. An diesem komplizierten Vorgang ist unser gesamter Verdauungsapparat beteiligt, aber auch die Begleitsubstanzen und Energien der jeweiligen Pflanzen, u.a. Vitamine, Enzyme, Mineralien und Spurenelemente. Sie sind die wichtigsten Schlüssel, um die wertvollen und spezifischen Zuckerdepots aufschließen und verwerten zu können.

Essen wir die Kohlenhydrate »*isoliert*« als Zucker und in allerlei Süßigkeiten oder als Stärke in Form von Weißmehl und Teigwaren, die daraus gemacht werden, dann muß unser Körper zu ihrer Verwertung (= Verbrennung und »Entsorgung«) all die dafür notwendigen Vitamine, Mineralien und Spurenelemente und Enzyme aus den »eigenen Lagern« hervorholen.

Diese Lager sind überall im Körper: in den Gelenken, Sehnen und Knorpeln, Zähnen, Gefäßwänden, der Haut, den Haaren, Nägeln, Knochen, Muskeln, einfach überall. Wenn dies nur hin und wieder durch Essen von Weißmehlspeisen wie z.B. Pizza, Spaghetti, Brot, Kuchen, Brezel oder Speiseeis vorkommt, ist das nicht tragisch. Der Organismus hat ja auch Reserven und füllt diese beim Essen der nächsten Vollwertkost wieder auf. Essen wir aber jeden Tag isolierte Kohlenhydrate in Form von Weißmehlbrot, Graubrot, Kuchen, Weißmehl-Teigwaren oder allerlei sonstiger denaturierter Industrie-Nahrung und trinken dazu noch Kaba, Limonade, Cola oder gesüßte Säfte, dann treiben wir täglich gefährlichen Raubbau an unserem Organismus. Denn wenn die Reserven ausgeschöpft sind, dann geht es an die Substanz. Dies kann über allerlei Leiden zu schwersten Krankheiten führen. Der sich ständig verschlechternde Zustand der Volksgesundheit zeigt uns sehr deutlich, wie wichtig eine naturnahe Vollwertkost für jeden ist.

Die Kohlenhydrate unserer Nahrungsmittel werden in Kalorien berechnet. Eine Kalorie ist eine Maßeinheit für den Heizwert eines Nahrungsmittels oder eines anderen Brennstoffes, z.B. die Energie und Wärme, die durch Essen eines Stück Brotes im Körper freigesetzt bzw. erzeugt wird. Heute bevorzugt man eine andere Maßeinheit, Joule genannt. Für Diabetiker wurde eine spezielle Maßeinheit geschaffen, die man als Broteinheit bezeichnet, abgekürzt BE.

Wer sich vernünftig und vollwertig ernährt, kann all diese Maße für sein tägliches Brot vergessen, ausgenommen insulinabhängige Diabetiker und andere Patienten, die diese Eßkontrolle verordnet bekommen. Eines sollte man auch hier sagen, bei aller Liebe zur analytischen Wissenschaft: Das individuelle Leben läßt sich niemals in eine für alle gleich gültige Maßeinheit zwängen.

Fette

sind meinem Empfinden nach die größten Wärmelieferanten, außerdem »ölen und schmieren« sie spürbar Körper und Seele.

Die Fettanteile unserer Nahrung erfüllen sehr wichtige Funktionen in unserem Organismus, wie schon erwähnt als Wärmelieferanten, für die Verwertung vieler Vitamine, die nur in Fett gelöst bzw. aufgeschlossen werden können, für die Bildung wichtiger Atmungsfermente, die jede Körperzelle benötigt, und zur Elastizitätserhaltung aller Körpergewebe.

Chemisch betrachtet sind Fette stickstofffreie Verbindungen von Glyzerin mit verschiedenen Fettsäuren. Fettsäuren sind je nach Art und Eigenschaft Ketten von Kohlenstoffatomen verschiedener Länge mit einfachen und Doppelbindungen.

Über die »Fett-Fragen« in der Ernährung streitet man sich schon fast ein ganzes Jahrhundert lang. Auch für die heutige Wissenschaft sind die Nahrungsfette aus diätetischer und ernährungsphysiologischer Sicht ein Brennpunkt der medizinischen Forschung auf theoretischem und klinischem Gebiet geworden.

Von der extrem tierischen Fetternährung mit Schweineschmalz, Rindertalg, Lebertran und Butter ist man zum Teil zur extremen Pflanzenfetternährung übergegangen. Wie schon öfters in diesem Buch erwähnt, sind Extreme für bestimmte Menschen und für einen bestimmten Zeitraum sicher sehr wichtig, aber niemals allgemein gültige Maßstäbe. Deshalb kann man nicht sagen, daß Pflanzenöle gut und tierische Fette schlecht für uns Menschen seien.

Die Nahrungsfette sind seit Jahren auch ein aktuelles Thema in der Öffentlichkeit, besonders durch die ständige Zunahme von Gefäßkrankheiten und Herzinfarkten. Vom ganzen Spektrum des Themas »Fette«-fühlen sich die meisten nicht angesprochen, es ist einfach zu kompliziert, so daß selbst die Wissenschaftler sich nicht einig werden. Viele Forscher sind auf diesem Gebiet zwar weit vorgedrungen und haben interessante isolierte Entdeckungen gemacht. Dabei haben sie aber leider den Blick für das Ganze verloren, wie es in den meisten isolierten Forschungsbereichen üblich ist.

Dadurch entstehen Fehlbewertungen, wie dies in bezug auf eine isolierte Fettbetrachtung geschieht. Das Ergebnis einer isolierten Forschung ist meistens der Anstoß für eine Weiterentwicklung in die falsche Richtung. In der Fett-Problematik hat dies zur Fixierung auf Einzelsubstanzen wie Triglyceride, Fettsäuren, Phosphatide und Cholesterin geführt, deren Werte im Blut erfaßt werden. Dadurch wurden die Ursachen der Fettstoffwechsel-Störungen im allgemeinen auf die erhöhte Zufuhr einiger Fettbestandteile der täglichen Nahrung reduziert. Diese einseitige Betrachtung führte einerseits bis zur Ablehnung der guten Butter, andererseits zur Herstellung blutfettsenkender Medikamente (Lipidsenker). Dabei hat man übersehen, daß der Fettstoffwechsel nur ein Teil des gesamten Stoffwechsels ist und daß z.B. die einseitige Ernährung mit isolierten Kohlehydraten wie Weißmehl und Zucker den gesamten Stoffwechsel schwer beeinträchtigt, somit auch den Fettstoffwechsel. Erhöhte Fettwerte sollten kein Anlaß sein, um Medikamente einzunehmen. Die Ursache der Entgleisung des Fettstoffwechsels liegt immer in der Ganzheit des Menschen, in der Seele, im *gesamten* Stoffwechsel und in der Ernährung. Die Harmonisierung des Ganzen bringt auch den Fettstoffwechsel wieder ins Gleichgewicht.

Eigenartigerweise gibt es bestimmte Worte, die auch ohne Großdruck in der Boulevardpresse zu Schlagworten einer Gruppe oder gar eines ganzen Volkes werden. Ein solches Wort ist in Deutschland seit einigen Jahren »Cholesterin«. Im Cholesterin hat man wieder einmal den volksbeliebten Sündenbock gefunden. In diesem Falle als Synonym für Gefäßverkalkung sowie Herz- und Gefäßkrankheiten und als allgemeine Bezeichnung für krankmachendes Fett. Manche geben ihm sogar noch die Schuld für die Fettleibigkeit. Jeder dritte über fünfzig kämpft auf irgendeine Weise mit seinem Cholesterin. Nicht wenige ergreift panische Angst, wenn der Cholesterinwert (Spiegel) im Blut etwas erhöht ist.

Cholesterin ist keineswegs nur ein gefährliches, gesundheitsbedrohliches Fett. Im Gegenteil, Cholesterin, eine fettähnliche, wachsartige Substanz, ist als Bestandteil aller menschlichen und tierischen Körperzellen lebensnotwendig. Cholesterin ist Baustoff für die Zellwände und verantwortlich für ihre Elastizität. Es ist auch Baustein für den Hormon-Stoffwechsel, z.B.

für Hormone der Nebennieren und der Keimdrüsen sowie für Vitamine der D-Gruppe. Cholesterin ist schließlich auch die Basis für die Bildung von Gallensäuren, die wiederum für die Fettverdauung erforderlich sind. Cholesterin wird durch tierische Fettnahrung aufgenommen und vom Körper selbst an verschiedenen Stellen gebildet, u.a. in der Leber. Ein Blutserum-Cholesterinspiegel von 180 bis 200 mg/dl wäre wünschenswert.

Es gibt noch drei weitere »ölige Fettworte«, die zwar noch keinen »Schlagwort-Charakter« haben, aber so langsam den Hausfrauen- und Hausmänner-Wortschatz bereichern, obwohl die meisten noch gar nicht so richtig wissen, was sie bedeuten – gesättigte oder ungesättigte Fettsäuren und kaltgepreßte Öle. Die Bezeichnung »gesättigt« oder »ungesättigt« bezieht sich auf die Beweglichkeit und Verbindungsfreudigkeit der Fettsäuren mit anderen Elementen.

Fettsäuren sind chemisch gesehen aneinandergereihte Kohlenstoffatome. Die gesättigten Fettsäuren kann man sich als eine unbewegliche Kette vorstellen, die keinerlei Verbindungen eingehen. Wenn diese sich im Körper ab- oder anlagern, sei es nun an den Gefäßwänden oder in anderen Geweben, machen sie dicht und lassen weder Sauerstoff noch andere wichtige Zell- und Gewebsnahrung aus Blut und Lymphe durch sich hindurch. Zusammen mit einem Übermaß an Cholesterin entsteht dann die gefürchtete Arteriosklerose, im Volksmund als Verkalkung bekannt. Die Gefäßwände, aber auch andere Gewebestrukturen werden so verhärtet, daß man sie schon als mineralisiert oder kristallisiert bezeichnen könnte. Mit der Zeit wird der ganze Mensch steif, starr, stur, unbeweglich in jeder Hinsicht – einfach gesättigt. Er verlangt auch immer mehr nach tierischen, gesättigten Fetten. Auch hier, wie überall, sollte man sich fragen, wo liegen wirklich die Ursachen einer Verkalkung – in der Fehlernährung mit einem Übermaß an gesättigten Fetten, oder ist nicht die Fehlernährung Ausdruck eines bestimmten seelischen Zustandes?

Die ungesättigten Fettsäuren sind offen und lassen alle nötigen Stoffe hindurch, sind elastisch, atmungsfähig, beweglich und verbindungsfreudig. Sie sind wichtig für alle Körpergewebe. Zusammen mit Cholesterin sorgen sie für ein elastisches, atmungsfähiges und durchlässiges Gefäßsystem. Chemisch be-

trachtet sind die ungesättigten Fettsäuren offene Kohlenstoff-
atomketten mit sog. Doppelbindungen, d.h. die Ketten sind untereinander verbunden und bilden eine Art Netz. Wenn in einer
Kette mehrere Doppelbindungen nebeneinander liegen, dann
bezeichnet man sie als hochungesättigte (mehrfach ungesättigte) oder essentielle Fettsäuren. »Essentiell« kommt von dem la-
teinischen Wort »essentia«, das »Wesen«. Essentielle Fettsäuren
sind daher wesentliche, durch nichts zu ersetzende Nahrungsbestandteile.

Dies sind die Linolsäuren der Pflanzenöle, sie werden auch
Polyesäuren genannt.

Unser Organismus kann auch Kohlenhydrate und Eiweiß in
Fett umbauen, aber nicht in essentielle Fette, diese müssen dem
Körper zugeführt werden. Unter anderem sind sie auch für die
Bildung lebenswichtiger Zellatmungsfermente wichtig.

Die Bezeichnung »kaltgepreßt« besagt, daß die Ölfrüchte
oder Samen ohne Erhitzung, nur mechanisch ausgepreßt werden. Darauf sollte man unbedingt achten. Wenn noch »naturbelassen« dabei steht, bedeutet dies (sofern man den Etiketten
noch glauben kann), daß keinerlei chemische oder andere Zusatzstoffe enthalten sind.

Wo sind die Fette in unserer Nahrung? An sich überall, da
jeder pflanzliche und tierische Organismus Fett enthält. Jedes
grüne Blatt enthält Fett; das kann man daran erkennen, daß die
Wassertropfen abperlen.

Fettanteile, ungefähr, in folgenden Lebens- und Nahrungsmitteln:

Gemüse im Durchschnitt	5%
Getreide allgemein	12%
Hafer	15%
Hülsenfrüchte	25%
Sojabohnen	35%
Nüsse	25%
Erdnüsse	28%
Pilze	5%
Milch	4%
Butter	80%
Fleisch	20%

Daraus können wir ersehen, daß unsere Lebensmittel eigentlich viele Fette enthalten. Gemüse, Getreide, Hülsenfrüchte und Nüsse reichen im Grunde genommen schon aus, um unseren Fettbedarf zu decken. Wer zusätzlich noch Fette essen möchte, dem empfehle ich, dies in Form von kaltgepreßten und naturbelassenen Pflanzenölen zu tun, wie Sonnenblumen-, Distel-, Lein-, Nuß-, Oliven-, Sesam-, Baumwollsaat-, Weizenkeim- oder Maiskeimöl oder in Form von Butter oder reiner Pflanzenmargarine. Beim Olivenöl sollte man darauf achten, daß es aus der Erstpressung stammt, italienisches ist mit »virgine« (jungfräulich) oder mit »extra virgine« bezeichnet. Bei allen Ölen sollte man darauf achten, daß sie nicht raffiniert sind. Wer Margarine essen möchte, der achte auf gute Qualität aus dem Reformhaus oder Naturkostladen, denn gerade auf diesem Gebiet ist das Gepansche mit allerlei minderwertigen Fetten sehr groß. Ein alter Ernährungsforscher sagte einmal: »Die Margarine ist ein Produkt aus Notzeiten, das es heute noch gibt, weil es die Industrie dafür gibt.«

Mineralstoffe und Spurenelemente

Sie bilden das »Festland«, das Dichteste, das Erdelement in uns. Zähne, Knochen, Knorpel, Sehnen, Bänder, Nägel und Haare sind Abbilder der Mineralisierungsprozesse in unserem Körper. Darüber hinaus finden wir alle Mineralstoffe und Spurenelemente in geringen Mengen in allen Zellen und »Säften« unseres Organismus.

Einerseits sind es Baustoffe, andererseits haben sie lebenswichtige Regulations- und Steuerungsaufgaben, ähnlich wie die Vitamine, weshalb sie oft als »anorganische Vitamine« bezeichnet werden. Im wäßrigen Milieu des Stoffwechselgeschehens werden sie zum Elektrizitätswerk unseres Organismus. Daher bezeichnet man die Mineralsalze auch als Elektrolyte. Die vier Grundelektrolyte Kalium, Natrium, Calcium und Magnesium bilden zwei antagonistische Gruppen, deren Relation die gesamte Regulations- und Dysregulationsvorgänge unseres Organismus widerspiegelt.

Mengenmäßig machen Calcium, Magnesium, Phosphor, Kalium und Natrium den größten Mineralanteil in unserem Körper aus. Danach kommen die anderen Mineralstoffe, die nur in »Prisen« oder »Spuren« von jeweils einigen Milligramm in unserem Körper vorhanden sind, weshalb man sie Spurenelemente nennt. Nach meiner Überzeugung enthält unser Organismus alle Elemente der Erde und des Kosmos. Folgende Spurenelemente wurden bis heute in unserem Körper gefunden: Chrom, Eisen, Jod, Fluor, Kobalt, Kupfer, Mangan, Molybdän, Nickel, Selen, Silizium, Vanadium und Zink. Diese wurden von den Wissenschaftlern als wichtigste (»essentielle«) bezeichnet; dies mag im Grobstofflichen zutreffen, aber für die feinstofflich-ätherischen Prozesse sind die folgenden, als »nicht essentiell« bezeichneten Spurenelemente ebenso wichtig: Aluminium, Antimon, Arsen, Barium, Beryllium, Blei, Bor, Brom, Cadmium, Caesium, Edelgase, Gold, Lithium, Platin, Quecksilber, Rubidium, Silber, Strontium, Tellur, Thalium und Titan.

Die Ausbeutung der Natur, unter anderem durch die chemische und industrialisierte Landwirtschaft, sowie der saure Regen hinterlassen mineralstoffarme Böden. Industrielle Raffinierung und Denaturierung und letztlich die maßlose Verkochung in vielen Haushalten lösen noch die ohnehin schon reduzierten Mineralstoffe aus den Nahrungsmitteln. Viele leiden heute unter Mineralstoff- und Vitaminmangel. Diese ausgelaugten, minderwertigen und fad schmeckenden Speisen werden besonders stark gesalzen. Dadurch haben meistens jene Menschen, die an Mineralstoffmangel leiden, eine Natriumüberlastung (Kochsalz = Natriumchlorid), die sich ebenfalls gesundheitsschädigend durch zuviel Wasserbindung im Gewebe, erhöhten Blutdruck und vieles mehr auswirkt.

Viele industriell verarbeitete Nahrungsmittel, vor allem Fleischprodukte und verschiedene Käsesorten, haben einen gesundheitsschädlichen hohen Kochsalzgehalt. Um diese Produkte zu kennzeichnen, hat man den Begriff des kochsalzverminderten bzw. natriumreduzierten Nahrungsmittels geschaffen.

Dem zum Teil ohnehin »gepökelten« Zeitgenossen rate ich, sehr sparsam mit Kochsalz umzugehen und dann nur mit Meer- und Kräutersalz. Wer gut würzen kann, braucht wenig Salz.

Wer sich jahrelang fehlernährt hat, leidet unter anderem auch an Mineralstoffmangel. In so einem Fall ist die Zufuhr entsprechender Mineralstoffmischungen, wie z.B. Basica, zu erwägen. Auch Heilerde kann man prophylaktisch als Nahrungsergänzung nehmen. Schon Urvölker ergänzten ihre Nahrung mit Mineralstoffen aus der Natur, indem sie verschiedenartige Erde und abgeschabtes Gesteinsmehl zu sich nahmen. Ähnliches kann man auch bei Tieren beobachten.

Eine gesunde Vollwertkost mit viel Rohkost aus naturgemäßem Anbau liefert uns in der Regel alle Mineralstoffe, die wir brauchen. Ob unser Organismus diese aufnimmt, ist dann meistens eine seelische Frage. Mineralstoffe sind sehr konzentrierte Energie- und Informationsträger, deren Aufnahme von entsprechenden seelischen Voraussetzungen abhängig ist. Die wirklichen Ursachen der Mangelerscheinungen liegen in der Seele. Eine gesunde, harmonische Seele holt sich die Mineralstoffe, auch bei Ernährungsmangel, aus der »Luft«.

An dem »biologischen Urstoff« Silizium (Kieselerde, Terrasilicea, Kieselsäure) möchte ich die Bedeutung der Mineralstoffe als Informationsträger verdeutlichen. Laut Wissenschaft ist Silizium, nach dem Sauerstoff, das häufigste Element auf dieser

Erde. Die Erdkruste besteht aus circa 40 Prozent Silizium. Die Kieselerde besteht überwiegend aus den Hüllen abgestorbener Kieselalgen. Diese Urlebewesen, von denen heute über 400 Arten bekannt sind, leben überall auf der Erde – im Meer, im Süßwasser und in der Erde.

Ich bezeichne das Silizium als wichtigstes Informations- und Strukturelement. Der Schachtelhalm z.B. ist ein wichtiger Kieselvertreter: er hat eine klare und exakte Struktur; sobald er an Kieselmangel leidet, verliert er diese und liegt kraftlos am Boden, was man auf ausgelaugten Äckern beobachten kann. Der Schachtelhalm ist auch eine nach allen Richtungen ausgerichtete Antenne.

Die Mikrochips der Computer, auf denen heute das gesamte Wissen der Menschheit gespeichert wird, sind reine Siliziumblättchen. Auf einem Quadratmillimeter können heute über eine Million Daten gespeichert und auch wieder abgerufen werden, eine schier unvorstellbare Mikrodimension. Wenn wir bedenken, daß unser ganzer Organismus von diesem Element sowohl in fester als auch in kolloidaler Form durchdrungen ist, dann können wir uns vielleicht annähernd vorstellen, welche Speicherkapazitäten wir in uns haben. Ich bin überzeugt, so unglaublich dies auch erscheinen mag, daß in jedem von uns der Schöpfungs- und Evolutionsprozeß des gesamten Kosmos von Anbeginn gespeichert ist. Inwieweit jeder einzelne diese Informationen bzw. Bilder »abrufen« bzw. betrachten kann, hängt von seiner Ausrichtung und Fähigkeit ab, nach innen zu schauen – sich zu er-innern. Unsere ganze Vergangenheit, wieviel Äonen sie auch immer umfassen mag, ist in unserem Mineralreich, besonders in den Knochen, gespeichert. Wollen wir uns wirklich kennenlernen oder bleiben wir lieber bei dem geliebten, vertrauten, oberflächlichen Bild, das wir von uns haben?

Bei der Betrachtung und Besprechung jener verschiedenen Einzelsubstanzen, die wir Vitamine, Mineralien, Spurenelemente und Enzyme nennen, sollten wir immer bedenken, daß dies nur ein Teil ist, der bisher von den Wissenschaftlern »entdeckt«, klassifiziert und mit Namen versehen worden ist. Fast täglich entdeckt man irgendwo auf diesem Planeten neue Teilchen in Gesteinen, Pflanzen, Tieren und Menschen.

Alle »entdeckten« Teilchen stehen in einer Wechselwirkung mit unzähligen noch unentdeckten, daher kann man die endgültige Funktion der bereits bekannten auch niemals genau erkennen.

Dazu kommt noch, daß jeder Forscher seine individuelle Wahrnehmungsfähigkeit und Perspektive hat. Es wäre also anmaßend und für Leichtgläubige irreführend zu sagen, hier habe ich die Ergebnisse schwarz auf weiß, so und nicht anders ist es. Eine Teilbetrachtung ist sicherlich interessant und aufschlußreich, aber nur dem liebevollen, ganzheitlichen Betrachter öffnen alle Wesen ihr ganzes Sein.

Erde als Lebensmittel

Sie ist in der Tat eines unserer wichtigsten Lebensmittel, die Erde.

Wir leben ja *auf* ihr und *von* ihr, deshalb bezeichnen sie viele auch als »Mutter Erde«. Wo bleiben nur die Liebe und der Respekt ihrer Kinder? Deshalb hieß der Erden-Urvater Adam, was auf hebräisch soviel wie »Erdenmann« bedeutet. Wir sprechen von unserem »Erdenleben«, aber haben wir überhaupt noch Erde in uns und unter unseren Füßen? Der Erdenmensch ohne Erde verliert einen Teil seines Wesens!

Kinder essen oft von sich aus Erde. Leider schimpfen dann die meisten Eltern. Wenn Du einen Garten mit natürlicher, giftfreier Erde hast, laß Deine Kinder ruhig etwas davon essen. Eine Möhre aus dem eigenen Garten könntest Du ruhig mal essen, ohne die daran haftende Erde vorher abzuwaschen. Nimm öfters mal einen Teelöffel Heilerde, z.B. von der Firma Luvos, trocken eingespeichelt oder in einem Glas Wasser aufgeschwemmt, über Nacht stehen gelassen, oder auch gleich trinken. Man kann die Heilerde kurmäßig nehmen (z.B. 14 Tage oder einen Monat lang), jeden zweiten Tag oder einfach bei Bedarf.

Heilerde ist besonders gut für Kinder und alte Menschen, sie ist besonders reich an Mineralien und Spurenelementen, vor allem aber ist es das Urelement Erde mit all seinen lebensspendenden und heilenden Kräften. Da wir uns auch über die Haut ernähren, ist hin und wieder ein Heilerde-, Lehm- oder Schlammbad nicht nur für die lieben Tiere gut, sondern auch für uns Menschen. Schenk Deinen Kindern Vergnügen und Gesundheit durch Schlammbäder an warmen Sommertagen. Kinder lieben auch Heilerdebäder in der Badewanne.

Die Vielfalt der inneren und äußeren Heilanwendungen der Erde bei den meisten Krankheiten beschreibe ich ausführlich in meinem Buch »Die Heilkräfte in Sonne, Wasser, Luft und Erde«.

Nachdem die Erde uns ein Leben lang ernährt hat, sollten wir ihr am Ende unsere irdische Hülle als Nahrung geben. Also den Leib nicht dem Feuer, sondern der Erde übergeben, möglichst ohne Sarg hautnah und ohne verwesungshemmende und ge-

ruchsbindende Chemikalien, die die Erde wiederum verseu-
chen und eine naturgerechte »Verdauung« unseres abgelegten
Leibes durch die Erde verhindern.

Hormone, Vitamine und Enzyme

sind die Vermittler und Verwandler aller Lebensprozesse in unserem Körper. Sie betreiben das Leben unseres irdischen Organismus. Ihr chemischer Aufbau ist zum Teil sehr ähnlich, ihre Aufgaben und »Wesensarten« sind unterschiedlich. Alle drei Gattungen sind äußerst sensibel und anfällig für Störungen. Damit sie ihre lebenswichtigen Aufgaben optimal erfüllen können, benötigen sie vor allem unser geistig-seelisch-körperliches Gleichgewicht sowie eine natürliche und lebendige Vollwertkost.

Durch Hormon-, Vitamin- und Enzymmangel können schwere Gesundheitsschäden entstehen, aber ebenso durch unnötige künstliche Zufuhr (Überdosierung). Dies sollte bei Bedarf nur unter kundiger Anleitung und Überwachung geschehen. Heutzutage greift man leider allzuschnell zu Hormon-, Vitamin- und Enzympräparaten und bringt damit die natürliche Ordnung gewaltig durcheinander.

In den meisten wissenschaftlichen Berichten über Hormone und Enzyme werden diese immer als lebenssteuernde Substanzen bezeichnet, ohne die es kein Leben auf Erden gäbe. Leben kann niemals nur durch eine reine Stoffkombination bestimmt oder gesteuert werden. Da aber Enzyme wirklich Lebensprozesse steuern, kann man annehmen, daß sie stoffliche Manifestationen höchster Intelligenzen sind. So wie der Mensch in seiner Makroform stofflicher Ausdruck seelisch-geistigen Seins ist, sind auch alle Mikro-Einheiten in unserer Körperorganisation intelligente, geistige Wesen. Jede Zelle in uns ist eine Gemeinde intelligenter Mikrowesen. Unsere Geist-Seele-Körper-Organisation ist ein dicht besiedelter Mikrokosmos, ein Abbild des Makrokosmos.

Das zentrale Steuerungszentrum aller Mikrowesen unseres Organismus ist die Hypophysis (Hirnanhangdrüse). Wie jedes höhere Lebewesen ist ihr »Körper« in drei Aufgabenbereiche gegliedert:

1. Der etwa weizenkorngroße, drüsige Vorderlappen (Adenohypophyse) steuert alle Hormone, Vitamine und Enzyme. Dieser Winzling steht an der Spitze aller Drüsen: Schilddrüse, Leber, Bauchspeicheldrüse, Speicheldrüsen usw.

2. Der aus Nervengewebe aufgebaute Hinterlappen (Neurohypophyse) steuert Nervenprozesse, die unter anderem auch mit Hormonen zu tun haben.

3. Der Mittellappen ist eine Art Verbindungsorgan zur geistigen Welt. An diesem kleinen Organ wird uns wieder einmal gezeigt, daß das Große immer durch das Kleinste getragen wird.

Die Hypophyse hat man früher in der Heilkunde als das Organ des inneren Arztes, ja oft als den inneren Arzt selbst bezeichnet. In der Nähe der Hypophyse liegt noch ein weiteres wichtiges Steuerungszentrum, die Epiphyse (Zirbeldrüse). Hypophyse und Epiphyse liegen beide im Gehirn. Nimmt man noch das Herz hinzu, dann haben wir unsere drei Hauptpforten zur geistigen Welt.

Hormone

sind wichtige Informationsüberbringer, weshalb man sie auch als erste Sendboten bezeichnet, die unter anderem die Bildung der zweiten Sendboten, der Enzyme, anregen. Die Hormone werden über die genannte Steuerungszentrale in den verschiedenen Drüsen gebildet: Epiphyse, Hypophyse, Schilddrüse, Nebenschilddrüsen, Thymusdrüse, Bauchspeicheldrüse, Nebennieren und Keimdrüsen. Man könnte auch sagen, die »Hormonwesen« haben je nach Art und Aufgabe durch diese Drüsen ihre »Eingangspforte« in den Körper. Hormone spielen in der Lebensmittelverwertung eine übergeordnete Rolle, besonders als Anreger der Enzymbildung.

Vitamine

Vita = Leben + Amine. Diese lebenswichtigen, winzigen feinstofflichen Substanzen (Wesen) haben wichtige Schlüssel- und Steuerungsfunktionen in allen Zellen und bei allen Prozessen in unserem Organismus. Man könnte sie auch als »Lebensvermittler«, »Stoffverwandler«, »Lebens- oder Vital-Minen«, auch als »Zündstoff des Lebens« bezeichnen. Diese kleinen »Wesen« zeigen uns durch ihre erstaunliche Tätigkeit, daß das Große nur durch das Kleine existieren kann.

Die bisher bekannten Vitamine wurden wie folgt benannt: A, B-Komplex bestehend aus Thiamin (Vit.B_1), Riboflavin (Vit.B_2),

Nikotinamid, Folsäure, Pantothensäure, Pyridoxin (Vit.B$_6$), Biotin (Vit.H) und Cobalamine (Vit.B$_{12}$). Vitamin C, D, E, E, K, P, Orotsäure (Vit.B$_{13}$) und Pangamsäure (Vit.B$_{15}$). Weiterhin wurden vitaminähnliche Substanzen entdeckt, die ebenso für Wachstum und Stoffwechsel nötig sind: Kartinin, Mesoinosit, Linol-, Linolen- und Arachidonsäure (Vit.F); auch das Rutin (Vit.P) und die Pangamsäure (Vit.B$_{15}$) werden zu diesen Substanzen gerechnet, die man als Vitaminoide bezeichnet.

Die Beschreibung der bisher erforschten Wirkungen und Aufgaben der verschiedenen Vitamine erscheint mir im Rahmen dieses Buches nicht so wichtig. (Es gibt viele Schriften über dieses Thema, in jedem Lexikon kann man darüber nachlesen. Außerdem findet man in allen Gesundheitszeitschriften Berichte über Vitamine.) Im allgemeinen rate ich dem Laien, sich auf diesem Gebiet nicht mit einzelnen Vitaminen theoretisch zu befassen, damit er nicht von der weltweit grassierenden Vitaminmangelhysterie erfaßt wird. Vitamine sind ähnlich wie Hormone, Spurenelemente und Mineralstoffe zu Massenabsatzprodukten geworden, mit denen sich ganze Industriezweige eine »goldene Nase« verdienen. Clevere Werbefachleute bemühen sich um immer neue »wissenschaftliche« Beweise für die Notwendigkeit einer täglichen künstlichen Vitaminzufuhr als unentbehrliche Nahrungsergänzung für den modernen Zeitgenossen. Für manche Werbefachleute gibt es anscheinend keinerlei Wertgrenzen, wenn es darum geht, den Mitmenschen das Geld aus der Tasche zu locken. In den sechziger Jahren hing ein schönes Plakat in den Apotheken, auf dem man eine Frau beim Gemüsekaufen sah, mitten in einem reichhaltigen Obst- und Gemüsemarkt. Darunter stand in großen Lettern: »Das Gemüse vom Markt, die Vitamine aus der Apotheke«. Welch ein Frevel, eine lästerliche Verleumdung der Natur.

Im Zeitalter der Maßlosigkeit werden auch die Vitamine als Massenware gehandelt und in unverantwortlicher Weise allerlei Alltagsnahrung, besonders der Kindernahrung, beigefügt. Die gutgemeinte Rachitisprophylaxe durch eine Vitamin-D-Gabe im Säuglingsalter kann sich als schädlich für das ganze Leben auswirken. Leider wird dies heute auf den meisten Entbindungsstationen, oft sogar gegen den Willen der Mutter, praktiziert. Vitamin D wird unter der Einwirkung von Sonnenlicht vom Körper selbst gebildet. Die unnatürliche Zufuhr dieses Vitamins führt zu erheblichen Störungen im kindlichen Organismus. Einerseits wird die eigene Vitamin-D-Bildung gestoppt, anderseits kann es zu einer starken Mineralisierung führen. Zuviel Kalk wird nicht nur in den Knochen, sondern auch in den Nieren, im ganzen Gefäßsystem und sogar bis in die Nerven hinein abgelagert. So wird das Kind gewaltsam »verknöchert«, sklerosiert. Alle Mineralprozesse werden beschleunigt. Unter anderem kann sich die Fontanelle zu früh schließen. Das Kind verfestigt sich in jeder Hinsicht zu früh, was zu seelisch-geistiger Verarmung führen kann. Somit führt die Angst vor Knochenentkalkung (Rachitis) oft zu einer extremen Verkalkung.

Das »Hohe C«, jahrzehntelanger Spitzenreiter des künstlichen Vitamingeschäfts, wurde nun durch die Vitamin-E-Konsumhysterie überholt. Welcher Renner aus dem Stall der Vitamine wird wohl der nächste sein? Ich setze auf A, B_{12} und B_{15}.

Es ist immer von Vitaminmangel die Rede, selten jedoch von dem ebenso gesundheitsgefährdenden Vitaminüberschuß.

Wir haben wasser- und fettlösliche Vitamine. Bei den ersten (Vit. C, B_1, B_2, B_6 und B_{12}) besteht weniger die Gefahr der Überdosierung. Bei den fettlöslichen (Vit. A, D, E, K_1 und K_2) ist Überdosierung leicht möglich, da sie im Gegensatz zu den wasserlöslichen im Körper eher gespeichert werden, besonders in der Leber. Am häufigsten wird Vitamin E zur Leistungssteigerung genommen. Bei dessen Überdosierung kann man jedoch genau das Gegenteil erleben: Müdigkeit, Muskelschwäche bis hin zu Erschöpfungszuständen, Schwindelgefühlen und Kopfschmerzen.

Eine gesunde Vollwertkost mit viel Frisch- und Rohkost aus naturgemäßem Anbau enthält alle Vitamine, Spurenelemente und Mineralstoffe, die der Mensch braucht. Durch eine solche Kost kann es auch zu keinerlei Überdosierung kommen. Außerdem werden Vitamine auch notfalls in einer gesunden Darmflora gebildet. Wir benötigen mengenmäßig sehr wenig Vitamine, ihr Mangel kann jedoch zu schweren Schäden führen. Ich bin keineswegs gegen eine künstliche bzw. zusätzliche Vitaminzufuhr, wo es wirklich notwendig ist. Dies sollte jedoch nur von einem entsprechenden Fachmann/-frau empfohlen bzw. verordnet werden können.

Die Vitamine gehören zu den empfindlichsten Substanzen, die leicht ge- und zerstört werden können.

Vitaminmangel kann durch folgendes verursacht werden: Vitalstoffarme, denaturierte, verkochte, isolierte und raffinierte Ernährung (Zucker ist ein großer Vitaminräuber); durch langes Fasten, Streß, schwere zehrende Krankheiten, Schwangerschaft sowie Fehl- und Mangelernährung. Verschiedene chemische Medikamente verursachen Vitaminverluste, besonders Schlafmittel, einige Schmerz-, Entwässerungs-, blutzuckersenkende und Empfängnisverhütungsmittel. Antibiotika zerstören die Darmflora, dadurch können die mit der Ernährung zugeführten Vitamine ungenügend oder gar nicht aufgenommen werden. Auch die Vitaminbildung in der Darmflora ist dann nicht mehr möglich. Darüber hinaus gibt es noch zahlreiche Medikamente, die die Vitamine in ihrer Funktion stören und hemmen.

Nicht alle Vitamine werden, wie oft behauptet, durch jede Form der Erhitzung zerstört. Bei schonendem Dünsten und Kochen (siehe dazu das entsprechende Kapitel) bleibt immer noch ein Teil wirksamer Vitamine in der Nahrung. Ein Rohkostanteil in der täglichen Nahrung zur Deckung des gesamten Vitaminbedarfs ist wichtig.

Das wichtigste von allen ist das Vitamin L, es kann durch nichts zerstört werden. In höchster Dosierung führt es zu keinerlei gesundheitlichen Nebenwirkungen, ganz im Gegenteil. Sein Mangel ist jedoch das schlimmste. Nein, Du findest es nicht im Lexikon, denn die Wirkung von Vitamin L ist noch nicht »wissenschaftlich« nachgewiesen. Trotzdem rate ich Dir, nimm täglich eine gehörige Portion davon. Du fragst mich, wo Du es bekommst. Ganz »einfach«! Wir brauchen »nur« unseren Egoismus überwinden, dann fließt uns das für das wahre Leben wichtigste Vitamin »Liebe« von selbst zu, denn dann hat es Raum in uns zum Wirken – die Nächstenliebe.

Enzyme

könnte man als unsere wichtigsten »Stoffverwandler« und »Aufschließer« bezeichnen, man nennt sie auch Biokatalysatoren. Alle Organismen, von der einfachen Bakterienzelle bis hin zum Menschen, leben im irdischen Sinne eigentlich durch einen kontinuierlichen Austausch von Energie und Materie mit ihrer

Umwelt. Jene »Mikrowesen«, die wir Enzyme nennen, erfüllen diese Aufgabe am Leben. Nur dank ihrer Tätigkeit können wir die lebensnotwendigen Energien und Substanzen aus den verzehrten Lebensmitteln aufnehmen.

Ohne Enzyme funktioniert so gut wie nichts in unserem Organismus, weder Verdauung noch Muskelbewegung. Selbst mit dem Sauerstoff und dem Wasser kann unser Körper nichts anfangen. Wenn nicht ständig ganze Heere dieser fleißigen Helfer in unserem Organismus am Werk wären, würden wir verhungern, verdursten und ersticken.

Ein von der Tätigkeit der Enzyme begeisterter Forscher sagte einmal: »Wenn Gott die Welt erschaffen hat, dann hat er das Leben auf der Erde durch die Enzyme erschaffen.« Weiter fügte er hinzu: »Erst ihre Anwesenheit macht es möglich, daß unbelebte Materie sich verwandeln kann, daß ein geregelter biochemischer Stoffwechsel stattfindet und Lebensenergie zur Verfügung steht.« Leider sprechen die Wissenschaftler immer noch von einer unbelebten Materie, weil sie anscheinend den äußerst verlangsamten Lebensprozeß im Mineralreich noch nicht wahrnehmen können.

Vom ersten Bissen im Mund über die Verdauung im Darm bis hin zur eigentlichen Ernährung des Organismus im mikroskopischen Bereich der einzelnen Zellen sind Tausende dieser bioenergetischen »Wesen« in den unterschiedlichsten Bereichen tätig.

Laut wissenschaftlicher Berichte sind heute über 2000 verschiedene Enzyme bekannt. Enzyme sind, wie die meisten Vitamine, sehr temperaturempfindlich – ein weiterer Grund für den täglichen Rohkostanteil. Wissenschaftler haben angeblich bewiesen, daß die Enzyme der verzehrten Lebensmittel im salzsauren Milieu des Magens bis auf ein Prozent zerstört werden. Dies hat manche Wissenschaftler zur Annahme veranlaßt, Rohkost sei in bezug auf den lebendigen Enzymgehalt für den Menschen unwichtig. Da die Tätigkeit der Enzyme erst im Darm beginnt, in den diese ja nicht gelangen könnten, wenn sie bereits im Magen zerstört worden wären, kann diese Annahme wohl nicht stimmen. Dies ist wieder mal nur ein Teilaspekt.

Ein anderer Aspekt zeigt uns, daß die Enzyme aus den Lebensmitteln durch gründliches Kauen und Speicheln von den

54

Mund- und Nasenschleimhäuten aufgenommen werden und über die Lymph- und eventuell auch Blutbahnen in den Darm gelangen. Vielleicht werden im Magen auch gar keine Enzyme vernichtet und es gelangt eben nur dieses eine Prozent hinein, das man darin gefunden hat. So erleben wir stets aufs neue die Relativität aller Dinge, Seinszustände, Betrachtungs- und Erforschungsweisen. Dies sollte uns ständiger Ansporn sein, unser Bewußtsein immerfort zu erweitern, bis in alle Unendlichkeit.

Zum Schluß noch einige Worte zur Klärung der Begriffe »Fermente« und »Enzyme«: Die ersten Biokatalysatoren, die man entdeckte, waren jene, die Gärungsprozesse bewirkten. In der Fachsprache nannte man die Gärung »Fermentatio«. Louis Pasteur war der erste, der demzufolge die Biokatalysatoren als »Fermente« bezeichnete. Damit meinte man jedoch nur die im Inneren einer Zelle reagierenden Fermente. Der deutsche Physiologie Professor Willy Kühne nannte 1878 jene Biokatalysatoren, die das Eiweiß außerhalb einer Zelle verändern, Enzyme.

Das darauf folgende Durcheinander von »Fermenten« und »Enzymen« wurde bereits 1897 beendet. Die Wissenschaftler einigten sich, daß alle Biokatalysatoren fortan Enzyme heißen sollten, was sozusagen amtlich festgelegt wurde. Leider werden bis heute, sogar in Fachbüchern, weiterhin beide Begriffe zur allgemeinen Verwirrung gebraucht.

Trotz unserem vielfältigen Nahrungsangebots oder vielleicht gerade deshalb überlasten die Menschen durch die übliche Kost ihren Organismus mit Kalorien. Ihrer Meinung nach sehen sie »rund und gesund« aus, dabei haben die meisten einen zunehmenden Mangel an Vitalstoffen wie Enzymen, Vitaminen, Hormonen, Mineralien und Spurenelementen, der allmählich zu chronischen Leiden, bis hin zu schweren Erkrankungen, führen kann.

Das Säure-Basen-Gleichgewicht

Dies ist eines der kompliziertesten Gebiete der Medizin und der Ernährungsforschung. Auf kaum einem anderen Gebiet gibt es so viele unterschiedliche Meinungen und Erkenntnisse wie in bezug auf den Säure-Basen-Haushalt unseres Organismus. Die Reaktion der Säuren und der Basen in einem Reagenzglas im Labor kann man nicht mit der Reaktion derselben Stoffe in dem multifaktoriellen komplizierten Zell- und Energiesystem unseres Organismus vergleichen. Viele »Säure-Basen-Fans«, die mit dem Uringteststreifen in der Hand leben, können es einfach nicht fassen, daß z.B. bei einer respiratorischen Alkalose paradoxerweise kein Basenüberschuß, sondern ein Basenmangel herrscht. Oder daß ein Basenmangel durchaus auch durch die Anregung einer Säure behoben werden kann. Um diese anscheinend paradoxen Vorgänge zu verstehen, muß man sich sehr gründlich in die Chemie und Bio-Energetik unseres Körpers vertiefen.

Ich möchte damit nur vor einseitigen Auswüchsen warnen, wie ich sie bei einigen Menschen erlebe, die Säuren zu Lebensfeinden erklären und in ständiger Angst leben, sie könnten etwas Saures bzw. Säurebildner essen, obwohl es verständliche, extreme Gegenreaktionen auf eine allgemein übersäuerte Gesellschaft sind.

Aus einer der vielen verschiedenen Perspektiven betrachtet, kann man die Basen als Lebensgrundlagen und die Säuren als Lebensreize bezeichnen. Beide sind gleichermaßen lebensnotwendig. Gesunde Reize sind immer kleiner als das, was es zu reizen gilt (z.B. das Salz in der Suppe, die Hefe im Teig). Eine alte Weisheit aus dem Erfahrungsschatz der Naturheilkunde lautet: »Kleine Reize regen an, mittlere machen krank und große töten.« Dieses Verhältnis kann man auch auf die Säuren übertragen.

Ein Verhältnis von ca. 70 bis 80 Prozent Basen zu ca. 20 bis 30 Prozent Säuren in unserem Organismus ist im allgemeinen ein gesundes Gleichgewicht. Dieses Verhältnis ist jedoch nicht im ganzen Körper gleich, fast jedes Organ hat seinen relativ individuellen pH-Wert. Das Blut z.B. liegt im alkalischen Bereich zwischen 7,3 und 7,5, der Magen dagegen im sauren Bereich von ca. 1,7, im Dünndarm haben wir ein schwach saures Milieu, das zum Dickdarm hin fast neutral (7,0) wird. Unsere Hautoberfläche ist sauer. Die Zellen sind im Kern alkalisch und im Zellplasma sauer. Diese Polarisation bildet die energetisch-elektrische Grundlage des Lebens. Grob gesehen kann man die Zelle auch mit einer Batterie vergleichen, bei der die Energie vom sauren (positiven) Milieu zum alkalischen (negativen) Kern fließt. Zellkern und Plasma zusammengenommen ergeben laut Forschungen einen pH-Wert von 7,3 bis 7,4.

An den pH-Werten von Blut und Zellen können wir ersehen, daß sich unser organisches Leben in einem sehr engen, leicht alkalischen Bereich bewegt. Das Absinken (in Blut und Zelle) in den sauren Bereich unter 7 und der Anstieg in den alkalischen Bereich über 7,9 führt in beiden Fällen zu einer »Übermineralisierung«, d.h. zu einer »Säurestarre« bzw. »Basenstarre.« Beide sind im allgemeinen tödlich.

Um dieses äußerst sensible Gleichgewicht zu wahren, hat unser Organismus verschiedene Regulations-»Mechanismen«: Unser Blut puffert ständig hinzukommende Säuren und Basen, um den lebenswichtigen pH-Wert aufrechtzuerhalten. Da überwiegend zu viel Säuren anfallen, verfügt das Blut über große Alkalireserven, um diese zu binden (puffern). Die Ausscheidung der an Basen gebundenen Säuren erfolgt über die entsprechenden Ausscheidungsorgane.

Die in der Zelle durch Verbrennung anfallende Kohlensäure wird überwiegend durch die Atmung über die Lungen ausgeschieden, die Salze in erster Linie durch die Nieren. Die Haut ist ebenso ein großes Ausscheidungsorgan sowohl für giftige Gase als auch für Salze, danach folgen alle Körperöffnungen: Nase, Mund, Darm, Scheide, ja selbst Ohren und Augen (es gibt salzige, saure und süße Tränen) dienen notfalls als Ausscheidungsorgane. Auch ohne daß wir weinen, scheiden die Augen, besonders über Nacht, saure Salze aus, die sich in den Augenwinkeln ablagern.

Bedingt durch die Polaritäten hat man unsere bekanntesten Lebensmittel in bezug auf Säuren und Basen in Basenbildner und Säurebildner eingeteilt. Sie werden auch als Basen- bzw. Säurespender oder basen- bzw. säureüberschüssig bezeichnet.

Basenbildende Lebensmittel:

Fast alle Gemüsearten, Blätter, Knollen und Wurzeln, alle grünen Blattsalate und fast alle eßbaren Wildkräuter und Pilze. Alle Obstsorten und Wildbeeren, möglichst reif geerntet, da die unreife Fruchtsäure schädlich ist. Ein schonend hergestellter Saft aus reif geernteten Früchten ist deshalb besser als eine grün geerntete Frucht, das gilt besonders auch für die Tomaten. Die natürliche, unveränderte, nicht erhitzte Milch dient dem jungen Menschen- oder Tierleben über längere Zeit als einzige Nahrung. Daher ist sie wahrscheinlich das einzige Lebensmittel, das mit ca. 20 Prozent Säuren und 80 Prozent Basen dem Gleichgewicht in unserem Blut entspricht. Als besonders starke Basenbildner kann man auch folgende Nahrungsmittel bezeichnen: Rahm und Joghurt, Weizenkleie und Weizenkeime, Busch- und Stangenbohnen, Kichererbsen, Sojabohnen, Oliven, Alfalfa, Mohnsamen, getrocknete Feigen, getrocknete Hagebutten, Sellerie, Schwarzrettich, Möhren, rote Beete, besonders auch ihre Blätter, die leider üblicherweise nicht verzehrt werden. Weiter: Kohlrabi – ebenfalls mit Blättern –, Melde, Brennessel, Mangold, Herbstspinat, Grünkohl – nach dem ersten Frost –, Gurken, Kartoffeln, Kastanien, Löwenzahn – Blatt und Wurzel –, Spitz- und Breitwegerich – Blatt und Wurzel –, Dill, Schnittlauch, Petersilie – Blatt und Wurzel –, Majoran, Rosmarin, Thymian, Origano und Salbei, Zwiebeln, Knoblauch und Lauch.

Säurebildende Nahrungsmittel

Fleisch und alle Fleischwaren: Wurst, Schinken, Innereien, Fische und Geflügel, Eier, alle Käsearten.

Fast alle Hülsenfrüchte mit Ausnahme der Sojabohne und der unter Basenbildnern genannten Hülsenfrüchte, Erdnüsse (gehören an sich zu den Hülsenfrüchten), Spargel, Artischocken und Rosenkohl, Rhabarber, Nüsse, Fette und Öle, besonders die gehärteten und raffinierten. Raffinierter weißer Zucker und Weißmehl sowie alle Teig- und Backwaren und Süßigkeiten, die daraus hergestellt werden, sind wahrscheinlich die größten Vitamin- und Basenräuber. Leider sind dies die meistverzehrten Stoffe der gesamten heutigen Menschheit.

Genußmittel: Bohnenkaffee, Schwarztee, Schokolade, Alkohol und Tabak bzw. Rauchen in jeder Form, Getränke mit Kohlensäure.

Alle Getreidesorten sind mehr oder weniger Säurebildner, am wenigsten Dinkel, Hafer und Hirse. Daher kann eine überwiegende Getreidenahrung, auch wenn sie aus Vollkorn besteht, zur Übersäuerung führen. Es wäre aber falsch, deshalb das gute Getreide zu meiden. Vollkornmehl ist keineswegs gesundheitsschädlich wie das isolierte Weißmehl, da es im Gegensatz zu diesem in jeder Hinsicht vollwertig und in den Randschichten auch sehr mineralstoffreich ist. Deshalb wird ja die basenreiche Kleie gegen Übersäuerung verwendet. Es kommt nur auf das richtige Verhältnis und die wahren Bedürfnisse unseres Organismus an. Das heißt, wir sollten in der Regel ca. 80 Prozent basenbildende und nur 20 Prozent säurebildende Lebensmittel zu uns nehmen. Ein übersäuerter und kranker Mensch sollte dieses Verhältnis zu den Basen hin noch erhöhen und darauf achten, daß seine tägliche Nahrung einen möglichst geringen Anteil an Säurebildnern enthält, etwa fünf Prozent.

Die Aufzählung der säure- und basenbildenden Lebensmittel ist keineswegs vollständig.

Die Gefahr einer Überalkalisierung des Organismus ist auch bei ausschließlicher Rohkost-Ernährung, nach meiner Erkenntnis, kaum möglich. Ich habe es bisher nur bei einem Menschen erlebt, der aus Angst vor Übersäuerung eine Überdosis eines konzentrierten Mineralstoffpräparates genommen hatte. Auch bei starkem Brech-Durchfall kann eine Überalkalisierung eintreten.

Ursachen der Übersäuerung

Die Gefahr einer Übersäuerung ist täglich gegeben, vor allem durch seelische Ursachen wie Streß, Lieblosigkeit gegen sich selbst und andere (sich selbst und andere nicht annehmen können, so wie ich/sie bin/sind), Frust und auf vieles und viele »sauer« sein und reagieren.

Die allgemeine, disharmonische, materialistisch orientierte Denk-, Handlungs- und Lebensweise mit ihrer entsprechenden Fehlernährung führt dazu, daß heute der größte Teil der Erdbewohner übersäuert ist. Darüber hinaus sind wir dabei, den ganzen Planeten in eine Säurekatastrophe zu stürzen: Pflanzen und Kleinlebewesen, aber auch Fische in Seen und Flüssen »erstarren« in der Säure. Selbst die großen Bäume schaffen den Ausgleich nicht mehr und sterben den Säuretod.

Es ist verständlich, daß ernstzunehmende Forscher zu dem Ergebnis gekommen sind, die Übersäuerung sei die Grundursache aller Krankheiten. Aus der Perspektive des Säure-Basen-Haushaltes ist diese Erkenntnis sicherlich richtig.

Gut 95 Prozent der Menschen, die zu mir in die Praxis kommen, leiden sichtbar oder noch unsichtbar an einer Übersäuerung, die vordergründig durch jahrelange Fehlernährung verursacht worden ist. Ungefähr drei Prozent leiden trotz überwiegend basenüberschüssiger, gesunder Rohkost ebenfalls an Übersäuerung, deren Ursachen wir meistens schon beim ersten Gespräch im seelischen Bereich finden. Auf diese 98 Prozent an Übersäuerten kommen zwei Prozent, die nicht übersäuert sind.

Der komplizierte Stoffwechselprozeß in unseren Zellen produziert u.a. Säuren, insbesondere Kohlensäure. Bei einem gesunden, harmonischen Menschen werden diese Säuren schon innerhalb der Zellen, aber auch im Gewebe und im Blut, durch Basen neutralisiert. Die Kohlensäure wird hauptsächlich durch die Lunge ausgeschieden. Wenn diese Säuren wegen Basenmangels nicht mehr ausreichend neutralisiert werden, dann werden sie zuerst gefährlich für unsere Gesundheit und, je mehr ihre Konzentration bzw. Menge zunimmt, lebensgefährlich.

Die Entstehung der Übersäuerung in sehr vereinfachter Form

Wie schon mehrmals erwähnt, essen die meisten Menschen überwiegend säurebildende Nahrungsmittel. Dies beginnt oft schon mit einer industriell-denaturierten Säuglingskost.

Wenn die Alkalireserven in Blut und Zellen nicht mehr ausreichen, um die anfallenden Säuren zu neutralisieren, dann geraten sie in große Not, aus der es nur einen Ausweg gibt: die lebensgefährlichen Säuren in das umliegende Bindegewebe zu »jagen«. So werden mit den Jahren alle »Hohlräume« zwischen den Zellen mit den abgelagerten Säuren aufgefüllt. Immer wieder versucht der Organismus, durch Entzündungen, Katarrhe und »Haut-aus-schläge« (schlägt über die Haut aus) die immer gefährlicher werdenden Säuredepots auszuscheiden. Aber wenn der Säurenachschub nicht abreißt und meistens durch Medikamente sogar noch verstärkt wird, dann geht es weiter mit der Übersäuerung. Der Organismus versucht, sich mit allerlei Maßnahmen dagegen zu wehren; u.a. holt er zur Neutralisierung der Säuren Mineralstoffe aus Zähnen, Knorpel und Knochen. Dieser oft über Jahrzehnte wachsende Notstand des Organismus wird leider selten erkannt. Es gibt sogar Ärzte, die meinen, daß ein ständig saurer Urin zwischen pH 5 und 6 ein völlig normales Zeichen guter Säureausscheidung sei, solange der pH-Wert des Blutes normal ist.

Mit einem sehr einfachen Test kann man prüfen, ob ein solcher Säureausscheider übersäuert ist oder nicht: Man nimmt einen halben Teelöffel eines Mineralstoffpräparates, wie z.B. Basica. Da der Körper ein geringes Überangebot an Basen leicht ausscheidet, wird bei einem nicht übersäuerten Organismus der Urin in ca. 2 Stunden einen pH-Wert zwischen 6,8 und 7,4 haben. Ist er übersäuert, dann freut er sich über die Basen und benutzt sie zur Säureneutralisierung, und der Urin bleibt bei der geringen Menge weiterhin sauer.

An der Schilderung der Beschwerden oder den sichtbaren Krankheitsbildern kann man die Übersäuerung auch ohne Urinuntersuchung erkennen. Vielen Menschen sieht man diese schon bei der Begegnung auf der Straße an.

Wenn man wartet, bis das Blut sauer ist, dann wird es gefährlich. Bei den meisten Übersäuerten ist dies mit größter Wahrscheinlichkeit im mikrozirkulatorischen Bereich öfters der Fall. Dabei vermindert sich die Fließfähigkeit des Blutes, die roten Blutkörperchen werden immer starrer, es entsteht eine lokale Azidose (Übersäuerung). Das umliegende Gewebe kann nicht mehr ausreichend mit Sauerstoff versorgt werden. Je nachdem, wie lange so eine Situation währt, bevor sie vom überlasteten Organismus kompensiert wird, kann eine derartige Durchblutungsstörung zum Absterben von Zellen führen. Geschieht dies im Gehirn oder im Herzen, dann haben wir einen Infarkt durch Übersäuerung. Viele schlechtdurchblutete Hände und Füße, die leicht bläulich werden, sind darauf zurückzuführen.

»Gesunde Urinwerte«

sollten im allgemeinen zwischen 6,2 morgens vor dem Frühstück und 7 bis 7,4 bei der Mittags- und Abendmessung liegen. Ideal wäre es, wenn der Morgenharn auch schon einen pH-Wert von 7 hätte. Nachts, wenn Gehirn und Muskeln ruhen, ist die »vegetative Reinigung« intensiver. Außerdem gelingt es dem Organismus in dieser Ruhephase auch oft,»versteckte« Säuren aufzuspüren. Also darf der erste Morgenharn schon mal etwas sauer sein.

Wie begegnen wir der Übersäuerung?

Mit Bewußtseins- und Ernährungsumstellung. Beide sollten einhergehen mit der Aufdeckung der seelischen Ursachen und ihrer Lösung bzw. Erlösung. Auch die Umstellung auf eine gesunde Lebensweise mit ausreichendem Schlaf, besonders vor Mitternacht, mit täglicher Bewegung an der frischen Luft sowie körperlichem und seelischem Streßabbau ist unbedingt erforderlich.

Übersäuerten Menschen empfehle ich auch Mineralstoffpräparate wie z.B. Basica (ein Basenmittel nach dem schwedischen Forscher Ragnar Berg).

Basentrunk:

Etwa folgende Zusammensetzung, die man nach Geschmack etwas variieren und würzen kann, denn die Brühe sollte mit Freude getrunken werden:

eine große Kartoffel, eine große Zwiebel, bei Bedarf auch Knoblauch dazu, eine rote Beete im Wechsel mit zwei bis drei Möhren, ein Stück Sellerie, Petersilie, Brennessel und Majoran, alles klein schneiden und ca. 15 bis 20 Minuten in Wasser langsam auskochen, damit die Mineralstoffe aus den Pflanzenzellen in das Wasser übergehen. Anschließend abseihen, dabei etwas auspressen, damit möglichst viel Flüssigkeit herauskommt. Einen gehäuften Eßlöffel Kurkleie (Reformhaus, Naturkostladen) einrühren und morgens nüchtern langsam trinken.

Mindestens 1,5 bis 2 Liter Teemischung zur Ausschwemmung der Säuren (siehe unter Ernährung bei rheumatischen Erkrankungen) schluckweise über den Tag trinken.

Eine Mahlzeit aus Brennesseln, Melde und Mangold zu gleichen Teilen in wenig Wasser schonend gedünstet, dazu im Römertopf gegarte Kartoffeln mit der Schale, ist eine »Basen-Bombe«, die auch der schwächste Darm verkraftet. Bei allen gekochten Gemüsen ist es wichtig, auch das Wasser zu trinken bzw. als Soße zu verwenden, denn darin sind ja die meisten Mineralstoffe enthalten. Kartoffeln möglichst mit der Schale essen.

Dabei sollten alle Lebensmittel aus einer naturgemäß bewirtschafteten Landwirtschaft bzw. Gärtnerei kommen.

Ein über Jahre oder gar Jahrzehnte hinweg übersäuerter Organismus braucht viele Jahre, bis alle Säureablagerungen aus den verschiedenen Körperregionen ausgeschieden sind. Dabei kann es oft zu schmerzhaften Ausscheidungskrisen kommen, zu deren Linderung durch allerlei physikalische Anwendungen wie Bäder, Wickel, Güsse, Sauna usw., aber auch Ausleitungen durch Blutegel, Schröpfen, Baunscheidtieren usw. man einen erfahrenen Naturheilkundigen aufsuchen sollte.

Wie Du siehst, ist das Säure-Basen-Thema sehr vielseitig und vieles ist relativ; z.B. spielen die geographisch-klimatischen Einflüsse auf Mensch und Pflanze in bezug auf unseren Säure-Basen-Haushalt eine Rolle, auch die Beschaffenheit von Boden, Luft und Wasser sowie die verschiedenen elektromagnetischen Felder und vieles mehr. Aber laß Dich nicht verrückt machen! Betrachte alles gelassen. Wenn Du zu Dir selbst und zu Gott gefunden hast, ist für Dich der Kern aller Ernährungsfragen gelöst, auch das Säure-Basen-Verhältnis; dann brauchst Du nicht mehr daran denken – wo der Lebensstrom fließt, ist alles in Ordnung!

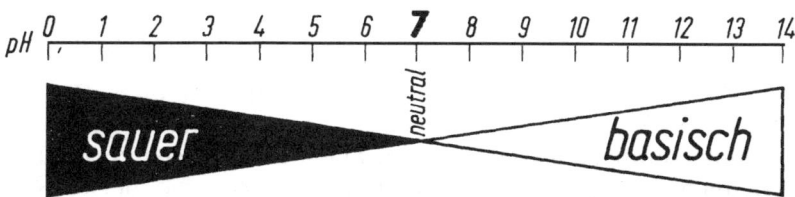

Milchsäure

Unsere gesunde Darmflora braucht Rechtsmilchsäuren. Dies ist bei einer harmonischen Vollwertkost mit entsprechendem Rohkostanteil auch gewährleistet, so daß man nicht an die Zufuhr zusätzlicher Milchsäuren zu denken braucht.

Bei Störungen der Darmflora, bei Immunschwäche, chronischen Erkrankungen usw. sollte man an die wichtige Funktion der Milchsäure, besonders für die Darmflora, denken und Nahrungsmittel essen, in denen sie enthalten ist. Dabei sollte man wissen, daß es zwei verschiedene Arten von Milchsäuren gibt: rechtsdrehende L (+) und linksdrehende D (-). Wie kommt es zu dieser Unterscheidung?

Durch ihre eigenartige Struktur (Kohlenwasserstoffverbindungen mit asymmetrischen C-Atomen) sind die Milchsäuren sog. optisch aktive »Stoffe«. Bringt man diese in einen »Polarisationsapparat«, in dem durch optische Prismen das Licht derart gebündelt ist, daß es nur auf einer Ebene schwingt, zeigt sich folgendes: Drehen die jeweiligen Elektronen in den Atomhüllen der unterschiedlichen Milchsäuren das polarisierte Licht nach rechts, erhalten sie die Bezeichnung L (+) »Rechtsmilchsäure« (RMS). Drehen sie das Licht nach links, bezeichnet man sie als »Linksmilchsäure« (LMS), Formelbezeichnung: D (-).

Die rechtsdrehende Milchsäure wird als physiologisch bezeichnet, da sie die gesunden Lebensprozesse besonders in der Darm- und Mundflora fördert; der schützende Säuremantel der Haut braucht L(+)-Milchsäure, sie wirkt auch anregend auf die Zellatmung. Daher sollte bei bestimmten Erkrankungen, besonders bei Krebs, L (+) in erhöhten Mengen dem Organismus angeboten werden.

Die linksdrehende Milchsäure dagegen wird als körperfremd, ja sogar als schädlich bezeichnet, weil sie angeblich bereits bei einer Zufuhr von mehr als 25 mg pro Tag unser Stoffwechselgeschehen negativ beeinflußt, da sie u.a. schlecht abgebaut werden kann. D (-) hemmt die Zellatmung, Krebszellen bilden vermehrt D (-).

Ich bin überzeugt, daß auch die D (-), zwar in viel geringeren Mengen als die L (+), ihre Aufgabe in unserem Organismus hat. Von einem Forscher erfuhr ich, daß D (-) durch ihre längere Verweildauer im Körper Harnsäureablagerungen und Verkalkungen auflösen würde.

Durch den Abbau von Traubenzucker und Glykogen in unseren Zellen, zur Energiefreisetzung für die Muskeltätigkeit, entsteht (als Zwischenstufe in der Umwandlung zu ATP) L(+)-Milchsäure, die auch als Fleischmilchsäure bezeichnet wird.

Bei erhöhter Muskeltätigkeit mit mangelnder Sauerstoffzufuhr zur Zellatmung steigt die L(+)-Konzentration in den Muskelzellen an, und es kommt zum bekannten Muskelkater.

In den meisten milchsauren Nahrungsmitteln sind beide Milchsäurearten in unterschiedlichen Mengen enthalten. Sind sie zu gleichen Teilen enthalten, dann wird die optische Aktivität durch die Aufhebung der gegensätzlichen Drehsinne inaktiviert. Diese Milchsäuremischung zu gleichen Teilen wird Racemat (DL) genannt.

In den milchsauren Gemüsen wie rote Beete, Möhren, Gurken, Bohnen, Sauerkraut usw. sowie in den milchsauren Gemüsesäften und milchsauren Brotgetränken ist die Milchsäure zum Teil als Racemat enthalten, in der Regel überwiegt aber die L(+)-Milchsäure.

Wenn wir Rohmilch ohne jeglichen Zusatz sauer werden lassen, entsteht die L(+)-Milchsäure. Beim Kauf von Milchprodukten sollte man auf die L(+)-Bezeichnung achten.

»Adams Sohn füllt kein Gefäß, das schlimmer ist als sein Magen.«
Mohammed im Hadith

Die Verdauung

Wenn wir Fremde oder Bekannte für einige Tage in unserem Heim aufnehmen, dann machen wir uns Gedanken über das Zusammenleben mit ihnen. Wir überlegen, in welchem Raum wir sie unterbringen sollen und zeigen ihnen die nötigen Wege und Räume in unserem Haus.

Wie aber sieht es aus, wenn wir dreimal täglich Fremdstoffe in unser »Körperhaus« aufnehmen? Begleiten wir diese auch durch die »Räume unseres Hauses«? Kennen wir überhaupt die Wege der Lebens- und Nahrungsmittel in unserem Körper? Ich versuche, diesen hochdifferenzierten und vielschichtigen Verwertungsprozeß der Lebensmittel in uns so einfach wie möglich aus meiner Sicht darzustellen.

Wir können den Verdauungsweg in vier große, räumliche Abschnitte einteilen: Mund – Magen – Dünndarm – Dickdarm.

Wenn wir alle Falten, Drüsen und Zotten dieser Verdauungsorgane ausbreiten könnten, kämen wir auf eine Gesamtoberfläche von ca. 350 bis 400 m². Diese Organe bilden somit die größte Kontaktfläche des Menschen mit seiner Umwelt. Zum Vergleich: die Oberfläche unserer Haut beträgt ca. 1,5 m².

Verdauungsphase in der Mundhöhle

Mit unseren vier Eck- und acht Schneidezähnen können wir abbeißen und zerkleinern, mit den acht kleineren Vormahl- und den zwölf großen Mahlzähnen können wir die Lebensmittel zu einem Brei zermahlen. Daher die Bezeichnung Mahl-Zeit = Zeit zum Mahlen, nicht zum Schlingen!

Die Menschheit ist allgemein sehr kaufaul geworden. Kein Wunder, daß die meisten zahnkrank sind und im Alter Prothesen brauchen. Bei den Zähnen ist es nicht anders als bei den Muskeln: Was wenig benutzt wird verkümmert, auch wenn die Zähne noch so hart sind.

Die Ursache des weltweit zunehmenden Zahnbettschwunds (Parodontose) ist, neben Mangel- und Fehlernährung, auch das verminderte Kauen (wie bei allen Erkrankungen sollte man auch hierbei die seelischen Ursachen nicht vergessen).

Ein weiterer Grund, feste Nahrung gut zu kauen und keine »Brocken« hinunterzuschlingen oder gar zu würgen, ist die Verletzungsgefahr der hochempfindlichen Magen- und Darmschleimhäute. Dadurch können u.a. auch Darmbakterien ins Blut gelangen, was wiederum dem gesamten Organismus schadet.

Schon in frühester Kindheit sollte der Mensch zum Kauen angehalten werden. Bereits der Säugling sollte schon vor dem Zahnen etwas zum Darauf-herum-Kauen haben, am besten die altbewährte Veilchenwurzel.

Heutzutage wird alles zerkleinert und verfeinert, bevor es in den Mund kommt. Bei den meisten ist der Mund nur noch ein Eingang, durch den alles hinuntergekippt oder -geschlungen wird. Auch hierzu paßt das alte arabische Sprichwort: »Der Mund ist die Pforte des Todes.«

Wir, und besonders unsere Kinder, sollten gründliches Kauen üben, mit trockenem Brot und harten Brotrinden, Getreidekörnern, knackigen Äpfeln, Möhren und anderem Obst und rohem Gemüse. Das gründliche Kauen wird zum Erlebnis.

Die Munddrüsen: Ohrspeichel-, Unterzunge- und Unterkieferdrüse produzieren täglich ca. 1 $^1/_2$ Liter Speichel, dieser wird mit dem Speisebrei während des Mahlens vermischt. Saugen und Schlürfen regen die Speichelabsonderung stark an, darüber hinaus werden alle Drüsen angeregt, mit ihnen auch der ganze Körpersäftestrom (die Lymphe). Somit hat das gesellschaftlich verpönte natürliche Saugen und Schlürfen eine wichtige, tiefgreifende Funktion im gesamten Stoffwechsel. Trinken wir Wasser, Tee und Säfte so oft wie möglich durch einen Strohhalm; Kinder lieben diese Trinkart besonders.

Die wichtigsten Funktionen des Speichels:

– Schutzwirkung der Mundschleimhäute, u.a. durch Immunglobuline.

– Reinigen von Mund und Zähnen

– Desinfizierende Wirkung auf alles, was in den Mund kommt und gut eingespeichelt wird

– Säurepufferfunktion, Geschmacksvermittlung

Der Speichel, wie auch alle anderen Verdauungssäfte, wird in Sekundenschnelle gemäß der aufgenommenen Speisen zusammengestellt. Nehmen wir einen Kieselstein in den Mund, entsteht eine Art »Leerspeichel«, in dem keine Enzyme vorhanden sind, wie in dem Speichel, der zur ständigen Befeuchtung der Mundhöhle dient. Die vielfältige Mundflora wird durch chemische Zahnpasten ge- und zerstört. Daher ist es ratsam, nur milde, pflanzliche und mineralische Zahnputzmittel zu verwenden.

Der Speichel enthält wichtige Informationen und Enzyme, die den Verdauungsprozeß im Mund einleiten. Deshalb gilt nach wie vor das alte Sprichwort: »Gut gekaut ist halb verdaut.« Dabei ist nicht nur das Kauen, sondern auch die bestmögliche Durchsetzung der Lebensmittel mit unserem Speichel wichtig. Bei guter Durchspeichelung und längerer Verweildauer im Munde können wir Getreide (ganze Körner, Brei oder Brot) bis zur Zuckerstufe spalten und diesen über die Mundschleimhaut ins Blut aufnehmen. Auf diese Weise konnte sich ein Krebskranker, der keine Speisen mehr schlucken konnte, mit ganzen Dinkelkörnern ernähren.

Ptyalin heißt das stärkespaltende Enzym, das diese nahezu vollständige Getreide»verdauung« im Munde ermöglicht. Für die Getreideandauung und -verdauung ist es wichtig, daß gleichzeitig keine sauren Früchte gegessen werden, da sich die Wirkung von Ptyalin nur im alkalischen Milieu entfalten kann. Auch Eiweiße und Fette werden in geringem Maße durch kleine Mengen von Peptidase und Lipase gespalten. Wir haben im Mund auch eine Bakterienflora, ähnlich wie im Darm dient sie der Verdauung und der Abwehr.

Eine wichtige Abwehrfunktion hat der lymphatische Rachenring mit seinen zwei Gaumen- und zwei Rachenmandeln sowie den zahlreichen Drüsen am Zungengrund (Zungenbalgdrüsen). Die Hauptaufgabe dieser lymphatischen Racheneinheit ist zu verhindern, daß Viren, Bakterien und andere Fremdkörper durch die Mundschleimhäute sowie die Speise- und Luftröhre in unseren Körper eindringen.

Auf unserer Zunge haben wir ca. 3 000 Geschmackspapillen. Diese hochdifferenzierten Mikrowahrnehmungsorgane haben ein weiteres Wahrnehmungsspektrum, das man in vier Hauptgruppen einteilen kann: süß, salzig, bitter und sauer.

Während des Kauens schiebt die Zunge den Speisebrei immer wieder zur Zerkleinerung unter die Mahlzähne, letztlich transportiert sie ihn zum Rachen; sobald der Speisebrei diesen berührt, wird der Schluckakt ausgelöst, und der Brei wird in die Speiseröhre befördert.

Der Schluckreflex kann nur durch Flüssigkeit ausgelöst werden, dadurch schützt sich der Organismus vor der Gefahr, einen trockenen Brocken zu verschlucken. Ein gesunder Mensch sollte ein trockenes Stück Vollkornbrot ca. 25- bis 32mal kauen, ein Kranker 60- bis 80mal.

Aber auch flüssige Nahrung wie Milch, Säfte oder eine Brühe sollten ebenso gut durchspeichelt werden.

Wenn wir die wichtige Aufgabe des Speichels kennen, dann verstehen wir jenes alte Sprichwort, das uns sagt: »Feste Nahrung soll man trinken, und flüssige Nahrung soll man kauen.«

Der Mensch ist, im irdischen Sinne gesehen, überwiegend ein Flüssigkeits- oder Wasserwesen. Daher müssen auch alle Stoffe, die wir aufnehmen, verflüssigt werden, anders können sie weder verdaut noch assimiliert werden.

Mit Peristaltikwellen wird der Speisebrei durch die Speiseröhre in den Magen befördert.

Verdauungsphase im Magen

Der Magen besteht aus einer äußeren, längsverlaufenden und einer inneren ringförmigen Muskulatur. Dann kommt eine Schleimhaut- und Drüsenschicht, deren Durchmesser zirka das Zehnfache der Muskelschicht ausmacht. Diese Drüsen produzieren täglich ca. 2,5 Liter sehr sauren Magensaft (pH-Wert 1–1,5).

Zusammensetzung: Salzsäure zur Quellung der Eiweißkörper, um die Arbeit der Enzyme zu erleichtern. Die Salzsäure wirkt auch antibakteriell.

Enzyme: Pepsin spaltet die Eiweiße bis zu wasserlöslichen Polypeptiden, Kathepsin und Trypsin beteiligen sich ebenfalls an der Eiweißspaltung. Labferment (Enzym) führt in Verbindung mit Kalziumionen zur Milchgerinnung, ist jedoch nur bei Säuglingen und Kleinkindern (Milchernährungsphase) vorhanden. Beim Erwachsenen erfolgt die Milchgerinnung durch Pepsin und Trypsin. Das fettspaltende Enzym Lipase ist nur in geringem Maße im Magensaft enthalten.

Im Magen werden also hauptsächlich die Eiweiße aufgeschlossen bzw. angedaut. Im Mund sind es die Kohlenhydrate.

Der Magen ist ein elastischer Beutel, der sich an die jeweilige Füllung anpaßt. Viele Menschen essen zu viel und zu oft. Diese großen, meist hinuntergeschlungenen Speisemengen überdehnen den Magen. Die Wände werden dünn, die Magenmuskeln kraftlos, die Drüsen saftlos.

Je nach Art der Speisen haben diese eine kurze oder lange Verweildauer im Magen. Pflanzennahrung passiert den Magen in einer knappen Stunde, Milchprodukte in eineinhalb bis drei Stunden, fetter Käse braucht bis zu vier Stunden, mageres Fleisch zirka drei, fettes Fleisch bis zu fünf Stunden, Mastenten und -puten sowie Ölsardinen können bis zu acht Stunden im Magen liegen. Diese Zeitangaben beruhen auf allgemeinen Erfahrungen; es gibt sicherlich Menschen, die auch eine Ölsardine in einigen Minuten verdaut haben; wie alles ist auch die Verdauungskraft individuell verschieden.

Der Magen sollte sich zwischen den Mahlzeiten *völlig* entleeren und reinigen können, dabei zieht er sich ganz zusammen. Wie bei einem leeren Beutel liegen die Wände aneinander, nur im oberen Teil befindet sich eine Luftblase und unten eine Flüssigkeitsrinne für Getränke zwischen den Mahlzeiten.

Die Empfehlung, anstatt nur zwei oder drei Mahlzeiten öfters über den Tag verteilt kleine Mahlzeiten einzunehmen, ist nur in ganz bestimmten Fällen individuell indiziert. Fünf Stunden sollten zwischen den Mahlzeiten liegen, damit der gesamte Organismus wieder kräftige Verdauungssäfte produzieren kann.

Dies ist einer der wichtigen Aspekte, den wir bei der Zusammenstellung unserer Alltagskost berücksichtigen sollten. Der im Mund zerkleinerte, teils angedaute Speisebrei wird also im Magen mit weiteren Säften, Säuren, Enzymen und Informationen durchsetzt, durchmengt. Die Mischarbeit leisten die Magenmuskeln und die Bauchatmung, wobei das Zwerchfell den Magen rhythmisch »behandelt«. Ein Übermaß an Fett schwächt die Magenperistaltik, besonders jene gehärteten Fette, deren Schmelzpunkt höher als die Körpertemperatur liegt. Zuviel Fett verlängert auch die Verweildauer der Speisen im Magen.

70

Wenn die Magenarbeit getan ist, öffnet sich der Magenausgang (Pylorus), und der Speisebrei (Chymus) wird in peristaltischen Schüben in den Zwölffingerdarm befördert.

Die Bauchspeicheldrüse (Pankreas)

ist eine sehr merkwürdige Drüse. Sie reagiert weitgehend unabhängig vom Gehirn in engem Zusammenhang mit dem Gangliensystem des Sonnengeflechts (Solar plexus) und der Hypophyse (Vorderlappen). Sobald die Nahrung im Mund ist, erfährt die Bauchspeicheldrüse deren Zusammensetzung und beginnt sofort mit der Zusammenstellung von Verdauungssäften, die sie nach der Magenpassage in den Zwölffingerdarm schickt. Ihre wichtigsten Enzyme sind:

Trypsin zur Eiweißspaltung, Amylase zur Stärkespaltung und Lipase zur Fettspaltung. Täglich produziert sie ca. zwei Liter Verdauungssaft, der reich an Natriumbicarbonat ist (pH-Wert 8-9) zur Neutralisierung der Magensalzsäure.

Die Bauchspeicheldrüse produziert auch Insulin und Glukagon, zwei wichtige Hormone zur Zuckerverwertung, die sie direkt in die Blutbahn abgibt.

Die Galle

ist im Grunde genommen ein Vorratsbehälter für den Verdauungssaft aus der Leber, der hauptsächlich aus Säuren besteht, die die Fettverdauung fördern, indem sie die Fette emulgieren (zu Fetttröpfchen zerlegen, wodurch die Lipase eine Arbeitserleichterung bei der Aufschließung der Fette hat). Hohe Fettkonzentrationen und »schwere« Eiweiße (Eigelb, Mayonnaise) führen zur Entleerung der Vorratseindickung in der Gallenblase. Auch »Sauersein« und Ärger können die Gallenblase über den Vagusnerv nervös-reflektorisch entleeren. Der gelbliche Gallenfarbstoff (Bilirubin) ist ein Abbauprodukt des roten Blutfarbstoffes (Hämoglobin). Der größte Teil des Gallenfarbstoffes wird im Dünndarm rückresorbiert, ein kleiner Teil gelangt jedoch in den Dickdarm und wird dort zum braunen Stuhlfarbstoff (Stercobilin). Der Gallensaft beträgt täglich zirka einen halben Liter.

»Es sind nachweisbar die Gifte im Darm, die den Menschen krank und vorzeitig alt und häßlich machen.«   Dr. F. X. Mayr

Der Zwölffingerdarm (Duodenum)

ist der erste Darmbereich nach dem Magen. An sich ist es der Anfang des Dünndarms, dessen erster zirka zwölffingerbreiter Abschnitt (daher sein Name) von besonderer Bedeutung ist. In diesem hufeisenförmigen Darmstück haben die Kanäle der Bauchspeicheldrüse und der Galle eine gemeinsame Mündung.

In diesem kurzen Darmbereich geschieht sehr viel: der gesäuerte Magenbrei wird neutralisiert und von einem Heer von Enzymen durchdrungen, die sich nun fleißig an die Aufschlüsselung der Lebensmittel machen. Viel Flüssigkeit ist hinzugekommen, das Ganze bildet nun eine grünliche Suppe, die man Chymus (griech. gießen) nennt.

Der Dünndarm

ist etwa vier bis sechs Meter lang, hat einen Muskelaufbau ähnlich dem des Magens mit Ring- und Längsmuskeln sowie eine starke Schleimhautschicht und ca. 4 Millionen Darmzotten (0,3 bis 1 mm hoch). Seine ausgebreitete Oberfläche beträgt ca. 4 m^2; rechnet man die Oberfläche der Darmzotten dazu, kommt man auf gut 300 m^2. Er sondert täglich ca. 3 Liter Verdauungssäfte ab, welche unter anderem folgende Enzyme enthalten:

- Peptidasen: diese spalten Peptide (angedaute Eiweiße) zu Aminosäuren;

- Maltase: spalten den Malzzucker, der durch die Kohlenhydratspaltung im Mund entstanden ist, zu Glukose;

- Laktase spaltet Milchzucker in Glukose und Galaktose;

- Nuklease: spaltet Nukleinsäuren (Kernsäuren);

- Lipase: spaltet Fette.

Hier wird die Nahrung fast vollständig verarbeitet. Sie wird zu kleinen resorptionsfähigen Teilchen, Aminosäuren, Zucker und Fettsäuren aufgeschlossen. Aminosäuren und Zucker werden über die Blutgefäße der Darmzotten zur Leber geführt, die Fette gelangen über die Lymphe in das hochkomplizierte Labor Leber. Diese Schwerarbeit erschöpft die Darmzellen sehr schnell, deshalb werden mehrere Millionen verbrauchter Zellen täglich ausgeschieden und ebenso viele neu gebildet.

Der Verdauungskanal vom Mund bis zum After gehört zur Außenwelt, man kann ihn wie ein eingestülptes Hautgebilde betrachten. Erst nachdem die Lebensstoffe die Darmwand und somit auch die Darmkontrollschranke passiert haben, befinden sie sich eigentlich im Inneren unseres Organismus. Ihre Weiterverwertung beginnt in der Leber. Von hier aus werden die erneut veränderten Stoffe den Zellen zugeführt, in denen dann je nach Bedarf Aufbau, Reparatur oder Energiefreisetzung durch Verbrennung stattfindet.

Schauen wir in den Darm zurück. Eine lebhafte Peristaltik transportiert hier den Brei weiter, die Darmzotten pumpen dabei fleißig die oben erwähnten Stoffe in die Lymph- und Blutbahn.

Auch hier beginnt schon im Dünndarm eine Darmflora, die nach unten ständig zunimmt und ihren Milliarden-Höhepunkt im Dickdarm erreicht.

Die Darmflora

Sie heißt weder Darm-fleischa noch Darm-teiga, auch nicht Darm-schokolada, sondern Darm-flora. Es ist unser innerer Garten, in dem unsere Gesundheit gedeihen, aber auch verderben kann. Es liegt in der freien Entscheidung des Gärtners, dieses wichtige, äußerst sensible, mikroökologische System zu hegen und zu pflegen oder zu stören und zu zerstören. Der Gärtner sind wir.

Die vielseitigen Aufgaben dieser Mikrowelt würden ein ganzes Buch füllen. Ich versuche, nur das Wichtigste so kurz wie möglich zu beschreiben. Unsere Darmflora besteht aus ca. 300 bis 500 Billionen verschiedenen Bakterienarten. Den größten Anteil machen die Milchbakterien (Laktobazillen) aus, von denen der Acidophilus und der Bifidus am bekanntesten sind, da man beide oft therapeutisch zuführt.

Die Darmbakterien spielen eine wichtige Rolle im ganzen Verdauungsprozeß, vor allem jedoch bilden sie einen wichtigen Teil des körpereigenen Abwehrsystems (Immunsystems). Bakterien sind den meisten Menschen überwiegend als gesundheitsfeindliche Krankheitserreger bekannt. Dies ist ein gewaltiger Irrtum. Bakterien sind wichtige Lebensbeschützer und Lebensträger. Nur wenn ihre äußerst sensible Ordnung durch

unser menschliches Fehlverhalten in unserer Um- und Innen-
welt gestört wird, können einige von ihnen, ähnlich wie ein
Krebsgeschwür, unkontrolliert wachsen und uns schaden. Un-
sere gesamte Außenwelt (Oberfläche) Haut, Mund, Magen und
Darm wird von einem mehrfach billionenstarken Heer von
Bakterien beschützt. Sie bilden sozusagen nach unserer energe-
tischen Schutzhülle den ersten stofflichen Schutzwall unseres
Immunsystems.

Die Darmbakterien können unter anderem auch in Notsitua-
tionen alle lebenswichtigen Vitamine und alle essentiellen Aminosäuren bilden, auch Hormone werden im Darm gebildet.

Pflanzliche Rohkost ist im allgemeinen die wichtigste Nahrung für eine gesunde Darmflora, die aus einem rechts-
milchsauren Milieu besteht. Geschädigt wird die Darmflora
durch isolierte Kohlenhydrate wie Weißmehl und Zucker sowie
durch alle anderen denaturierten Lebensmittel, aber auch durch
Medikamente, insbesonders durch Antibiotika und Cortison,
sowie durch solche Medikamente, die im Fleisch des Schlacht-
viehs enthalten sind. Ebenso schädlich wirken die chemischen
Mittel der konventionellen Landwirtschaft sowie die Chemie
der Nahrungsmittelindustrie. Vor allem jedoch bewirken
Störungen im seelisch-körperlichen Gleichgewicht eine Schädi-
gung der Darmflora.

Der so geringschätzig behandelte Wurmfortsatz (Appendix),
im Volksmund als Blinddarm bekannt, hat eine wichtige Aufgabe in unserem Immunsystem. Er steht u.a. in enger Beziehung
zu unseren Rachenmandeln.

Dickdarm

Durch die Dünndarm-Dickdarm-Klappe im rechten Unter-
bauch gelangt nun der Brei durch peristaltische Wellen in den
Dickdarm. Dieser ist ca. 1,5 Meter lang, sein Durchmesser ist
etwa zweimal so groß wie der des Dünndarmes. Hier wimmelt
es nur so von Milliarden von Bakterien; unter anderem werden
hier die restlichen Kohlenhydrate bakteriell verwertet, besonders jene, die stark von Zellulose umschlossen sind. Auch Eiweiß wird bakteriell zersetzt. Die vor allem durch tierische Eiweißfäulnis erzeugten Gifte (Leichengifte) können, bei reichlichem Vorhandensein von Zellulose, durch bestimmte Bakterien

weitgehend unschädlich gemacht werden. Daran können wir wieder erkennen, daß zur guten Fleischverdauung viel Gemüse nötig ist. Durch die Bakterien entstehen u.a. auch Vitamine, besonders jenes für die Blutgerinnung wichtige Vitamin K.

Dann wird dem ganzen wieder der größte Teil des Wassers entzogen (Rückresorption), der Stuhl wird eingedickt und mit Dickdarmgleitschleim versehen. Durch eine Segmentrhythmik der besonders starken Ringmuskeln wird der Stuhl nun in den Mastdarm transportiert. Sobald er in einer Darmausbuchtung angelangt ist, die man Ampulla recti nennt, wird Stuhldrang signalisiert. Bei Stuhlentleerung erschlafft der Schließmuskel, und das dahinterliegende Venenknäuel erschlafft und dehnt sich ebenfalls. Dabei setzt reflektorisch eine Kontraktion des gesamten Enddarms ein. Mit Unterstützung der Bauchmuskulatur wird auch ein großer Teil des Colons geleert.

Diese Entleerung sollte im allgemeinen ca. ein bis zwei Stunden nach jeder Mahlzeit erfolgen.

Eine wohlgeformte, weiche, mit Schleim umkleidete, fast geruchlose Wurst, die im Wasser untergeht, ist das Endprodukt einer gesunden Verdauung. Die Zusammensetzung gestaltet sich etwa folgendermaßen: $1/3$ verbrauchte Darmepithelien (Zellen), $1/3$ Darmbakterien und $1/3$ Lebens- und Nahrungsmittelreste. Ich habe Yogis kennengelernt, die so eine Verdauung haben. Sie brauchen kein Klosettpapier. Ihr Darmausgang wird bei der Entleerung durch die Schleimummäntelung des gutgeformten Darminhalts nicht beschmutzt.

Besonders in Indien bei Reisen in überfüllten Zügen und Bussen, in denen wir teilweise aufeinandersaßen, ist mir aufgefallen, daß diese karg ernährten, überwiegend vegetarisch lebenden Menschen keine unangenehme Körperausdünstung haben. Als ich nach Deutschland zurückkehrte, erlitt meine empfindliche Nase einen Schock nach dem anderen bei jeder Art von Menschenansammlungen, weil sich darunter immer welche befanden mit scharfriechender Ausdünstung und solche mit ungewaschenem, nur mit Papier »gereinigtem« Darmausgang. Äußerlich sind sie alle, im Gegensatz zu den Armen in Indien, gut gepflegt und gekleidet, mit teuerstem Make-up geschminkt, gefärbten Haaren und kunstvoller Frisur, aber auch das teuerste Deo und Parfüm kann für meine sensible Nase unangenehme

Ausdünstung und die verschiedenen Gerüche des unreinen Intimbereichs nicht überdecken.

Mit diesen Beobachtungen möchte ich niemanden beschämen oder gar beleidigen, sondern darauf hinweisen, daß unangenehmer Körpergeruch *immer* ein Zeichen von Verdauungs- und/oder Stoffwechselstörungen ist.

Die Ursachen dafür können sowohl in der Ernährung als auch im seelischen Bereich liegen. Als alter Heilkundiger sind für mich Körpergeruch und Ausscheidungen von großer diagnostischer Bedeutung. Wohl dem, der dies erkennt und dann auch handelt. In diesem Bereich ist der altbekannte Satz: »Wehret den Anfängen« besonders gut am Platz.

Blut- und Energieaufwand zur Verdauung

Das Blut ist ein wichtiger »Motor« aller Körperfunktionen; ohne Blut läuft nichts. Zur Verdauung brauchen wir viel Blut und einen großen Energieaufwand. Wir können nicht schwere Speisen verdauen und gleichzeitig konzentrierte Kopf- oder Muskelarbeit leisten, ohne Schaden zu erleiden.

Wer nur über eine Stunde Mittagspause verfügt, sollte nur leichte Pflanzenkost (Salat, Gemüse, Getreide oder Obst) essen.

Essen wir dagegen Fleisch, Wurst, fetten Käse usw. und müssen nach einer halben Stunde schon wieder arbeiten, dann ziehen wir den größten Teil von Blut und Energie vom Verdauungsprozeß weg. Die Speisen können nur halbwegs verdaut werden, dadurch entstehen gesundheitsgefährdende Gifte, zum Teil Leichengifte durch Eiweißzersetzung. Die Verdauungsorgane leiden sehr darunter und werden immer schwächer. Die Folgen machen sich meistens erst nach Jahren durch schwere, chronische Krankheiten bemerkbar. Wir sollten nie essen, wenn wir müde sind, denn dann ist auch die Verdauungskraft schwach, vermindert. Essen wir trotzdem, zwingen wir dem Körper Umweltstoffe auf, gegen die er sich schlecht wehren und die er ebensowenig verdauen kann. Es entstehen Gifte, die den Organismus schwächen und ihm ernsthaft schaden können.

Die Verdauungsorgane

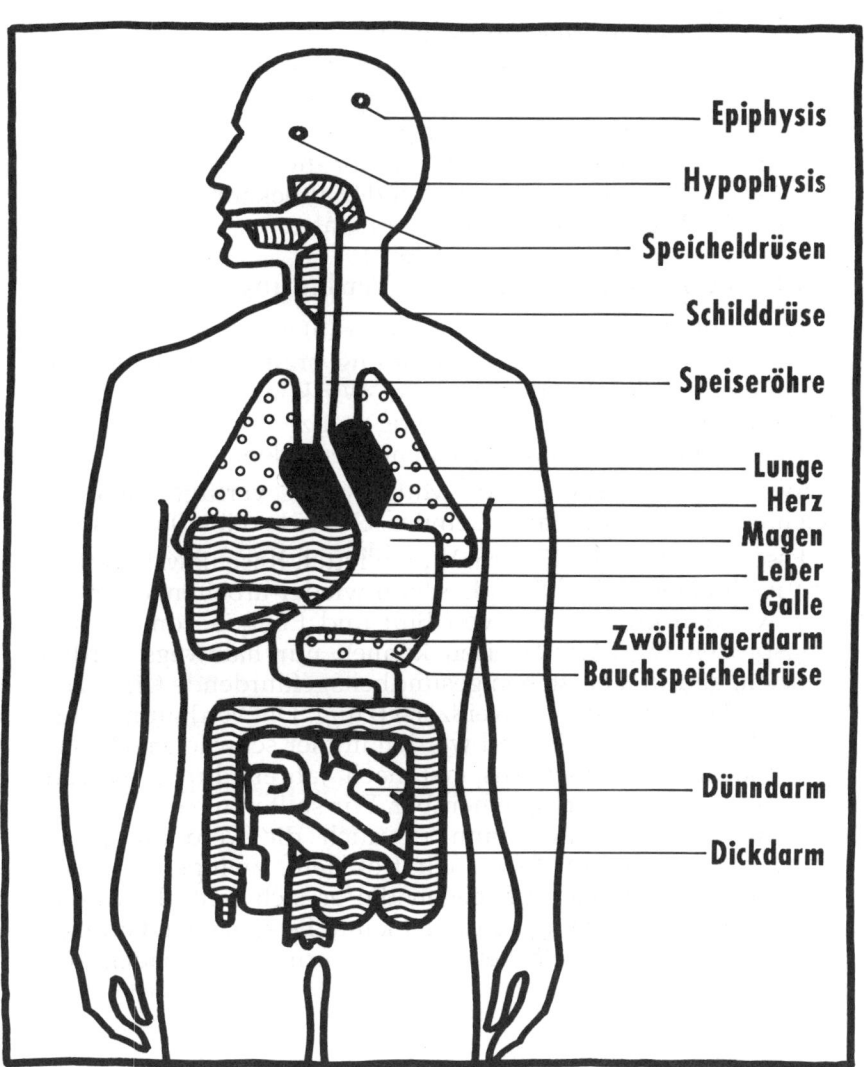

Epiphysis

Hypophysis

Speicheldrüsen

Schilddrüse

Speiseröhre

Lunge
Herz
Magen
Leber
Galle
Zwölffingerdarm
Bauchspeicheldrüse

Dünndarm

Dickdarm

Die seelisch-geistigen Aspekte der Verdauungsorgane

Ich weiß, daß meine folgenden Betrachtungen für die meisten Menschen nicht annehmbar sind. Aber sie sind *eine* Möglichkeit diese Organe und ihre Funktionen zu sehen, wobei ich keinen Anspruch auf Allgemeingültigkeit erhebe.

Form, Strukturen und Funktionen unseres menschlichen Körpers sind älter als der stoffliche (materielle) Kosmos. Zu allen Zeiten, auch heute noch, gab und gibt es Menschen, die den Menschen als Ebenbild Gottes erleben.

Gott ist Geist und braucht keine Stoffe, um zu existieren. Wenn wir Menschen Ebenbilder, Kinder Gottes sind, sind wir in erster Linie Geist. Unser geistig-seelisches Sein mit all unseren Organen wurde keineswegs zur Verarbeitung grober Stoffe konzipiert.

Als wir in die Not der Verstofflichung (Verdichtung) gerieten, haben wir den größten Teil unserer Wahrnehmungsfähigkeit verloren, darunter auch die eigentlichen Aufgaben jener Organe, deren Funktion nur in der Aufnahme und Verdauung von Nahrungsstoffen gesehen wird.

Die geistig-seelischen Funktionen dieser Organe sind derartig vielfältig, daß ich im Rahmen dieses Buches nur einige erwähnen kann.

Mund und Lippen sind Schöpfungsorgane, sie formen und entäußern den Logos, das Wort Gottes. Mit den Lippen bezeugen wir die Liebe durch den Kuß. Wir küssen das Ebenbild Gottes in jedem Menschen.

Jesus sagte, es sei nicht so wichtig, was in unseren Mund hineingehe, sondern was aus ihm herauskomme.

Mit dem Magen nehmen wir Menschen und Situationen an und auf. Daher das alte Sprichwort: »Das schlägt mir auf den Magen.« Mit anderen Worten, ich kann sie in ihrem Anderssein nicht annehmen – ich bin noch nicht bereit, meinen Gegensatz anzunehmen.

Im Darm »verdauen« wir die Menschen und Situationen, die uns begegnen – nehmen ihr Wesen in uns auf, bauen ihre Erfahrungen in uns ein und erleben somit eine Bewußtseinserweiterung.

Der für uns »unverdauliche« Anteil ihres Wesens oder auch einer Situation wird energetisch durch den After ausgeschieden.

Unter anderem wohnt im Darm auch die Geduld.

Die Bauchspeicheldrüse ist das »Gehirn« des Verdauungstraktes. Sie ist unter anderem ein höchst empfindliches »Zeitorgan« und leidet sehr, wenn wir unter Termindruck stehen.

Die Leber (sprachlich verwandt mit Leben und Lieben) ist das Organ der Verwandlung, der Metamorphose. Wenn wir es zulassen, kann sie das größte Übel ins Gegenteil verwandeln. Sie liefert uns die Kraft, damit wir aus allem das Beste machen – alles verdauen können.

Die Nieren sind die Organe der Ent-scheidung. Die Außenwelt erfassen wir mit unseren zwei äußeren Augen, sogar eins genügt. Für unsere Innenwelt haben wir 2,4 Millionen »Augen« in unseren Nieren; wenn wir es zulassen, entscheiden sie, was uns nützt und was uns schadet.

Buddha war ein schlanker Asket, wird aber oft mit einem sehr dicken Bauch dargestellt. Wahrscheinlich möchte man damit symbolisieren, daß er alles annehmen und verdauen konnte und somit in seiner Mitte ruhte.

Weiteres über Organaspekte kannst Du in meinem Buch »Ganzheitliche Therapie« lesen.

Die seelisch-geistigen Aspekte der Lebensmittelaufnahme

Kein Labor und kein Rechenzentrum dieser Welt kann auch nur annähernd das leisten, was unsere Körper-Seele-Geist-Einheit bei der Verwertung der aufgenommenen Lebensmittel leistet. Diese vielseitigen und vielschichtigen Hochleistungen laufen zu 99 Prozent unter der Schwelle des allgemeinen menschlichen Bewußtseins ab; also im sogenannten Unterbewußtsein. Die meisten erleben nur den Ein- und Ausgang der Lebens- und Nahrungsmittel in ihrem Körper. Was dazwischen passiert, liegt für sie im dunkeln – jenseits ihrer Wahrnehmungsfähigkeit.

Seele und Körper sind nirgendwo scharf voneinander getrennt. Im Gegenteil, der Körper ist die irdische Manifestation der Seele und somit völlig von ihr durchdrungen. Daher kann man sowohl vom Seelischen her ordnend und formend auf den Körper einwirken als auch umgekehrt vom Körperlichen auf die Seele. Dies spielt bei der Wahl und Aufnahme der Lebensmittel eine große Rolle, da sie ordnende, formende und heilende Kräfte enthalten.

Manche Menschen können ihr Umfeld, ihren Körper und ihre Seele aus dem seelisch-geistigen Bereich heraus ordnen und formen. Viele versuchen, ihr Leben überwiegend von außen her zu gestalten, wozu auch bestimmte Ernährungsformen dienen.

Aus dieser Sicht kann man auch jene alte Ernährungsweisheit verstehen, die besagt, daß »der Mensch ist, was er ißt«.

Die verschiedenen Eigenschaften der Lebens- und Nahrungsmittel habe ich ja in diesem Buch beschrieben.

Der Mensch als Nahrungsempfänger ist teilweise vergleichbar mit einem Empfangsgerät für Radiowellen. Stellt man dieses auf einen Sender ein, so ist der Empfang klar und deutlich. Empfängt man zwei Sender gleichzeitig, klingt es verwirrend und disharmonisch, wie ein Orchester ohne Dirigenten, in dem jeder Musiker eine andere Musik spielt.

Ähnlich vermittelt uns die einfache Nahrung energetisch gesehen Ruhe und Klarheit im Fühlen, Denken und Handeln. Die vielfältige Kost dagegen regt an, erzeugt Unruhe. Extrem disharmonische Nahrung erzeugt Verwirrung. Wir können uns vielfältig ernähren, indem wir zu jeder Mahlzeit etwas anderes essen, aber zu einer Mahlzeit sollten wir nicht zuviel mischen. Dies schwächt unter anderem auch die Verdauungssäfte.

Die ideale Einstellung bei der Lebensmittelaufnahme

Alltagsgedanken und Sorgen sollten wir abstreifen, sobald wir den Raum betreten, in dem wir unser Mahl einnehmen, und unsere ganze Aufmerksamkeit auf das bevorstehende Ereignis richten. Bewußt setzen wir uns an den Tisch, weiden unsere Augen an den dargebotenen Speisen und freuen uns aufs Essen.

Betrachten wir zum Beispiel einen Apfel als tote Zweckware, ist unser Blick ebenfalls tot und kann uns das Leben des Apfels nicht vermitteln. Betrachten wir den Apfel liebevoll, ja sogar als Gottesgabe, dann erschließt sich uns sein Wesen, und er schenkt uns seine Kraft allein schon durch seinen Anblick. Mich kostet es dann Überwindung, in den Apfel hineinzubeißen. Voller Demut und Ehrfurcht warte ich auf die Aufforderung seines Wesens, das sich mit mir vereinigen will.

Über Augen, Ohren, Nase und Tastsinn nehmen wir die Speisen wahr. Schon die bewußte Wahrnehmung löst die Produktion der Verdauungssäfte aus: »Das Wasser läuft uns im Mund zusammen.« Je nach Intensität der Wahrnehmung und des Hungers erlebe ich es oft, wie es auch schon im Magen und Darm »plätschert«, bevor ich den ersten Bissen im Mund habe.

Nach neuen wissenschaftlichen Erkenntnissen laufen diese Prozesse über die Schleimhäute ab, unabhängig vom Nervensystem. Ich erlebe sie als rein energetische Informationsprozesse.

Damit jede Speise völlig zerlegt, aufgeschlossen und assimiliert werden kann, werden höchst differenzierte Informationen an alle beteiligten Drüsen und Organe vermittelt. Dies geschieht, sobald die Speise im Mund durch Kauen zerkleinert wird.

Allein schon, wenn wir von einer lukullischen Speise hören oder sie uns vorstellen, fangen die Säfte an zu laufen. Umgekehrt können unangenehme Speisegerüche oder -anblicke bis hin zum Ekelgefühl die Verdauungssäfte hemmen.

Ebenso reagiert der Tastsinn; wenn wir zum Beispiel auf eine warme Speise eingestellt sind und bekommen statt dessen eine kalte serviert, dann reicht oft schon die Berührung der kalten Schale, um reflektorisch die Sekretion zu hemmen. Neben der bewußten Einstellung aufs Essen sollte man vor allem Zeit dazu haben; ist dies nicht der Fall, sollte man das Essen eher ausfallen lassen, anstatt es in Eile hinunterzuschlingen.

Wenn der Hunger auch noch so groß ist und uns die wohlbereiteten Speisen gar mächtig zum Verzehr einladen, stürzen wir uns bitte nicht gleich darauf. Falten wir unsere Hände und schließen die Augen sowie alle weltlichen Pforten, atmen einige Male bewußt tief durch, richten uns ganz auf Gott aus, danken Ihm und den Naturwesen, aber auch der Köchin/dem Koch für die Gaben auf dem Tisch und bitten Gott, daß er sie segne. Des weiteren gedenken wir all jener, die zu dieser Stunde nichts zu essen haben – es sind gar viele auf unserem Planeten – und bitten Gott darum, daß auch sie an unserem Mahl teilhaben können. Dies ist energetisch möglich (siehe das Kapitel »Die unsichtbaren Mitesser«). Fassen wir uns in der Tischrunde an den Händen, singen eventuell ein kurzes Lobpreislied, sammeln uns in der Flamme der Kerzen, die mitten auf dem Tisch brennt.

Wenn wir allein essen, können wir vor allem das Mahl mit Gott – mit Jesus Christus halten und im Geiste alle einladen, an diesem Liebesmahl teilzunehmen. Dann gelangen wir durch das Mahl im wahrsten Sinne des Wortes zum All-ein-sein und sind (im negativen Sinne) nicht mehr allein.

Der erste Bissen ist eine Art Leitbissen. Er leitet das Essen ein und eröffnet uns den Geschmack, genießen wir ihn durch besonders langes Kauen. Verfolgen wir dabei innerlich, wie Energien freigesetzt werden und sofort von Lymph-, Blut-, Nerven- und anderen Energiebahnen in uns aufgenommen werden. Versuchen wir, auf diese Weise das ganze Mahl von unserer Inwendigkeit heraus zu erleben. Gestalten wir das Essen zu einer Aufnahme- und Einverleibungs-Meditation, dann wird es jedesmal aufs neue ein Erlebnis. So dringen wir immer tiefer ein in das Geheimnis dieser gewaltigen Metamorphose.

Auch bei einem gemeinsamen Mahl ist Schweigen ratsam. Aber es sollte ein freiwilliges Schweigen sein, kein krampfhaftes, zwanghaftes, dann sollte man lieber reden. Oft hat man den

Eindruck, die Menschen haben sich nur beim Essen und Trinken etwas zu sagen. Bedenke aber, daß alles, was Du beim Essen fühlst, denkst oder sprichst, miteinverleibt wird. Wer mit Hunger ißt, dessen Leib und Seele sind auf höchste Aufnahmebereitschaft eingestellt.

All unsere Sinnespforten sind weit geöffnet, nicht nur für die Speisen, die wir in den Mund schieben, sondern für alles, was um uns herum geschieht; auch für das, was wir lesen, hören, denken und fühlen. Deshalb lernen viele während des Essens oder prägen sich Texte ein; diese geteilte Aufmerksamkeit ist für die Aufnahme der Lebensmittel in unseren Seele-Körper-Organismus störend bis schädlich. Die innere Ausrichtung auf Gott, auf die Naturreiche, aus denen die Gaben kommen, und eventuell auf die Hungernden dieser Welt ist während des Essens am erbaulichsten, jedoch nur, wenn es freiwillig und ohne frommen Leistungszwang geschieht. Fröhliche Tischgespräche sind gesünder als erzwungenes Schweigen.

Wenn wir eine Frucht oder eine Pflanze in ihrer ganzheitlichen Form möglichst naturnah verzehren, vermittelt sie uns Energiespektren der Sonne und des Kosmos in sehr reiner und klarer Form. Diese Energien sind für unser Nervensystem besonders wichtig, sie erhöhen unsere Wahrnehmungsfähigkeit in jeder Hinsicht, insbesonders für die großen Zusammenhänge und die seelisch-geistigen Dimensionen der Natur.

»Nach dem Essen sollst du ruh'n oder tausend Schritte tun«, empfiehlt die alte Volksweisheit. Ich habe die bessere Erfahrung mit dem Ruhen anstatt Schritte zu tun. Nach dem Mahl sollten wir den inneren Prozeß der Verwandlung und Einverleibung bis in den Seelenleib hinein erleben. Diese Fähigkeit ist erlernbar und bedarf, wie jeder Lernprozeß stetiger Übung. Am besten im Liegen ruhen, schläft man dabei ein, ist es auch gut.

Die Zeit, die dieser Einverleibungsprozeß erfordert, ist bedingt durch die Art der Speisen und die Aufnahmefähigkeit jedes einzelnen. Wer bewußt ißt, wählt seine Speisen deshalb unter anderem auch nach der Zeit, die ihm zum Essen und Verdauen zur Verfügung steht. Viele haben dazu nur eine kurze Mittagspause, die sie dementsprechend nutzen sollten. Allgemein bedeutet dies, leichte vegetarische Kost, wenig essen, um so gründlicher zu kauen und zu speicheln (Mundverdauung). Anschließend auf dem Stuhl zurücklehnen, Augen schließen, verinnerlichen. Noch besser, sich in eine stille Ecke verziehen und möglichst kurz hinlegen. Man sollte in den Betrieben zu diesem Zweck Ruheräume mit Liegen einführen, letztendlich dient es auch dem Arbeitgeber, wenn die Menschen wieder mit ungeteilter Kraft an die Arbeit gehen. Ein Spaziergang nach dem Ruhen ist sehr empfehlenswert, besonders für Kranke und Alte. Berufstätige sollten dies möglichst abends und am Wochenende tun.

Die Nahrung wird durch Energie, durch Wärme aufgeschlossen. Die höchste Energie, die größte Wärme ist die Liebe; die Nahrung kann also am besten durch die Liebe aufgeschlossen werden. Wir sollten allen und allem unsere Liebe schenken, so auch unseren Lebensmitteln beim Säen, bei der Wachstumspflege, beim Ernten, beim Verkaufen und Kaufen, bei der Zubereitung und schließlich auch beim Essen. Wir sollten die Speisen vor dem Verzehr liebevoll betrachten. Da ja alles letztlich Energie ist, kann sich durch unsere liebevolle Energieprojektion die Energie der Speisen für uns öffnen und ausgleichen. Wenn wir den Segen Gottes oder Jesu Christi für sie erbitten und unsere Hände segnend über die Speisen halten, erhöhen wir unter anderem diesen Assimilierungsprozeß. Je mehr, je inniger und ehrlicher wir dies pflegen, um so deutlicher dürfen wir die göttliche Energie wahrnehmen, die durch uns hindurch in die Speisen fließt. Dadurch wird eine Mahlzeit zu einem Liebesmahl mit Gott, zu einer Kommunion. Wir nehmen IHN durch die Speise auf.

Seelischer Hunger

Unsere Eßbedürfnisse entstehen einerseits durch den Energieverbrauch, andererseits durch die seelische Stimmungslage; letztere bestimmt auch meistens Art und Zusammensetzung der Speisen.

Es sei immer wieder betont, daß die Ernährung wie auch alles andere in unserem Leben viele unterschiedliche Aspekte und Dimensionen hat, die keineswegs logisch erscheinen, sondern voller Widersprüche und Paradoxien sind.

Zum einen können die Lebens- und Nahrungsmittel ordnend und formend auf uns einwirken, zum anderen holt sich die Seele jene Energien und Informationen aus der Nahrung, die sie

84

ihrem jeweiligen Zustand entsprechend benötigt. Zum Beispiel lösen Unzufriedenheit und Frust meistens das Verlangen nach Süßigkeiten und anderen »ungesunden« Speisen aus. Aggression, Kritiksucht, zersetzende und destruktive Gedanken brauchen Gärungs- und Zersetzungsprodukte, aber auch Fleisch, Wurst, Schinken, scharfe Speisen und Alkohol usw. Oberflächliche (laue) Gedanken brauchen wertlose Nahrung wie Weißmehl, Zucker, alles möglichst raffiniert, verkocht und verbacken.

Wenn ich eingangs sagte: »Der Mensch ist, was er ißt«, dann kann man aus der letzteren Perspektive sagen: »Zeig mir, was du ißt, und ich sage dir, wie du bist.«

Die oben angeführten Beispiele sind keineswegs bestimmend, sondern sollen nur zur Erforschung der eigenen Gelüste und Eßgewohnheiten anregen.

Viele Ernährungsberater und Ernährungsbücher empfehlen vielfältige Mahlzeiten, ja manche bezeichnen einen abwechslungsreichen Speiseplan sogar als das Wichtigste in der Ernährung. Für den Betreffenden ist dies sicherlich zutreffend, sonst würde er es nicht sagen. Nach meiner Erfahrung brauchen die meisten Zeitgenossen, da sie von Unruhe geplagt und seelisch zerrissen sind, eher eine einfältige, einfache und nicht allzu abwechslungsreiche Vollwertkost. Die Vielfalt bereitet Unruhe, Zerrissenheit, Konzentrationsstörungen und Ermüdung. Die Einfachheit hingegen führt zu Ruhe, Sammlung und leitet in die Tiefe des Fühlens, Denkens und Handelns.

Michio Kushi, ein führender Vertreter der internationalen makrobiotischen Gesundheitsbewegung, hat in seinem Buch mit dem Titel »Das Buch der Makrobiotik« Beobachtungen in bezug auf die Eßgewohnheiten niedergeschrieben, die meinen sehr ähnlich sind. Den folgenden Text habe ich aus dem genannten Buch entnommen:

»Die Eßgewohnheiten aller Menschen entsprechen einer der folgenden sieben Stufen, je nach Urteilskraft und Bewußtsein:

1. Stufe: Man ißt spontan und nach Appetit, ohne sich dessen bewußt zu sein. Auf dieser Stufe essen die Menschen alles, was sie kriegen können. Ihre Lebensweise bedeutet, daß sie gedankenlos auf jede äußere Anregung reagieren.

2. Stufe: Man ißt aus Sinneslust, nach Geschmack, Geruch, Farbe und Menge. Menschen auf dieser Stufe richten sich nach dem Durchschnittsgeschmack und wünschen sich besonders leckere Speisen. Sie suchen in jeder Lebenslage Befriedigung der Sinne.

3. Stufe: Man ißt zur Gemütsbefriedigung. Menschen dieser Art bevorzugen Atmosphäre und einen gedeckten Tisch, der bei ihnen angenehme Gefühle weckt. Oft verwenden sie aus ästhetischen Gründen Musik, Kerzen und besonderes Geschirr. Einige dieser Menschen befürworten den Vegetarismus, weil sie aus Gefühlsgründen keine Tiere töten möchten.

4. Stufe: Man ißt mit intellektueller Rechtfertigung. Diese Ernährungsweise beruht auf Lehren über Kalorien, Vitamine, Enzyme, Eiweiß, Kohlenhydrate, Fett, Mineralstoffe und viele andere Nahrungsbestandteile. Dies ist die theoretische Ernährungsweise der modernen Gesellschaft. Ihr Nachteil ist der fehlende Blick für die Ganzheit menschlichen Lebens in der Umwelt und das Fehlen eines kurzgefaßten Prinzips.

5. Stufe: Man ißt gemäß dem sozialen Bewußtsein. Die Ernährung beruht auf dem Gedanken der gerechten Verteilung, oft verbunden mit dem Prinzip der Gleichheit. Ethisches, moralisches und ökonomisches Bewußtsein bestimmen Nahrungswahl und Nahrungsmenge. Sozialistische Planung und Nahrungsproduktion und -verteilung entspricht diesem Prinzip. Auch nationale und internationale Wirtschaftsmächte planen oft Ernährungsprogramme auf dieser Stufe.

6. Stufe: Man ißt nach Glauben und Ideologie. Zu dieser Stufe gehören die überlieferten religiösen und spirituellen Ernährungslehren. Judentum, Hinduismus, Buddhismus, Taoismus, Shintoismus und viele andere traditionelle Lehren enthalten Speiseregeln. In der modernen Gesellschaft werden diese Speiseregeln entweder blind befolgt oder einfach ignoriert.

7. Stufe: Man ißt gemäß dem freien Bewußtsein. Dies bedeutet, mit klarem, intuitivem Urteil und ohne Zwang zu essen. Dieser intuitive Weg ist nicht gegen irgendein Nahrungsmittel, doch wählt man immer aus und bereitet die Nahrung im Sinne der besten Anpassung an die Natur zu. Wer so ißt, kann seine Träume verwirklichen.

Die unteren Stufen der Ernährung verstärken die Disharmonie zwischen Mensch und Natur und schädigen Körper, Seele und Geist. Die höheren Ernährungsstufen bewirken mehr Harmonie. Doch führen letztlich die ersten sechs Ernährungsstufen zu Schwierigkeiten. Nur die siebte Stufe gewährleistet Gesundheit und Glück für den einzelnen und die Gesellschaft. Dieser Ernährungsweg beginnt mit dem Verstehen der kosmischen Gesetze und mit der biologischen Klärung des vernebelten Bewußtseins durch eine bestimmte Zeit richtiger Ernährung.«

Wenn wir beim Essen negative, »giftige« Gefühle und Gedanken haben oder entsprechende Reden führen, dann verschließen wir uns der sonnigen Energie der Engel in unserer Nahrung und lassen nur die negativen Energien in uns ein, die sogar in den reinsten Lebensmitteln enthalten sind. Umgekehrt, sind wir liebevoll, auf Gott ausgerichtet, holen wir auch aus »unreinen«, giftigen Speisen den »sonnigen« Anteil, der auch in diesen, und sei es in kleinsten Mengen, vorhanden ist.

Unser Darm, dessen Innenraum noch zur Außenwelt gehört, hat eine Art Schranke, die nur jene Energien und Stoffe durchläßt, die unserem eigenen Energiepotential und den jeweiligen Schwingungen entsprechen. Das bedeutet, daß ein stets »saurer« und »giftiger« Mensch das Gift aus den Speisen braucht, um weiterhin »giften« zu können, und ein sonniger Mensch den sonnigen Anteil der Speisen, um weiterhin »strahlen« zu können.

Es gibt Menschen, die leben nur für ihre Gesundheit und achten ängstlich auf die höchste Reinheit ihrer Speisen, verurteilen alles »Unreine« und alle »Unreinen«.

Derartige Egozentriker nähren sich unbewußt vom unreinsten Anteil ihrer »reinen« Speisen.

Erweitert man die Perspektive, dann erkennt man, daß jedes Gefühl, jeder Gedanke, den wir ausstrahlen, und jedes Wort, das wir sprechen, aus »giftigen« oder »sonnigen« Energien besteht. Alle Kräfte wollen sich manifestieren, weshalb eine giftige Energie, die von uns ausgeht, auch irgendwo in der Schöpfung einen giftigen Stoff erzeugt, der irgendwann mal unter anderem in Form von Ernährung auf uns zurückkommt. Sind wir zur Zeit der Rücknahme negativ gestimmt, nährt das Gift unser

»giftiges« Verhalten, und der Teufelskreis geht weiter. Sind wir zur Zeit der Rücknahme auf Gott ausgerichtet, können wir das Gift aufnehmen, Gott erlöst, verwandelt es in uns – aus Haß wird Liebe.

Zu allen Zeiten hat es Menschen gegeben, die man nicht vergiften konnte, weil sie selbst kein Gift mehr enthalten. Solche Menschen entgiften die Welt, indem sie das Gift der anderen kritik- und urteilslos annehmen. So kann die Liebe Gottes durch uns Menschen Dämonen in Engel verwandeln. Aus dieser Sicht kann man auch zwei Empfehlungen Jesu verstehen:

»Es ist nicht so wichtig, was in euren Mund hineingeht, sondern was aus ihm herauskommt.«

»Wer sein Leben für sich allein erhalten will, wird es verlieren, wer es Gott hingibt, wird es erhalten.«

Als Abschluß für dieses Kapitel habe ich folgenden Text von Eberhard Kohler gewählt (dieser ist bisher nur als Einzelblatt gedruckt worden):

»Essen und Trinken

hält Leib und Seele zusammen, sagt der Volksmund. Und er hat Recht, es ist wirklich so. Ob das aber immer richtig und wünschenswert ist, wenn wir Leib und Seele so sehr zusammenhalten, das ist eine andere Frage. Zumindest eine Wirkung dieser Verfilzung von Leib und Seele wird uns gar nicht behagen: Sie verursacht in der Regel ein qualvolles Sterben und davor ein langes, schmerzliches Siechtum. Als müßte man einem Baum Würzelchen für Würzelchen aus seinem Boden herausziehen, so muß die Seele eines Feinschmeckers und kräftigen Essers, wenn sie ihrer zeitlosen Heimat zustrebt, vom Körper befreit werden. Und das macht viele Schmerzen. Aber es gibt noch eine Reihe anderer Gründe, derentwegen wir mit unserer Nahrung bewußter umgehen sollten. Ich möchte einige davon darstellen.

Zunächst aber sollten wir verstehen, warum wir überhaupt essen und trinken. Es gibt schließlich auch Menschen, die das nicht nötig haben oder hatten. Die Therese (Neumann) von Konnersreuth war ein solches Beispiel, und es gibt noch viele andere. Also: Warum denn überhaupt?

Ich muß ein wenig ausholen: Der gute »Kern«, der in jedem Menschen steckt, oder der göttliche Samen und Lebensfunke in ihm, er bedarf keiner Nahrung. Er ist wie Gott selbst unvergänglich, denn sein Wesen ist Liebe. Liebe ist das schöpferische Leben schlechthin und bedarf keiner belebenden Kräftezufuhr oder Anregung von außen. (Dieser geistige Wesenskern äußert sich in völlig klarem, allumfassendem Bewußtsein bei unbeugsamem Willen zu liebevollem, selbstlosem Tun.)

Die Seele des Menschen hungert und dürstet nach dem, was die Liebe äußert. Das ist »Gottes Wort«. Gott ist die Liebe. Sein Wort finden wir in der Bibel, aber auch in dem, was ein Liebender in der Kraft des Heiligen Geistes äußert.

Jeder Mensch trägt den Hunger nach Liebe und den Durst nach Wahrheit und Erkenntnis in sich, der eine klar bewußt, der andere verschleiert. Und er wird seinen inneren Frieden, die vollkommene Befriedigung erst finden, wenn die Seele mit dem »guten Kern«, dem Geist in ihm, völlig eins geworden ist. Dann sind alle ihre Bedürfnisse gestillt, und sie ist selig.

Für unseren Körper, der ja Bestandteil der materiellen Welt ist, gilt das Gesetz dieser Welt: fressen oder gefressen werden. Hier begegnet uns – verborgen und verkapselt in den äußeren, materiellen Lebensformen – jener Geist, der das Recht des Stärkeren für sich beansprucht und gierig alles in sich hineinzufressen versucht, um immer der Stärkere zu sein und niemals gefressen zu werden.

Nun hat wohl jeder von uns schon an sich beobachtet: Wenn man glücklich ist und ganz in einem sinnvollen, liebevollen Tun aufgehen kann, hat man kaum Hunger. Auch Gebete oder Meditation lassen uns dieses Bedürfnis vergessen. In Wahrheit ist es nicht überspielt, sondern erfüllt. Wenn man aber Mißerfolge, Kummer und Frustrationen – eben die Erfahrungen der inneren Hölle – erlebt, hört der Hunger kaum auf und wird zur Freßgier, auch wenn der Magen schon übervoll ist.

Wie kommt das?

Sehr einfach: Die Seele des Menschen kann sich ihrem inneren Leben zuwenden und Liebe üben. Dann erlebt sie das, was die Liebe äußert, und fühlt kein weiteres Bedürfnis. Sie ist gesättigt und von innen her belebt. Sie kann sich aber auch dem äußeren Leben zuwenden und alle ihre Kraft dafür einsetzen, im äußeren Leben immer der Stärkere zu sein. Sie fühlt dann das Bedürfnis der Materie: Gier nach Leben – und einen nicht zu stillenden Hunger. Denn nur für einen kurzen Augenblick kann man die innere Sehnsucht der Seele nach Liebe mit Hummer oder Gänseleberpastete stillen. Der Frust kehrt wieder und verlangt nach mehr.

Wer also an Freßsucht leidet, sollte wissen: Irgendwo verborgen in seinem Inneren steckt ein verdrängter Schmerz, die Folge einer früheren Lieblosigkeit, über die Gras wachsen sollte. Wenn diese Lieblosigkeit nicht bewußt wieder hervorgekramt und wiedergutgemacht wird, hört die Freßsucht nicht auf.

Und für Magersüchtige, bei denen sich ja auch alles ums Essen dreht, gilt: Ihnen ist die Liebe (eines anderen) einmal zuviel geworden. Sie haben sich an ihr verbrannt und so schmerzhafte Reinigungsprozesse erlebt, daß die Seele (das Unbewußte) alles aufbietet, um eine Wiederholung zu vermeiden. Sie brauchen behutsame Ermutigung zu kontinuierlichem Wachsen in der Liebe, keine Gewaltakte. Und ihr früherer, eigener Gewaltakt sollte ans Tagesbewußtsein hochgehoben werden. Weil Liebe die Nahrung der Seele ist, haben sie jetzt Ernährungsprobleme.

Und auch da zeigt sich, wie entscheidend die Liebe für alle unsere Lebensprozesse ist.

Wenn Liebe und Lieblosigkeit über unsere Nahrungsbedürfnisse entscheiden, dann liegt aber auch die Frage nahe, ob nicht umgekehrt unsere Ernährungsgewohnheiten wieder Einfluß auf die Liebesfähigkeit und das Leben der Seele haben. Alles ist ein Kreislauf. Irgendwie muß sich die Wirkungskette ja wieder zum Kreis schließen. Und in der Tat: Es gibt Aphrodisiaka und Anti-Aphrodisiaka, und Mose hat dem Volk Israel schon vor mehr als 3000 Jahren bestimmte Nahrung empfohlen, andere untersagt, um der seelischen Reifeentwicklung des Volkes Gottes unnötige Hindernisse aus dem Weg zu räumen. Wenn wir wissen, daß nicht die Materie unserer Nahrung wirklich genutzt wird (sie wird wieder ausgeschieden), sondern ihr Gehalt an nichtstofflichen, seelischen und geistigen Kräften, dann können wir uns natürlich fragen: Welche Art von Kräften steckt in welcher Nahrung – und was brauchen wir heute?

So wie zur Entfaltung und Verwirklichung von Aggressionen die Nahrung aus Fleisch und Gärungsprodukten benötigt wird und zur Beruhigung Wurzelgemüse, so wird zu der von Gott gewollten inneren Entwicklung und Belebung zum »Lieben üben« auch das von IHM gegebene, ursprüngliche und naturbelassene »Lebensmittel« benötigt. Was von Nutzen ist, das schenkt Gott, und zwar schon dem ersten Menschen. Er ist die Liebe, ist allmächtig und allwissend. Es wäre für mich einfach undenkbar, daß Er unsere Großeltern mit zweit- und drittbesten Dingen abgespeist hat.

Allerdings: Für den modernen, auf Gelderwerb optimierten landwirtschaftlichen Produktionsbetrieb und den auf Niedrigstpreise achtenden Konsumenten haben die ursprünglichen Gaben Gottes gewisse Nachteile: Sie sind nicht mehr für maschinelle Bearbeitungs- oder Erntemethoden geeignet, ihr Hektarertrag läßt sich nicht beliebig steigern, Ausfälle durch Schädlinge (die alles befallen und vernichten, was den Menschen in seiner inneren Entwicklung stören könnte) sind ertragsmindernd und verdienstschmälernd, und manches mehr. Wir können also die uns verliehenen schöpferischen Gaben einsetzen und neue Sorten züchten: Getreide mit extrem kurzem Halm, schädlingsresistentere Obst- und Gemüsesorten, erntekostensparende Tomaten und vieles mehr. Außerdem können wir auch im Winter gutgedeihende Sorten schaffen und damit die Bodenflächen besser nutzen (dem Boden die Erholungspausen und Vitalität nehmen) und ähnliches. Mit mehr Kunstdüngereinsatz läßt sich das im Hinblick auf den Ernteertrag noch ausgleichen. Die qualitativen Konsequenzen, inbesondere die feinstofflichen Essenzen und die vitalen inneren Kräfte, werden von den meisten Verbrauchern heute weniger beachtet als der Preis.

Wenn wir Nahrungsmittel verzehren, nehmen natürlich auch sie Einfluß auf unsere Psyche: Müdigkeit, Manipulierbarkeit, Depressionsneigung, Freudlosigkeit sind zu spüren – um nur ein paar wenige Symptome zu nennen. Ja, wer wollte denn das? Ich behaupte: Menschen, die ihrem Schöpfer den Rücken zukehren, Liebe mit Sex verwechseln und für wenig Geld viel Ware haben wollen, wissen wirklich nicht, was sie sich damit antun. Sie sind blind – innerlich blind.

O gewiß, Gott weiß auch zu ihrer Erlösung einen Weg, und seine Liebe hat keinen unter ihnen abgeschrieben oder vergessen. Auch ihr Tun und Lassen hat einen Sinn: Es wird ihnen den Hunger nach Liebe wecken, auf einem langen und leidvollen Weg. Aber welche Schmerzen haben sie alle vor sich, bis dieser Hunger endlich gestillt ist?

Ich glaube, die geistigen Kräfte, die wir in uns aufnehmen, indem wir dieses oder jenes Motiv akzeptieren und unsere Tätigkeit zugrunde legen, sie spiegeln sich allesamt wider in unserer Nahrung. Die Gegenpole, die einander gegenüberliegenden Extreme sind: Unmengen wertloser und nicht sättigender Materie – oder ein einziges Wort der Liebe, das beseligt; sonst nichts. Es genügt.

Irgendwo zwischen diesen Extremen suchen wir alle satt zu werden. Auf diesem Weg zum Kreuz Jesu Christi und seiner Liebe ist dieses Ziel bald erreicht. Über Wein, Weib und Gesang, Essen und Trinken, Geld und andere Bedürfnisse aber wird uns der Hunger noch sehr viele und sonderbare Plagen bereiten.

Nun, welchen Weg wollen wir gehen?«

Das Eßwerkzeug

Als der Mensch noch im Einklang mit der Natur lebte, führte er die Lebensmittel mit den Händen zum Mund.

Das erste angefertigte Eßwerkzeug dürfte wohl ein Holzlöffel gewesen sein, um damit Getreidebrei zu essen. Die feste Nahrung wurde weiterhin mit den Händen gegessen. Erst mit der Entfernung von der Natur entstand ein Stechinstrument zum Aufspießen zerkleinerter Nahrungsstückchen. Anfangs war dies ein Holzspieß, dann ein Metallspieß, aus dem erst ein Zweizinken, danach ein Dreizinken und später die heutige Vierzinkengabel entwickelt wurde. Das große Zerteilungsmesser wurde der kleinen Gabel angepaßt.

Da ich in Südamerika sehr naturverbunden aufgewachsen bin, esse ich auch heute noch am liebsten mit den Händen und einem Holzlöffel, möglichst aus einer Holzschale. In Indien lernte ich bei den Yogis, Maharadschas, aber auch bei einfachen, armen Bürgern ein vornehmes, rhythmisches und harmonisches Essen mit den Händen. Dabei wurde die Speise mit der linken Hand aus den Schüsseln auf den eigenen Teller gelegt und von da aus mit der rechten Hand zum Mund geführt. Hin und wieder, je nach Art der Speisen, lagen auch mal ein Löffel auf dem Boden oder dem niedrigen Tisch, vor dem man im Schneidersitz saß. Selbst dicke Mungo-Sojabohnen-Suppe wurde mit Chapatistücken (pfannkuchenähnliche Fladen) »gelöffelt«.

Nach meiner Rückkehr nach Deutschland wurde ich zu einem Bankett eingeladen. Schon die festlich gedeckte Tafel mit den vielen doppelt und dreifachen Eßwerkzeugen kam mir vor wie die Vorbereitung zu einer Schlacht. Als man die Bratenplatten hereinbrachte, wurde die Schlacht mit den großen Tranchiermessern und Servierspießen eingeleitet. Sobald das Stechen, Schneiden und Schaufeln mit den vornehmen, silbernen Werkzeugen auf jedem Teller in vollem Gange war, sehnte ich mich nach den harmonischen, vegetarischen Tafeln Indiens.

Die spitze Gabel meide ich, wo ich kann, und benutze meistens als einziges Eßinstrument den Löffel mit seiner, der hohlen Hand ähnlichen, abgerundeten Form. Ich esse möglichst viel mit den Händen, denn damit bin ich den Lebensmitteln viel näher.

Die meisten Kinder wollen mit den Händen essen und werden leider dazu gezwungen, Werkzeuge zu benutzen. Wie stolz sind viele Eltern, wenn die Kleinen diese schon beherrschen, anstatt ihnen zu zeigen, wie man, ohne alles zu verschmieren, harmonisch mit den Händen ißt. Später lernen sie von alleine, mit Messer und Gabel umzugehen.

Das Essen als Gemeinschaftserlebnis

Seit Urzeiten hat sich der Mensch zum Essen gerne mit anderen versammelt. Früher aßen dabei oft alle gemeinsam aus einer großen Schüssel bzw. Platte, wie man dies heute noch bei einigen Urvölkern erleben kann.

Bei allen Völkern dieser Erde gibt es das ganze Jahr über zahlreiche Anlässe zum gemeinsamen Essen: Hochzeit, Taufe, Geburtstag, Kommunion, Ostern, Begräbnis, Familientreffen, Klassentreffen und viele andere Treffen, Betriebsessen, Geschäftsessen, Diplomatenbankett und viele andere politische, soziale und religiöse Anlässe.

Ein gemeinsames Mahl scheint die Menschen mehr zu verbinden als das Gespräch allein, gemeinsames Essen und Trinken regt Körper und Seele an.

Das mystische Mahl

Eva reichte Adam den Apfel vom Baum der Erkenntnis. Sie aßen ihn und verloren dadurch ihr harmonisches Eins-Sein mit Gott und der Lichtwelt (Paradies), in der sie lebten. Sie sahen plötzlich, daß sie »nackt« waren, und erkannten sich als Mann und Frau. Sie verloren ihre bipolare Einheit und erlebten sich als getrennte Wesen. Die Begierde zueinander wurde geboren.

Durch dieses »Apfel-Mahl« haben sie sich von der göttlichen Harmonie abgesondert – sie verfielen der »Sonderung«, der »Sünde.« Dieses Mahl war gleichzeitig das Bündnis für einen gemeinsamen Leidensweges in der Gottesferne – aus der Lichtwelt (Paradies) in die Verdichtung (Stofflichkeit).

Nach einem bestimmten Evolutionszeitraum fand ein Mahl statt, das den Menschen wieder mit Gott verbindet: Das Abendmahl mit jenem Menschen, der von sich sagen konnte: »Ich bin der Weg, die Wahrheit und das Leben. Keiner kommt zum Vater denn durch mich «– mit Jesus Christus, dem Messias.

So erleben wir auch heute noch zwei verschiedene Mahle: das eine trennt uns von Gott – das andere verbindet uns mit Gott.

Gemahlin und Gemahl bilden die höchste und innigste menschliche Verbindung auf Erden. Gemeinsam gehen sie zum Mahl (ge-mahl und ge-mahlin) und werden vermählt. Fortan nehmen sie ihr Mahl gemeinsam ein.

Das Mahl verbindet uns Menschen untereinander in der Liebe Gottes. In diesem Sinne wurde und wird es zum Teil heute noch in allen Kulturen und Religionen dem Gast als Garant für Frieden, Schutz und Freundschaft dargeboten. Meistens wird dabei unter anderem auch der Brotlaib, in welcher Form auch immer, zerbrochen und geteilt.

Das Mahl hat auch mit »mahlen« zu tun. Wir werden zermahlen, alles wird gleich groß, gleich klein, gleich-gültig, gleich-wertig. Nach diesem Mahl erhebt sich keiner mehr selbst über einen anderen. Die Liebe – Gott – kennt kein Gut und Böse, er läßt die Sonne über allen gleichermaßen scheinen.

Wir müssen öfters zum Mahl gehen, das Mahl halten, um das Liebesbündnis mit unserem Gemahl bzw. unserer Gemahlin und mit Gott wieder zu erneuern. Am besten wäre es, täglich ein Mahl zu halten, das unsere Gottesverbindung aus dem Unbewußten ins Tagesbewußtsein erhebt.

Die unio mystica – die Vereinigung mit Gott durch das Mahl – ist das höchste Heil-Mittel. Es versetzt uns wieder in unsere Mitte (re-medium); dadurch erlangen wir unser Heil – unser ganzes Sein. Essen bedeutet auf hebräisch »erfüllen, vollenden«.

Was du verzehrst, sei Brot der Opferhandlung,
Voll Dank empfangen für das Werk der Wandlung –
Sei Frucht des Ackers, die kein Leiden kennt:
Du nimmst die Nahrung auf zu Gottes Ehre,
Dein Leib verwandelt ihre Erdenschwere,
Und jedes Essen wird zum Sakrament.

Doch nie darf Stoffes Macht dein Herz belasten!
Was dich hinabzieht, glühe aus im Fasten,
Voll Mut erübe die Enthaltsamkeit.
Verfein're dich, so wirst du höher steigen,
Und soll sich dir der Weg zur Heimat zeigen,
Erspür ihn dir in stiller Fastenzeit.

Aus dem Gedicht »Wegkunde«
von Dr. Herbert Fritsche

Brot und Wein

sind zwei klassische Lebensmittel, die miteinander höchster Harmonie Ausdruck verleihen. Zu einem Stück trockenem Brot paßt nichts besser als ein Schluck Wein. Den Geist eines guten Weines kann man nur mit einem trockenen Brot begleiten, jede andere Speise mindert dieses kostbare Erlebnis, das Brot jedoch steigert es. Mancher genießt ein gutes Stück Käse als »Dritten im Bunde«. Dies mag recht gut schmecken, aber es verhindert das Erwecken jener Kräfte, die allein durch den Geist von Brot und Wein lebendig werden.

Brot und Wein sind Ausdruck höchster Vollkommenheit. Schon Melchisedek, der höchste der Priester, reichte Brot und Wein zur himmlischen Verbindung. Die Erwachten aller Zeiten und Völker sahen und sehen in Brot und Wein höchste himmlische Gaben. Jesus Christus hat Bethlehem – das heißt »Haus des Brotes« – als Geburtsort gewählt.

Jesus bezeichnet sich selbst als Brot des Lebens und als Weinstock. Bei seinem letzten irdischen Mahl bricht er das Brot und reicht es seinen Jüngern mit dem Hinweis: »Dies ist mein Leib, der für euch zerbrochen wird.« Ebenso reicht er ihnen den Weinkelch und sagt: »Dies ist mein Blut, das für euch vergossen wird.«

Die gesamte Schöpfung ist nach meiner Erfahrung eine Offenbarung der unendlichen Vielfältigkeit Gottes. Im kleinsten Virus, Insekt, in der kleinsten Pflanze und dem kleinsten Mineral begegnet uns jeweils ein Ausdruck (Aspekt) Gottes. Nur im Menschen finden wir die Fähigkeit, das Ganze auszudrücken. In unserem geistigen Sein sind wir Menschen Ideen Gottes, die die Anlage der Vollkommenheit in sich tragen. Von unserer Anlage her sind wir Ebenbilder Gottes bis in unsere leiblich-irdische Gestalt hinein. Im Gegensatz zu den ordnungsgebundenen Gottesaspekten der Natur können wir Menschen frei entscheiden, inwieweit wir Gottes Vollkommenheit in uns zulassen.

Dem Menschen Jesus von Nazareth ist es gelungen, auf allen Seinsebenen alle Gegensätze in der Liebe zu vereinen. Somit wurde die absolute Liebe, die Uridee, der reine göttliche Geist Mensch auf dieser Erde. Der Leib, in dem dieser Prozeß stattfand, verwandelte sich – nach seinem Opfertod am Kreuz – in pures Licht. Verständlich ist das für jene, denen die Relativität der Materie bekannt ist und die wissen, daß diese im Grunde ein »stationärer Schwingungszustand« des Lichtes ist.

Im Leibe Jesu Christi offenbart sich die vollkommene Liebe, in seinem Blut die absolute Wahrheit. Nur er allein konnte von sich sagen: »Ich *bin* der Weg, die Wahrheit und das Leben, keiner kommt zum Vater denn durch mich« und »Wer mich sieht, sieht den Vater«. Mit seinem irdischen Abschiedsmahl prägte er das Brot, das er seinen Jüngern reichte, mit jenen geistigen Eigenschaften, die in seinem Leib lebendig waren, und den Wein mit dem Wesen der allumfassenden Wahrheit; daher stammt auch der berühmte Weinspruch: »In vino veritas« (Im Wein ist Wahrheit).

Warum wählte Jesus dazu Wein und Brot, wie schon Melchisedek, der höchste Priester, einige tausend Jahre vor ihm. Wahrscheinlich weil Brot und Wein durch den Gärungsprozeß geläutert und somit als Medium für höchste Energien geeignet sind. Dazu kommen noch ihre spezifischen Eigenschaften: Das Korn »stirbt« in der Erde (Opfer, Metamorphose), ein neues Leben entsteht. Dieser leichte Halm bringt ein Vielfaches seines Gewichtes an Frucht dar. Die rote Traube hat eine gewisse Ähnlichkeit mit dem menschlichen Blut, die ich im Moment jedoch nicht näher beschreiben kann. Man könnte auch sagen, Jesus Christus, der Gott-Mensch, bietet sich selbst als Nahrungs- und Lebensprinzip an für den aus seinem Geiste wiedergeborenen Menschen.

Wenn ein Mensch in der Vollmacht seines Glaubens über dem Brot die Christusworte ausspricht: »Dies ist mein Leib, der für euch zerbrochen und hingegeben wird...«, dann wird dieses Brot mit der kostbarsten Eigenschaft aufgeladen, die ein materielles Gebilde jemals besitzen kann: mit unendlicher Liebes- und Lebenskraft. Ähnlich verhält es sich mit dem Wein. Durch die Christusworte: »Dies ist mein Blut, das für euch vergossen wird...« wird der Wein erfüllt mit den Kräften, die in Jesu Blut lebendig waren – mit der allumfassenden Wahrheit und der grenzenlosen Erkenntnis.

Brot und Wein werden auf diese Weise zu den allerhöchsten Mitteln zum Leben. Dies kann jeder nach dem Maß seiner Glaubenskraft erleben, dadurch wird keiner überfordert. Ein Stückchen Brot und ein Schluck Wein können unser Leben verändern, beseligen und erneuern.

Zuerst werden wir in unseren vergänglichen, mit Karma (= das Ergebnis unserer Entfernung von Gott) belasteten Leib (den wir uns selbst schaffen) geboren. Durch das Mysterium des Blutes und des Leibes Jesu Christi können wir in Christo die Wiedergeburt im Geiste erfahren. Somit erleben wir – wie Jesus – nach unserem irdischen Tod die Verwandlung dieses »Stoffleibes« in einen Lichtleib.

Der theologische Streit, ob die so gesegneten Lebensmittel, Brot und Wein, nun wirklich Leib und Blut Jesu Christi seien oder nur symbolische Glaubenswerte darstellten, ist für jeden, der einmal auch nur ein Millionstel Bruchteil dieser mystischen

Verbindung durch Brot und Wein mit Jesus erlebt hat, völlig be-
deutungslos – Gott ist nur in der Praxis erfahrbar!

Laßt uns immer wieder aufs neue im Namen Jesu Christi ge-
meinsam das Brot brechen und den Kelch reichen, damit Er
Wohnung nehmen kann in uns, dann verstehen wir auch die
Worte Jesu in den folgenden Auszügen aus dem Johannes-
Evangelium:

Joh. 6

26. Wahrlich ich sage euch: »Ihr sucht nach mir nicht deswegen,
weil ihr Zeichen gesehen, sondern weil ihr von den Broten gegessen habt und satt geworden seid.

27. Mühet euch nicht um die vergängliche Speise, sondern um
die Speise, die bleibt für ewiges Leben, wie sie der Menschen-
sohn euch geben wird; denn ihn hat Gott der Vater besiegelt.«

32. Da sprach Jesus zu ihnen: »Wahrlich, wahrlich, ich sage
euch: Nicht Mose gab euch Brot vom Himmel, sondern mein
Vater gibt euch Brot vom Himmel, das wahre Brot.«

33. Denn das Brot Gottes ist Jesus, das vom Himmel herab-
kommt und der Welt Leben gibt.

34. Da sprachen sie zu ihm: »Herr, gib uns für immer dieses
Brot!«

35. Jesus erwiderte ihnen: »Ich bin das Brot des Lebens; wer zu
mir kommt, wird nicht mehr hungern, und wer an mich glaubt,
wird nimmermehr dürsten.«

56. Wer mein Fleisch ißt und mein Blut trinkt, bleibt in mir und
ich in ihm.

57. Wie mich gesandt hat der lebendige Vater und wie ich lebe
durch den Vater, wird auch der, der mich ißt, leben durch mich.

Joh. 8

51. Ich bin das lebendige Brot, das vom Himmel herabkam.
Wenn einer von diesem Brot ißt, wird er leben in Ewigkeit; das
Brot aber, das ich geben werde, ist mein Fleisch für das Leben
der Welt.

Das Brot ernährt uns nicht. Was uns im Brote speist, ist Gottes
ewiges Licht, ist Leben und ist Geist.   *Angelus Silesius*

Dieses Liebesmahl – diese Vermählung mit Jesus – wurde
von den Urchristen bei allen ihren Treffen feierlich begangen.

Es vereinte alle Gläubigen, ohne Unterschied des Standes, zu einem gemeinsamen Mahl von tiefster Bedeutung für ihre zwischenmenschliche Beziehung und ihre Verbindung zu Gott in Jesus Christus.

Das Mahl war unter dem griechischen Namen Agape (brüderliche/schwesterliche Liebe) bekannt. Leider wurde es von der katholischen Kirche im 7. Jahrhundert abgeschafft. Von da an hatten nur noch die Berufspriester der katholischen Kirche das Recht, dieses Mahl mit der Gemeinde zu begehen; für »Laien« wurde es verboten.

»Der Mensch lebt nicht vom Brot allein,

sondern von allem, was aus dem Munde Gottes kommt.«

So steht es geschrieben im fünften Buch Mose. Das Volk Israel erlebte die Allmacht Gottes 40 Jahre lang durch die Manna- oder Odspeisung in der Wüste, d.h. es hatte keinerlei feste Nahrung.

Dies zu glauben fällt den meisten Menschen schwer. Aber Menschen, die ohne feste Nahrung leben, gab es zu allen Zeiten und gibt es auch heute noch. Allein in Bayern gibt es 56 dokumentierte Fälle, die Wassertrinkerin von Frasdorf und die Therese von Konnersreuth sind die bekanntesten.

Sie lebten anscheinend nur von Wasser, Luft und Sonnenlicht, wie viele Pflanzen, und hatten doch genügend Lebens- und Arbeitskraft. Vielleicht fand bei ihnen eine Art Photosynthese wie bei den Pflanzen statt.

Ich versuche, eine Manna-, Prana- oder Odspeisung aus meiner Sicht zu erklären: Der Mensch ist primär ein Geist-Seelen-Wesen, also ein Energiewesen. Unser irdisches Stoffkleid, der Leib, ist vergänglich und nur für eine sehr kurze Zeit brauchbar, gemessen an der Ewigkeit unseres Seins. Geist und Seele leben von Anbeginn aus der Kraft und dem Geist Gottes – immateriell, unsichtbar für unsere irdischen Augen.

Unser Stoffleib braucht feste Nahrung, braucht seinesgleichen, Materie braucht Materie, so glauben wir. Ist das wirklich so?

Das Wesen der Materie

Um diese Frage zu beantworten, sollten wir uns erst einmal fragen, was Materie eigentlich ist. Die meisten Menschen erleben die Materie als ein festes Gefüge mit unterschiedlichen Stoffstrukturen. Die Physiker sagen, daß man bei den kleinsten Bausteinen der Materie, den sogenannten Elementarteilchen, nicht mehr von einem festen Gebilde mit definierbarer Gestalt sprechen kann, sondern eher von einer »Wolke, einer Feldverteilung«.

Je tiefer ich mit meinem Bewußtsein in meinen »stofflichen« Körper eindringe, desto mehr verliert die Materie an Dichte.

Die Räume werden immer weiter, bis ich durch ein scheinbar endloses inneres Universum fliege. Die weit auseinanderliegenden, leuchtenden »Sonnen« und »Planeten« bestehen nicht aus festen Stoffen. Es sind vielmehr hochfrequente Energiefelder, die sich zu ihrem Zentrum hin verdichten, daher im Kern die größte Leuchtkraft und Energieladung haben.

Jede dieser golden leuchtenden »Energiekugeln« ist äußerst lebendig: Sie schwingen, drehen sich um die eigene Achse und haben noch eine bestimmte Bahn, auf der sie kreisen wie die Sonnen und Planeten des »äußeren« Universums. Der weite, anscheinend leere Raum zwischen den Energiezentren vibriert voller Energiefelder, die sich treffen. Die »Leuchtkugeln« sind auch sichtbar untereinander mit feinen Lichtstrahlen verbunden, wie ein riesiges Netzwerk. Dieses Lichtgebilde ist meine Seele.

So aus der Tiefe betrachtet, ist der Mensch wirklich ein Mikrokosmos im Makrokosmos. In dieser Dimension finde ich auch keinerlei Materie mehr in mir, sondern nur noch Energie. Daher kann ich aus eigener Erfahrung sagen, daß es Materie als festes Gefüge, wie sich das der Mensch im allgemeinen vorstellt, nicht gibt. Man könnte sagen, Materie ist träge gewordene Energie bzw. eine Art statische Energie.

Somit unterscheidet sich zum Beispiel die Welt der Seelen von unserer materiellen Körperwelt dadurch, daß die »Schwingungen« der »feinstofflichen« Seelenwelt viel energiereicher und hochfrequenter sind als die Schwingungen der Welt, die uns als materiell erscheint. Die Welt des Geistes besteht aus noch höheren Schwingungen. Auf diese Weise durchdringen sich verschiedene Daseinsformen oder Welten, ohne einander zu stören; so wie Radiowellen verschiedener Sender friedlich nebeneinander und ineinander existieren. Sie erfüllen alle denselben Raum und durchdringen vielerlei Stoffe, ohne diese zu verdrängen.

So durchdringen Geist und Seele den Körper. Die Seele erfüllt im wesentlichen den Raum, den auch der Körper einnimmt, ihre Ausstrahlung wird seit Jahrtausenden als »Aura«, »Od« oder »Heiligenschein« bezeichnet und ist heute mittels der Kirlian-Methode teilweise fotografierbar und diagnostisch verwertbar. Der Geist als Urheber des Lebens durchdringt die Seele nur soweit, als diese es zuläßt.

Die drei Aggregatzustände der Materie (fest, flüssig, gasförmig) können uns zur Veranschaulichung des Verhältnisses von Geist, Seele und Materie helfen. Am Beispiel des Wassers kann man dies am eindrucksvollsten erleben: Entziehen wir dem Wasser Energie, indem wir es abkühlen, so verlieren die Wassermoleküle (die kleinsten Wasserteilchen) an Bewegungsenergie bzw. »Freiheit«. Schließlich bilden sie das Kristallnetz, das wir »Eis« nennen. Führen wir dem Eis wieder Energie (Wärme) zu, so nimmt die Bewegung der Moleküle ständig zu, bis aus dem festen Gefüge wieder Wasser wird. Führen wir dem Wasser weiterhin Energie zu, so wird die »Bewegungsfreiheit« der Wassermoleküle ständig gesteigert, bis sie schließlich den Oberflächenbereich verlassen und den gasförmigen Wasserdampf bilden.

An diesem Beispiel können wir uns die drei Existenzebenen des Menschen veranschaulichen: Am Dampf die Ebene des Geistes, am Wasser die der Seele und am Eis die Ebene des Körpers. Bei allen drei Aggregatzuständen handelt es sich um dieselben Moleküle; der Unterschied liegt in ihrem Bewegungszustand, in ihrer Energie. Wir können sagen: Wasser ist verdichteter, energieärmerer Dampf, Eis ist energieärmeres, verhärtetes Wasser. – Ganz entsprechend können wir uns Materie, insbesondere unseren Körper als »verdichtete Geistsubstanz« vorstellen.

Wir wollen dieses Bild noch etwas erweitern. Wir finden die drei Aggregatzustände bei allen materiellen Stoffen, auch die härtesten Stoffe wie Diamant und Metalle werden durch entsprechend hohe Energiezufuhr erst flüssig, dann gasförmig und schließlich strahlendes Licht. Licht kann man als einen vierten Aggregatzustand bezeichnen; die Physiker nennen ihn Plasmazustand. Das Licht bei einer Atombombenexplosion ist im Grunde genommen das Zerstrahlen eines Steines.

Es ist die gewaltsame Rückführung der Materie in ihren Urzustand, in Licht. So sind auch wir einst alle aus dem Licht – Liebe – Urzentrum gekommen, bis hinein in die härteste Verdichtung – in die Gottesferne.

Nachdem wir hier einige Eigenschaften der Materie in groben Zügen betrachtet haben, können wir vielleicht auch Max Planck besser verstehen, wenn er sagt: »Der Urgrund aller Materie ist Geist.«

Der Mensch lebt von Energie

Wenn also das Wesen von Leib und fester Nahrung Geist ist, was ernährt uns dann eigentlich? Leben wir vom Stoff, den wir zu uns nehmen, oder von der Energie, die ihm innewohnt?

Wenn wir unsere Verdauung betrachten, so erleben wir, wie nach der mechanischen Zerkleinerung unsere Enzyme Zellen aufschließen und aufbrechen, um die darin eingeschlossenen, winzigen, für das Auge schon unsichtbaren Substanzen wie Eiweißbausteine, Spurenelemente, Mineralien, Vitamine, Fettsäuren, Kohlenhydrate usw. über Blut und Lymphbahnen in das Körperinnere zu transportieren. Die grobe Materie, von der die meisten noch glauben zu leben, gelangt überhaupt nicht in das Innere des Organismus. (Der Darm gehört ja, streng gesehen, zur Außenwelt.) Verfolgen wir nun diese schon meist für das Auge unsichtbaren Teilchen weiter auf ihrem Verarbeitungsweg im Organismus, so erleben wir, daß wir letztlich von der diesen Kleinteilchen innewohnenden Energie leben, die durch den Verbrennungsprozeß freigesetzt wird.

Der Mensch lebt also von Energie. Nach meiner Überzeugung ist jede Energie eine Manifestation Gottes, also lebt der Mensch aus der Kraft Gottes.

Nun bleibt nur noch die Frage offen: »Wie erlangen wir die Lebensenergie ohne den stofflichen Ballast?«

Wenn wir Wasser aus einem bestimmten Brunnen trinken wollen, müssen wir eben zu diesem Brunnen gehen.

Wenn wir aus der reinen Energiequelle Gottes leben wollen, müssen wir eben zu Gott gehen.

Vom Brunnen können wir uns das Wasser durch einen anderen bringen lassen, aber zur göttlichen Quelle müssen wir selbst gehen.

Wenn wir auf einen Berg wollen, müssen wir das Tal hinter uns lassen.

Wenn wir zu Gott wollen, müssen wir die Welt hinter uns lassen. Wenn wir nach Amerika wollen, müssen wir Europa verlassen – loslassen.

Wenn wir in die Welt des Geistes wollen, müssen wir die Welt der Materie verlassen – loslassen.

Damit meine ich nicht, daß wir, um dies zu erreichen, leiblich sterben müssen; nein, ganz im Gegenteil. Wir sollten während unseres irdischen Daseins die Welt überwinden und ganz zu Gott finden. Dafür, nur dafür, sind wir in diese Welt der Materie, in diese Welt der Erscheinungen, in diese Welt der Illusionen gekommen. Das ist meine Überzeugung und Erfahrung. Die Weltüberwindung ist ein innerer Prozeß des Loslassens und der Befreiung von allen Fesseln und Zwängen.

Solange wir glauben, ohne Essen, ohne diesen Menschen, ohne Strom, ohne Wohnung, ohne dieses Gefühl, ohne jene Musik, ohne diesen oder jenen Genuß, ohne Sexualität usw. nicht leben zu können, sind wir nicht frei, sondern Sklaven unserer Vorstellungen.

Wir brauchen das Essen nur solange, wie wir denken, daß wir es brauchen.

Hast Du nicht schon einmal eine Situation erlebt, in der Du so erfüllt warst, daß Du nicht an Essen dachtest und somit auch keinerlei Hunger hattest. Dies erlebe ich öfters. Besonders Künstler erleben dies in erfüllten und harmonischen Schaffensphasen. Die wirklich von Gott inspirierten Komponisten wurden während den Inspirationsphasen vom göttlichen Klangstrom ernährt.

»Ich habe die Welt überwunden«, sagt Jesus in der Bibel. Hillarie hat als erster den Mount Everest bestiegen und damit allen Nachfolgenden die Möglichkeit geschaffen, das gleiche zu tun. Auch wir können durch die Kraft Jesu die Welt in uns überwinden. Erst dann können wir alles aus der Freiheit heraus tun, auch essen. Auch Jesus hat gegessen, obwohl er während den drei Jahren, in denen er mit dem Vater eins aus der Fülle seiner Gottheit lehrte, auch ohne Essen hätte leben können.

Mit diesen Betrachtungen möchte ich keineswegs ein Leben ohne feste Nahrung als wichtig oder besonders erstrebenswert darstellen. Im Gegenteil, ich erlebe auch die Ernährung als einen Erlösungsprozeß aller in die Verdichtung geratenen Lebensäußerungen.

Diese Betrachtungen sollen einen tieferen Einblick in das Wesen des Fastens und der Ernährung aus meiner Sicht ermöglichen und die Befreiung von allen Zwängen, auch von dem Zwang des Essens, als wichtiges Lebensziel vor Augen führen.

Jene Menschen, die einen Teil ihres irdischen Daseins ohne feste Nahrung gelebt haben und auch heute noch leben, hatten und haben nicht das Nichtessen zum Ziel, sondern Gott. Da es in dieser Welt der Erscheinungen für alles Geistige ein Gleichnis, ein Beispiel gibt, so waren und sind diese Menschen eben ein Beispiel dafür, daß der Mensch wirklich nicht vom Brot allein lebt.

Ernährung durch die Sinnesorgane

Klangnahrung

Letztendlich ist alles Schwingung, selbst die gröbste Materie, bis hin zum härtesten Stahl und Diamanten. Infolgedessen sind Schwingungen, Licht- und Klangwellen höchste Mittel zum Leben. Selbst wer nur über die Ohren zu hören vermag, kann durch ein harmonisches Konzert erfüllt, gesättigt und zufrieden werden. Wer in seinem Bewußtsein als Seelenwesen harmonische Musik erlebt, der »trinkt« sie mit jeder Zelle seines Stoffleibes. Bei ihm wird die gesamte Körperoberfläche zu einem großen Ohr. Nach einem »Musik-Bad«, in dem Körper und Seele mit Musik durchdrungen worden sind, fühle ich mich besonders wohl, gesättigt und zufrieden. Disharmonische, aggressive und destruktive Musik und Klänge »verzehren« Energie, machen hungrig und erzeugen Frust, Aggressionen und oft auch Depressionen. Ein liebevolles, aufbauendes und tröstendes Wort, eine entsprechende Rede oder ein Gespräch wirken stärkend, löschen den Durst und stillen den Hunger. Kritik, Schimpfen und Brüllen wirken entkräftigend, machen hungrig, mißgelaunt und unglücklich. Nicht nur Klänge, auch die Stille wirkt aufbauend. Besonders wenn alle Gedanken ruhen und wir in uns versunken die Offenbarung der Stille erleben.

Alles in dieser Schöpfung hat einen spezifischen Klang, vom kleinsten Teilchen bis zu den größten Planeten und Sonnen. Alles Leben auf Erden wird täglich besonders durch die Klänge, durch die Musik unserer Sonne erfrischt und belebt. Wir leben in einem Meer von Wärme, Licht, Klang und Energie. Auch alle Stoffe sind in feinster Verdünnung in unserer Umwelt enthalten.

Ernährung über die Haut

Die Haut ist unser größtes Körperorgan. Sie hat Millionen Poren, die sowohl der Ausscheidung als auch der Ernährung dienen. Man kann sagen, die Haut hat Millionen Ernährungspforten. Zu gut 80 Prozent besteht diese Ernährung über die Haut aus Licht und Luft und Klangwellen, zu ca. 15 Prozent aus Wasser (Feuchtigkeit) und ca. 5 Prozent sind »feste Stoffe« (wir können fast alle Spurenelemente bis hin zum Gold über die Haut aufnehmen). Daher ist es sehr wichtig, daß wir viel frische Luft und Sonnenlicht direkt auf unsere Haut lassen. Möglichst einmal am Tag nackt Luft und Sonne genießen; auch mitten im tiefsten Winter ist das tägliche Luft- und Lichtbad wichtig, dazu eine Schneeabreibung, noch besser ein Schneebad. Pfarrer Kneipp empfahl seinen Patienten: »Macht eure Körperhaut zur Gesichtshaut.« Das bedeutet nicht, daß wir immer und überall nackt herumlaufen sollen, aber so oft wie möglich.

Die Ernährung und die Ausdünstung unserer Haut darf durch die Kleidung nicht allzusehr behindert werden. Wir müssen lernen, die Kleidung als zweite Haut zu betrachten und sie in erster Linie unter diesem Gesichtspunkt wählen – also nur licht- und luftdurchlässige Naturstoffe.

Auf keinen Fall sollten wir uns mit Kunstfaserkleidung von unserer irdischen und kosmischen Umwelt isolieren.

Ab und zu ein Kräuter-, Lehm-, Schlamm- oder Moorbad dient ebenso der Ernährung und schafft Wohlempfinden über die Haut.

Einer meiner Yogalehrer ernährte sich überwiegend von Prana, der göttlichen Energie in der Atemluft, und von Musik. Daher ist sein Name Swami Pranavananda Saraswati. Saraswati ist der Name der Musikgöttin der Hindus. Er sah mit 60 Jahren noch aus wie ein Dreißigjähriger.

Ernährung über die Augen

»Wär' nicht das Auge sonnenhaft, die Sonne könnt' es nie erblicken.« (Goethe)

Über die Augen ernähren wir uns besonders mit Licht und Farbe. Wenn mein Blick liebevoll auf wohlzubereiteten Speisen ruht, regt sich zwar der Appetit danach, aber ich bin schon mit wenig satt, da ich das Ganze schon mit den Augen »gegessen« habe.

Satt werde ich auch bei liebevoller Betrachtung einer Landschaft, besonders der des Gebirges. Da brauche ich selbst bei großer Anstrengung wenig essen. Kritische, verurteilende Blicke erzeugen negative Energien und machen hungrig.

Ernährung durch die Nase

Gäste werden erwartet. Die Hausfrau steht stundenlang in der Küche und bereitet ein lukullisches Mahl. Endlich ist es soweit. Gäste und Hausleute laben sich am köstlichen Mahl. Aber die Köchin hat keinen Hunger mehr. Viele Frauen kennen dieses Phänomen und wundern sich, wie dies möglich ist, denn als sie anfingen zu kochen, hatten sie Hunger, und am Ende waren sie satt, obwohl sie nichts gegessen hatten. Sie haben zwar keine festen Stoffe gegessen, aber mit den Augen und insbesondere mit der Nase haben sie das Beste »gegessen«, die entweichenden Kräfte bei der Zerkleinerung und die flüchtigen Seelenpotentiale beim Kochen. Wer kennt nicht die kräftigende Wirkung einer würzigen Luft im Wald, im Gebirge, am Meer, in der Steppe oder Heide, den Geruch jeder Landschaft nach dem Regen. Die Seelen aller Wesen und Dinge verbreiten ihren spezifischen Duft, und atmen wir diesen ein, nehmen wir deren Seelenkräfte in uns auf.

Ernährung über die Chakras

Wir haben sieben Energiezentren im Körper, die überwiegend als Chakras bekannt sind. Durch diese sieben »kosmischen Münder« werden wir aus den Energiereichen der sieben Erzengel ernährt.

In dem Maße, wie ein Mensch in seinem Denken, Fühlen, Sprechen und Handeln auf irdisch-materielle Ziele ausgerichtet ist, braucht er grobstoffliche Nahrung, Schwere, Dichte, um fester auf der Erde zu stehen, »auf dem Boden der Tatsachen«. Ein Mensch, der Sehnsucht nach Gott hat und sein Leben auf Gott ausrichtet, will in erster Linie sein göttliches und nicht sein irdisches Ebenbild verwirklichen. Dieser Mensch wird sich bewußt oder unbewußt mehr aus der feinstofflichen Welt ernähren. Das höchste und kräftigste Lebens- und Heilmittel ist die Liebe – Gott *ist* die allumfassende Liebe.

»Der Mensch ist nicht geboren, um zu essen,
noch sollte er leben, um zu essen.« Mahatma Gandhi

Warum essen wir?

Wir essen im Grunde genommen nur, weil wir glauben, daß
wir feste Nahrung brauchen.

Diese Behauptung klingt sicherlich für die meisten sehr pro-
vokativ, bedenke aber bitte, daß sie auch nur einer der vielen
Aspekte der Ernährungswahrheit ist. Diesen Aspekt möchte ich
hier näher ausführen: Unsere sogenannten Verdauungsorgane
haben ursprünglich andere Aufgaben gehabt als die Zerkleinerung und die Verdauung grober Stoffgebilde.

Diese Fähigkeiten waren nur für Notzeiten konzipiert.

Damit wir dies nicht vergessen, hat es zu allen Zeiten Menschen gegeben (und es gibt sie heute noch), die nur mit Wasser
lebten, sogar einige wenige, die auch ohne Wassertrinken lebten.

Einige von ihnen hatten regelmäßig Stuhlgang (manche alle
7, andere alle 14 oder 28 Tage), obwohl sie jahrelang keinerlei
feste Stoffe zu sich genommen hatten.

Ich habe Menschen erlebt, die während einer reinen Wasser-
Fasten-Kur an Körpergewicht und Umfang zunahmen.

Zwei weitere verschiedene Typen aus meiner Erfahrung: Der
eine lebte mit der »Euro-Norm«-denaturierten Kost, der andere
mit einer vitalen Vollwertkost, mit überwiegendem Rohkostanteil.

Beide kamen mit ähnlichen Beschwerden: seit zwei, drei Jahren wurden sie immer schwächer und dünner, obwohl sie keinerlei stressige Tätigkeiten hatten, keine seelischen Probleme,
aber kräftig aßen.

Beiden empfahl ich Saft-Fasten. Der »Euro-Norm-Köstler«
durchlitt eine schwere Fastenkrise, danach ging es ihm einigermaßen gut. Der »Vital-Köstler« hatte keine Fastenschwierigkei-
ten. Beide fühlten sich etwas frischer und kräftiger. Die große
Wende kam aber erst, als sie, einer inneren Eingebung folgend,

110

zum reinem Wasserfasten übergingen (ich empfahl ihnen ge-
sonntes Wasser). Beide wurden jeden Tag frischer und kräftiger
und nahmen ständig an Körpergewicht zu, bis sie, noch
während der Fastenkur, ihr normales Gewicht wiedererlangten.
Beide kannten sich nicht, waren auch zu unterschiedlichen Zeiten bei mir, fasteten aber unabhängig voneinander 7 Tage mit
Säften und 40 Tage lang mit reinem Wasser, ohne daß ich eine
bestimmte Tageszahl empfohlen hatte. Beide habe ich seitdem
nie mehr gesehen. Der Versuch, diese Erfahrung bei anderen
Menschen mit ähnlichen Beschwerden nachzuvollziehen, schei-
terte. Dies zeigt mir immer wieder, daß wir es nicht einfach
»machen« können.

Ich möchte und kann damit nichts beweisen, sondern will
nur zum Nachdenken, besser noch zum Darüber-Meditieren
anregen: Wir essen nur, weil wir denken, wir müßten essen. Ich
höre das Argument: Millionen Hungertote beweisen das Gegenteil. Meine Antwort: Hungern ist kein freiwilliger Verzicht
auf das Essen.

Hunger

Wissen wir wohlgenährten Industrienationen-Bürger überhaupt, was Hunger ist? Wer hat schon wirklich Hunger, wenn
er sich vor seinen überfüllten Tisch setzt? Man spricht auch
kaum mehr von Hunger, sondern vielmehr von Appetit und
Appetitlosigkeit.

Das Gefühl der Leere im Magen, mag er auch knurren und
nagen, ist nur das Verlangen nach der gewohnten Nahrung,
aber keineswegs Hunger.

Die meisten essen aus Gewohnheit und Lust am Essen, nicht
weil sie wirklich hungrig sind. Sobald der Magen leer ist,
kommt bei den meisten erneut das Verlangen nach Essen, und
sie nennen dieses Gefühl des leeren Magens Hunger.

An dieses Gefühl sollten sich die Menschen wieder gewöhnen und es nicht als ein Hungerzeichen auslegen. Unser Magen
sollte sich zwischen den Mahlzeiten völlig entleeren, reinigen
und zusammenziehen können.

Allzuoft essen wir einfach viel zuviel, besonders bei einem
Festessen. Am besten ist es, danach nichts zu essen, bis sich
wirklich wieder ein richtiges Hungergefühl einstellt, und wenn
es einige Tage dauert.

Lerne den wahren Hunger der Zellen aller Muskeln und Organe kennen. Das ist ein anderes Gefühl als das süchtige, gewohnheitsmäßige Verlangen eines leeren Magens nach Füllstoffen.

Halten wir es mit dem Essen wie mit der Musik. Nach einem großen Crescendo kommt auch eine große Pause. Also nach einem Festessen das Fasten.

Ißt man danach mit wirklichem »Zell-Hunger«, wird das einfachste Mahl zu einem großen Genußerlebnis, an das man sich noch lange erinnert.

Ein großer Teil der Erdbevölkerung leidet Not, leidet an Unterernährung und Hunger. Andere, besonders in den Industrienationen, leiden an Überreizung, Übersättigung und Überernährung.

Versuche einmal zirka 4 Wochen lang nie bis zur Sättigung zu essen, also immer noch etwas »Hunger« übrig lassen, damit die Seele nicht durch die tägliche Sättigung des Leibes abstumpft. Richte Deinen Hunger stets auf Gott aus: Herr, mich hungert und dürstet nach Dir!

Der wahre Hunger ist der Hunger, die Sehnsucht nach Zuwendung, verstanden und angenommen zu werden, nach Frieden und Zufriedenheit, Liebe, Harmonie. Die Seele hungert nach dem Geist – nach Gott.

Jesus sprach zu ihnen:

»Ich bin das Brot des Lebens. Wer zu mir kommt, den wird nicht mehr hungern; und wer an mich glaubt, den wird nimmermehr dürsten.«

(Johannes 6.35)

Durst und Hunger sind erst wirklich gestillt, wenn wir in Gott eingegangen sind.

»Sie werden weder hungern noch dürsten,
sie wird keine Hitze noch Sonne stechen.«

Jesaja 4.9,10 und Offenbarung 7.16

Die unsichtbaren Mitesser

»O Herr, zu Dir wenden wir uns,
von Dir empfangen wir diese Gaben,
alles, was wir brauchen, hast Du da hineingelegt.
Gib uns die Kraft, das Licht und die Liebe, sie zu verwandeln
und als geistige Speisen all jenen zu reichen, die ihrer
bedürfen.«

Dieses Tischgebet spricht einen Bereich an, der für die meisten unwahrscheinlich klingt – da sitze ich an meinem reich gedeckten Tisch und genieße meine Speisen, deren freigesetzte Energien ich Hungernden in einem fernen Land oder Kontinent, z.B. Afrika, schicken kann. Das ist möglich, ich erlebe es oft. Ich erlebe auch oft Patienten, besonders Frauen, die ständig Hunger haben, weil sie Wesen aus der jenseitigen Welt (Astralwelt) miternähren. Oft sagt man auch: »Die hat Freßgeister um sich.« Das stimmt wortwörtlich, wie die meisten Volkssprüche, die aus der Intuition kommen.

Wenn der Schmetterling seinen Larvenkerker verläßt, schwingt er sich befreit und leicht empor. Wenn wir in der Todesstunde unsere irdische Hülle verlassen, ist es leider für die meisten keine Befreiung. Wer sich während seines irdischen Daseins nicht auf Gott oder wenigstens auf die Weiten des Kosmos ausgerichtet hat, der bleibt auch noch nach dem Tod an die Erde und an all seine gewohnten Bedürfnisse gebunden. Das Verlangen nach Speisen hat er weiterhin, und so versucht er, *mit* den noch auf Erden sichtbar Lebenden (Umsessenheit) oder *durch* sie (Besesssenheit) zu esssen. Seiner grobstofflichen Hülle beraubt, bedarf er nun eines Verdauungsapparates, der ihm die nötigen Energien aus den Speisen freisetzt. Wir können diese armen Seelen bewußt an unserem Mahl teilnehmen lassen und sie dabei über ihren unglücklichen Zustand aufklären, damit sie sich langsam von allem Irdischen lösen. Die Hinführung zu Jesus Christus, dem Erlöser, ist für sie die beste Hilfe. Ob wir wollen oder nicht, wir haben meistens unsichtbare Mitesser.

In der gleichen Weise können wir diese Nahrungsenergien diesseitig Hungernden zukommen lassen, wie uns das Gebet zeigt. Um dies zu verwirklichen, richten wir unsere Gedanken und besonders unser Herz einerseits ganz auf Gott oder Jesus Christus aus und andererseits auf die Hungernden, denen wir die Gaben Gottes weiterreichen wollen, und geben ihnen diese ganz bewußt. Noch besser ist es, wenn wir Engel darum bitten, diese zu überbringen. Die Engel tun dies ohnehin, aber sie freuen sich um so mehr, wenn wir sie direkt ansprechen und ihre Dienste bewußt in Anspruch nehmen. Außerdem wächst dadurch unsere Verbindung zu ihnen, den unentbehrlichen, unsichtbaren Helfern und Gottesboten. Bei jeder neuen Erfahrung darf man staunend die Wunder Gottes erleben und erfahren, daß bei Ihm *nichts* unmöglich ist. So wird der Mensch Schritt für Schritt vom Kerker seiner Vor-stellungen befreit, bis er keinerlei Vorstellungen mehr hat, das heißt nichts mehr *vor* Gott stellt. Dann erleben wir die geistige Speisung, indem wir nur noch aus SEINER »Küche« leben.

„Ich starb als Stein und sproßt als Pflanze auf,

Ich starb als Pflanze und ward Tier darauf,

Ich starb als Tier und ward als Mensch geboren,

Was grauet mir? Hab durch den Tod ich je verloren?

Als Mensch rafft es mich von dieser Erde,

Daß ich des Engels Fittich tragen werde.

Als Engel noch ist meines Bleibens nicht,

Denn ewig bleibt nur Gottes Angesicht.

So trägt noch über Engelwelt mich fort

Mein Flug zu unerdenklich hohem Ort:

Dann ruf zu nichts mich!

Denn wie Harfenlieder

Klingt's in mir, daß zu Ihm wir kehren wieder."

Dschelâl ed Din Rumi
Persischer Mystiker
1207–1273

Lebens- und Nahrungsmittel als Ergänzungsmittel

Die Paradoxie, nicht die Logik ist der Weisheit letzter Schluß, und die Behauptungen, der »isolierte« Zucker oder irgendein anderer isolierter Stoff oder dieses oder jenes Lebens- bzw. Nahrungsmittel würden den Menschen krank machen, sind die Ergebnisse von Teilbetrachtungen und -forschungen, also von isolierendem Denken. Der Süchtige, wonach auch immer, ist schon lange krank, bevor er süchtig wird. Nur wegen der Gleichgewichtsstörung seiner Geist-Seele-Körper-Einheit sucht der Mensch nach Ersatzmitteln, die ihm vorübergehend ein Gefühl der Befriedigung, der Sättigung und des Gleichgewichts vermitteln. Sobald die Wirkung vorbei ist, tritt das Verlangen erneut auf. Somit wird der Mensch abhängig – süchtig, gefangen von billigen Illusionen. Ein weiterer Aspekt bzw. eine Ursache des Verlangens nach bestimmten Stoffen, seien es Nahrungs- oder Suchtmittel, wobei letztere auch immer relativ zu sehen sind, ist die Tatsache, daß alle Stoffe Träger von bestimmten Energien sind. Auf unserem irdischen Erfahrungsweg benötigen wir ganz individuell eine große Vielfalt verschiedener Energiearten und -qualitäten, die zum Teil an Stoffe gebunden sind, die wir als Lebens-, Nahrungs-, Genuß- oder Suchtmittel aufnehmen. So zeigt uns jede neue Perspektive, daß die Wirkung der Substanzen in uns Menschen vielerlei Aspekte hat und mit einer *nur* chemischen oder physiologischen Betrachtungsweise niemals beurteilt werden kann.

Der Mensch ist ein vielschichtiges, individualistisches, vielseitiges und sich ständig veränderndes Wesen. Infolgedessen kann es für die derzeit ca. sechs Milliarden Menschen dieses kleinen Planeten keine Ernährungsform geben, die für alle gleichermaßen richtig ist. Um die Vielzahl der menschlichen Bedürfnisse nach den verschiedenen Substanzen bzw. Lebens-, Nahrungs-, Genuß- und Suchtmitteln einigermaßen zu verstehen, ist es ratsam, sich und seine Mitmenschen so tief wie nur möglich zu erforschen und/oder so oft wie nur möglich die Verbindung zu Gott zu suchen; nur bei Ihm finden wir Antwort auf *alle* Fragen. Ich frage mein Leben lang schon nach dem Wesen des Menschen, seiner Herkunft und dem Sinn seines irdischen Daseins. Die Antworten entsprechen jeweils meiner Aufnahme- und Erlebnisfähigkeit, die sich ständig verändert. Meine derzeitige Sicht in bezug auf Ernährung sieht in sehr groben Zügen folgendermaßen aus:

Einst haben wir uns als rein geistige Wesen aus dem Urzentrum allen Seins – aus der Dimension *absoluter* Harmonie und Liebe –, aus Gott entfernt. Je mehr wir uns von dieser höchsten Energiequelle entfernten, um so energieärmer und damit dichter wurden wir, bis hin zur scheinbaren Unbeweglichkeit und Härte des Gesteins. Da aber keine verdichtete Form ewig besteht, sondern *alles* in einer ständigen Metamorphose der Vollkommenheit zustrebt, so wird auch der Geist wieder, nach seinem Lernprozeß in dieser Form, aus ihr befreit. Aus Stein wird Humus, aus Humus Pflanze, aus Pflanze Fleisch – tierische und menschliche Erfahrungshüllen des Geistes. Die Seele als Bindeglied zwischen Geist und Stoff ist der eigentliche energetische Erfahrungsleib.

Im Grunde genommen schildert es die Bibel nicht anders: Gott schafft den Erdenmann, auf hebräisch Adam, aus den Elementen dieser Erde und haucht ihm Seinen Geist ein. Auch Darwin beschreibt das so, nur aus einer anderen Sicht, und selbst die Urknall-Theorie läßt sich hier einordnen. Der Adam – also der Mensch dieser Erde – vereint alle Elemente derselben *in* sich: Luft – Wasser – Erde – Feuer, Mineral – Vegetal – Animal (Erde – Pflanze – Tier), aber keineswegs in vollkommener Harmonie.

Im Verlauf seiner Weiterentwicklung braucht er vermehrt Energien, mal aus dem einen, mal aus dem anderen Naturreich oder aus allen dreien gleichzeitig. Die holt er sich in der Form seiner täglichen Nahrung. Meist unbewußt gleicht der Erdenmensch somit Mangelzustände aus, oder er unterstützt gerade mit bestimmten Substanzen eine bestimmte Entwicklungs- bzw. Erfahrungsphase, oder er nährt damit Launen, Liebe, Haß, Leidenschaft, Begierde, Eifersucht, Habgier, Aggressionen, Schärfung des Intellekts oder sonstige menschliche Eigenschaften. All diese Eigenschaften sowie alle Entwicklungsphasen erfordern jeweils andere Energien, andere Substanzen. Soweit zur Entwicklung auf dieser Erde.

Nach meiner Erkenntnis sind Planeten, Sonnen und Monde bzw. Satelliten des Universums von Menschen-Wesen bewohnt.

Allerdings in ganz verschiedenen Dimensionen, deshalb sind die meisten für die Augen unseres Erdenleibes nicht wahrnehmbar, auch nicht für die bisher auf dieser Erde gebauten Kameras, mit Ausnahme der Kirliantechnik. Die meisten unserer Sternenbrüder haben ein wenig andere Entwicklungen durchgemacht als die Erdenmenschen. Vielen fehlt das animalische, das tierische Element.

Schon immer haben Sternenbrüder auf ihren Reisen auch die Erde besucht, aber seit die absolute Harmonie und Liebe auf dem Boden dieser kleinen Erde sich in einer menschlichen Gestalt manifestiert hat – Gott in dem Menschen Jesus von Nazareth –, seit jener Zeit inkarnieren immer mehr Sternbrüder auf dieser Erde. Im allgemeinen haben sie Verlangen nach reinen, frischen lakto-vegetarischen Lebensmitteln. Sie lieben die gute, feine Küche, sind aber nicht unbedingt Rohköstler. Einigen genügen die tierischen Elemente in den Milchprodukten. Andere brauchen jedoch viel Fleisch, um das Leben auf der Erde ertragen zu können. Andere wiederum brauchen das Fleisch der Tiere während bestimmter Lebens- bzw. Erfahrungsphasen oder nur gelegentlich.

Ein bekannter Mann (auch eine Sternenseele) aß von Anfang seines Erdenlebens an nie Fleisch, hatte auch keinerlei Verlangen danach. Erst als er mit ca. 60 Jahren wegen seiner Arbeiten von anderen Wissenschaftlern in Fernsehdebatten heftig angegriffen wurde, mußte er jedesmal etwas Fleisch essen, um ihre Aggressionen ertragen zu können. In diesem Falle erfüllte ein bis zum Eintreten des bestimmten Falles nie gegessenes Nahrungsmittel eine ganz spezifisch-energetische Schutzfunktion und wurde somit zum Arzneimittel.

Der berühmte griechische Arzt Hippokrates lehrte, daß unsere Lebensmittel auch Heilmittel seien. Da das Heil immer ein *Ganzes* ist, treten Störungen auf, sobald auch nur ein Teil fehlt. Man könnte also die Lebensmittel auch als Ergänzungsstoffe betrachten. Aus dieser Sicht erlebe ich es täglich in meiner Praxis. Was den einen krank macht, kann den anderen gesund machen. Sehr deutlich habe ich dies bei meinem Bruder erlebt. Nach einer großen Erschöpfung durch extreme Überanstrengung mit Unterkühlung im winterlichen Hochgebirge wurde er sehr krank. Gute Ärzte und Heilpraktiker bemühten sich um ihn, jedoch ohne Erfolg. Auch die Einweisung in ein Kranken-

118

haus brachte keine Besserung. Jeder Tag hatte den Anschein, als wäre er sein letzter. Seit Wochen erbrach er jede Speise. Kein Mittel half, auch keines der Homöopathie. Eines Tages hatte er plötzlich Verlangen nach einem Steak. Wir waren alle sehr verwundert, da sich mein Bruder damals schon ca. 12 Jahre lang rein lakto-vegetarisch ernährte und nie Verlangen nach Fleisch hatte. Er war sich aber so sicher, daß ihm ein Stück Rindfleisch helfen würde, daß er es dann auch aß. Es war tatsächlich die Medizin, die er gebraucht hatte. Von diesem Tag an genaß er sehr rasch, hatte dann aber kein Verlangen mehr nach Fleisch.

Mit 18 Jahren hörte ich von einem Tag auf den anderen auf, Fleisch zu essen, was mir trotz dem vorhergehenden starken Fleischkonsum keine Mühe machte. Diese Phase war einfach vorbei. Danach lebte ich 21 Jahre lang mit lakto-vegetarischer Vollwertkost. Über viele Jahre hinweg mit der Überzeugung, wie die meisten vegetarisch Lebenden, daß Tiere zu töten ein grausames Morden sei. Als ich aber meine ersten Erlebnisse mit dem Bewußtsein, dem Fühlen und dem Leiden der Pflanzen hatte, sah die Welt wieder anders aus.

Wesentlich ist nicht, *was* wir tun, sondern *wie* wir es tun. Lieblose, grausame Massentiermast mit denaturiertem Futter sowie die kaltblütige Massenschlachtung hat sehr weitreichende destruktive Folgen für die Natur und den Menschen. Aus dieser Erkenntnis entstand auch die Aussage Leo Tolstois: »Solange es Schlachthäuser gibt, wird es Schlachtfelder geben.« Die Katze treibt mit der Maus auch ein – in unseren Augen – grausames Todesspiel, bevor sie diese frißt. Katze und Maus bilden eine Einheit, zu der auch dieses Spiel gehört. Genau betrachtet ist es eine Art »Liebesspiel«. Wir sagen doch auch manchmal: »Ich könnte dich aus Liebe fressen.«

Bevor die Indianer oder andere Naturmenschen auf die Jagd gehen, nehmen sie in einem Ritual Verbindung auf mit den übergeordneten Geistern/Engeln der Tiere, die sie erlegen wollen. Oft bekommen sie auch genau die Anzahl genannt, die sie bei dieser Jagd aus einer bestimmten Tierfamilie entnehmen dürfen. Die opferbereiten Tiere laufen ihnen dann auf der Jagd förmlich zu. Der echte Naturmensch dankt dem Tier für sein Opfer und schickt ihm mit dem Todespfeil ein Gebet.

Auch das Pflanzenreich sollten wir bitten, bevor wir ihm etwas entnehmen – mit den Pflanzen sprechen und ihnen danken, wenn wir sie ernten.

Es gibt unzählige Berichte über Tiere, die sich auch ohne bewußte Verbindung Menschen in Not freiwillig opferten. Nur drei Beispiele:

In einer Festung hatte man einen Gefangenen 12 Jahre lang vergessen. Er überlebte, weil jede Woche zwei bis drei Tauben durch die Luftscharte in seinen Kerker flogen, die er roh verspeiste und deren Blut er trank.

Hungrige Schiffbrüchige berichteten, daß ihnen jeden Tag einige Fische auf ihr Floß sprangen, die sie roh verzehrten.

Auch in England gibt es einen Bericht über eine Katze, die einem ebenfalls vergessenen Gefangenen im Londoner Tower 14 Jahre lang jeden Tag eine Taube brachte. Als er freigelassen wurde, starb die Katze noch am selben Tag. Der Liebesdienst hielt sie am Leben.

Zum besseren Verständnis versuche ich, Dir eine kurze Darstellung der Natur zu geben, wie ich sie derzeit erlebe.

»Gott ruht im Stein,
schläft in der Pflanze,
träumt im Tier
und erwacht im Menschen.«

Tagore

Die Naturreiche und ihre Wesen

Alles ist belebt, hat Empfindung und Bewußtsein. Ja alles, selbst der scheinbar so harte und leblose Stein. Auch in ihm wie in allen sogenannten anorganischen, leblosen Stoffen pulsiert der Kreislauf des Lebens – sie sind von Seele und Geist durchdrungen. Wer einmal, und sei es nur durchs Mikroskop, in diesen Mikrokosmos der angeblich leblosen Stoffe eintaucht, wird die Schönheit, die Vielfalt und die Farbenpracht der Strukturen nie vergessen. Sie alle sind Teilmanifestationen bewußter geistiger Wesen, die im Zuge eines langen Evolutionsablaufes und Metamorphosen-Prozesses sich zur scheinbaren Bewegungs- und Leblosigkeit verdichtet haben.

In den Pflanzen manifestiert sich das Leben schon sichtbar. In den Tieren erleben wir die höchste Lebensäußerung der sechs Naturreiche: Luft, Feuer, Wasser, Erde, Pflanzen und Tiere. Die Tiere sind uns Menschen am ähnlichsten, die meisten Menschen sprechen auch mit den Tieren, und sei es nur mit den eigenen Haustieren. Sie sind überzeugt, daß ihre Tiere sie verstehen und dies durch Gesten, Laute und Gefühle zum Ausdruck bringen.

Ausgerechnet christliche Institutionen, besonders die katholische und die evangelische Kirche, haben der gesamten Tierwelt die Seele abgesprochen. Diese Institutionen leugnen die Existenz von Seele und Geist in *allen* Lebensformen der Schöpfung, außer im Menschen. Selbst dem Indianer wurde noch im 17. Jahrhundert offiziell seine menschliche Seele und sein Geist abgesprochen. Er wurde als menschenähnliches, hochentwickeltes Tierwesen bezeichnet. Somit erhielt die gesamte sogenannte christliche Kultur von ihrem höchsten geistlichen Rat und ihren Institutionen den Freibrief, sich die gesamte Natur untertan zu machen.

Sie zogen aus ohne Adel – Entschuldigung, ohne Tadel, voller Adel. Das Kreuz machten sie zum Schwert. Es ist nur die Frage, an welchem Ende man es ergreift. So plünderten und plündern sie bis heute die Natur, Mutter Erde. Auch die anderen haben es schon längst von den tüchtigen Schein-Christen gelernt.

Vielleicht gehörst Du zu den Lesern, die sich fragen: »Was hat denn das noch mit einem Ernährungsbuch zu tun?« Sehr viel sogar, denn die Natur, die wir zum Leben brauchen, braucht uns Menschen, um selbst leben zu können. Wir bilden *zusammen* eine Lebensgemeinschaft. Die meisten meinen, die Natur könnte ohne den Menschen existieren und hätte schon Jahrmillionen ohne ihn existiert. Ich habe da andere Erfahrungen, die ich in einem in Spanisch geschriebenen Buch dargelegt habe und irgendwann auch auf deutsch schreiben werde. Einen kurzen Überblick über die menschliche Entwicklung aus meiner Sicht habe ich ja schon im vorherigen Kapitel gegeben.

Der einzelne Stein, die einzelne Pflanze, das einzelne Tier haben kein Individualbewußtsein wie der Mensch. Sie alle aber sind Teile verschieden individuell bewußter, geistiger Wesen, deren größte Sehnsucht die Menschwerdung ist. Dieses ersehnte Ziel erreichen sie u. a. am schnellsten durch die volle Hingabe an den Menschen, bis hin zur Verspeisung bzw. Einverleibung ihrer stofflichen Erscheinungsform durch den Menschen. Unser menschlicher Verdauungs- und Verbrennungsprozeß zerstört ihre bisherigen irdischen Manifestationsformen, seien sie mineralisch, pflanzlich oder tierisch.

Dieser Prozeß ist für *alle* drei Wesensarten mehr oder weniger schmerzhaft, aber er ist ein Erlösungsakt, eine Befreiung. Der Schmerz und das Leid sind kurz, die Freude danach groß. Die Spirale des Lebens dreht sich weiter durch das anscheinend grausame »Stirb und Werde« empor zu immer höherem Bewußtsein und zur Vollkommenheit. Für Mineral, Pflanze oder Tier ist es die Geburt in eine neue Dimension. Jeder Geburtsakt ist ein »Wegsterben« von der vorhergehenden Welt oder Daseinsform. Je mehr wir an unserem vorübergehenden Dasein und unserem vergänglichen grobstofflichen Leib hängen, um so schmerzhafter verlassen wir den Leib und seine ihn umgebende Erfahrungsebene. So geht es jeder Kreatur. Der Weise läßt *alles* los.

Die ganze Schöpfung ist nach einer genauen Gesetzmäßigkeit hierarchisch geordnet. Der Mensch ist *allen* Wesen auf dieser Erde übergeordnet. Alle Naturwesen und ihre irdischen Manifestationen leben von der Energie der Menschen. Natürlich kommt alle Energie von Gott, aber nach der hierarchischen Reifeordnung empfängt sie immer der nächste. Wir empfangen unsere Energie von den sieben Erzengeln und ihren unzähligen Engelscharen.

Wie gelangt unsere Energie zu den Naturwesen?

Ganz einfach – wie bei einer menschlichen Beziehung, wenn wir einen Menschen, mit dem wir täglich zusammenleben, achten und lieben, wird er sich wohl fühlen und aufblühen. Nutzen wir ihn nur zu unseren egoistischen Zwecken aus und/oder mißhandeln ihn sogar, wird er unglücklich, leiden, krank und am Ende gar sterben. Wir haben ihm seine Energie geraubt, um unseren egoistischen Zielen näher zu kommen. Genauso ist es in unserer Beziehung zur Natur. Hier prüfe sich täglich jeder selbst, ob er von der Natur nur nimmt:

Erholung, Nahrung, Rohstoffe – rein am Profit orientierte Forst-, Land- und Viehwirtschaft – Tierversuche – Verwendung von Tieren als Spielzeug, als Prestigeobjekt – Vergewaltigung durch Gentechnologie, naturwidrige Züchtungen von Pflanzen und Tieren – Zerstörung durch allerlei menschliche Produkte, unnötige Baumaßnahmen –

oder ob er der Natur mit selbstloser Liebe in Gedanken, Worten und Taten begegnet.

Die größte Hilfe erhält die Natur von den kleinen Resten der Naturvölker, die sich bewußt als Teil der Natur erleben, daher auch die Nöte der Natur kennen und ihr auch die meiste Energie zukommen lassen. Ganz besonders durch spezielle Rituale, bei denen häufig auch Tiere geopfert werden. Bedauerlicherweise werden diese Naturrituale, die nichts mit schwarzen Messen wie z. B. Woodoo zu tun haben, von den Missionaren noch heute als Teufelswerk bezeichnet und mit allen Mitteln bekämpft.

Leider erkennen nur wenige Christen die tiefe Bedeutung des großen Blutopfers des Menschen Jesus von Nazareth und seiner erlösenden Wirkung auf die *gesamte* Schöpfung. Das Energiepotential, das durch diese größte aller Taten freigesetzt worden ist,

ist unbeschreiblich, unfaßbar. Schon in den Prophezeiungen des Alten Testaments ist Jesus mit einem Opferlamm verglichen worden, das geschlachtet wird.

Auch die Opfertiere bei den *wirklichen* Naturritualen werden von den Naturgeistern *freiwillig* dahingegeben, zur Erhöhung des Energiepotentials der gesamten Erdennatur. Die wenigen Indianer und Aborigines, die diesen großen Opferdienst noch bewußt vollziehen, warnen schon lange: »Unser Ende ist euer Untergang.«

Der größte Teil der Menschheit hat sich leider schon sehr weit von der Natur entfernt.

Man kann die Natur in ihrer Vielschichtigkeit und in der Komplexität ihrer Zusammenhänge nicht mit dem Verstand erfassen.

Nur durch die Erlebnis- bzw. Wahrnehmungsfähigkeit auf allen drei Seinsebenen – Körper, Seele, Geist – finden wir Zugang zu allen Wesen. Es ist ein wichtiges Gebot unserer Zeit, wieder eine tiefere Verbindung zur Natur zu finden.

Wir sollten mehr Achtung gewinnen vor ihr und allen großen und kleinen Geistwesen, die diesen Naturreichen angehören und uns Menschen im Grunde genommen dienen wollen. Wir aber machen es diesen Elementargeistern schwer mit unserer egoistischen, materialistischen Haltung und Handlungsweise. Wenn wir ihr Reich überall zerstören, ist das für sie ebenso leidvoll wie die völlige Ignorierung ihrer Existenz.

Stelle Dir einmal vor, Du würdest für einen bestimmten Personenkreis Dein ganzes Leben lang arbeiten und dienen. Diese Personen genießen Deine Werke, ja sie betrachten es als selbstverständlich, die Früchte Deiner Mühe für sich in Anspruch zu nehmen, sie nach eigenem Gutdünken zu verändern und auch zu zerstören. Niemals wirst Du gefragt, ob man Deine Werke derart verändern darf. Niemals hörst Du den leisesten Dank für Deine Mühe. Du wirst obendrein ständig gestört und behindert bei Deiner Arbeit. Diese Personen sehen Dich nicht, Du existierst für sie überhaupt nicht, Du bist *nichts*.

»Die Geisterwelt ist offen ... Eure Herzen sind zu.« (Goethe)

Nun, in einer ähnlichen Lage befinden sich die Elementarwesen oder Naturgeister *aller* Naturreiche.

Mancher Leser wird sich an dieser Stelle vielleicht wieder fragen:»Ist dies nun ein Buch über Naturgeister? Was hat das alles mit unserer Ernährung zu tun?« Sehr viel – zur Grundlage einer gesunden Ernährung gehören auch die Erkenntnis ihres Ursprungs und das Wissen um die Bedürfnisse und Nöte ihrer Erzeuger.

Schon eine Ahnung dieser Zusammenhänge zeigt uns die Ursachen für die fortschreitende Denaturierung unserer Lebensmittel. Alles, was von uns ausgeht, kehrt zu uns zurück.

Was tragen wir Menschen zum Wachstum einer gelben Rübe bei? Wir säen sie und ernten sie. Aber was geschieht in der Zwischenzeit? Wir jäten das Kraut, das außer ihr noch wachsen will, und nennen es Unkraut. Wir geben ihr vielleicht auch etwas Düngemittel und gießen sie. Wer aber besorgt das Wachstum? Das geschehe von selbst, meinen die meisten.

Einige gehen weiter und sagen:»Der liebe Gott läßt es wachsen.« Macht der liebe Gott alles alleine? Einige wenige erleben: Der liebe Gott hat für alles seine Helfer. Sie begegnen uns in der Märchenwelt (Geisterwelt): Feen, Elfen, Pan, Zwerge, Kobolde und viele andere Wesen. Sprechende Tiere, Pflanzen und Steine. Alles ist belebt, so sehen wir es als Kinder mit den Augen des Herzens.

Durch die einseitige intellektuelle Ausrichtung von Gesellschaft und Schule verkümmern die Augen des Herzens, und der Mensch kann nur noch mit den Sinnen seines berechnenden und in der Logik gefangenen Intellektes die grobstoffliche Materie wahrnehmen. So sind die Märchen für die meisten Erwachsenen zum Synonym der Unwahrheit geworden. Es ist schon lange zum allgemeinen Sprachgebrauch geworden, zu sagen:»Komm, erzähl mir keine Märchen«, anstatt zu sagen: »Übertreibe nicht, erzähle mir keine Unwahrheiten.«

An dieser Stelle gebrauche ich nochmals die Worte Goethes: »Die Geisterwelt ist offen, Euere Herzen sind zu.«

Der selbstverstümmelte (atrophierte) Homo technokraticus schafft sich allerdings jeden Tag neue, kompliziertere und sensiblere Geräte und Maschinen als Ersatz für seine verkümmerte Wahrnehmungsfähigkeit.

Auch dies ist ein Weg, der zur Wahrnehmungs- und Bewußtseinserweiterung führt.

Vom Essen und Trinken

Dann sagte ein alter Mann, ein Gastwirt:
Sprich uns vom Essen und Trinken.

Und er sagte:
Könntet ihr leben vom Duft der Erde und wie eine Luftpflanze
vom Licht erhalten werden!

Aber da ihr töten müßt, um zu essen, und dem Neugeborenen
die Muttermilch rauben müßt, um euren Durst zu stillen, laßt
es eine andächtige Handlung sein.

Und euren Tisch laßt einen Altar sein, auf dem das Reine und
Unschuldige des Waldes und des Feldes geopfert wird für das,
was im Menschen noch reiner und unschuldiger ist.

Wenn ihr ein Tier tötet, sagt in eurem Herzen zu ihm:
»Durch die gleiche Macht, die dich tötet, werde auch ich
getötet, und auch ich werde verzehrt werden.«

Denn das Gesetz, das dich meiner Hand auslieferte, wird mich
einer mächtigeren Hand ausliefern.

Dein Blut und mein Blut ist nichts als der Saft, der den Baum
des Himmels nährt.

Und wenn ihr mit den Zähnen einen Apfel zermalmt, sagt in
eurem Herzen zu ihm:
»Deine Samen werden in meinem Körper leben,
Und die Knospen deines Morgens werden in meinem Herzen
blühen,
Und dein Duft wird mein Atem sein,
Und zusammen werden wir uns aller Jahreszeiten erfreuen.«

Und im Herbst, wenn ihr die Trauben eurer Weinberge für die
Kelter lest, sagt in eurem Herzen:
»Auch ich bin ein Weinberg, und meine Frucht wird für die
Kelter gelesen werden,
Und wie neuer Wein werde ich in ewigen Gefäßen bewahrt
werden.«

Und im Winter, wenn ihr den Wein anzapft, laßt für jeden
Becher ein Lied in eurem Herzen sein;
Und in dem Lied laßt eine Erinnerung an die Herbsttage und
den Weinberg und die Kelter sein.

Khalil Gibran
(aus dem Buch »Der Prophet«, Walter Verlag, Olten und Freiburg)

Diese Erde ist uns heilig

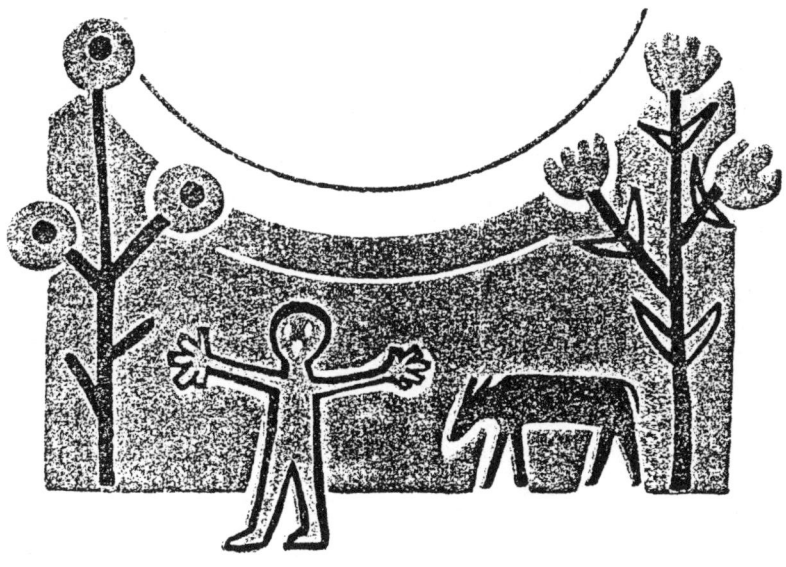

Wie kann man den Himmel kaufen
oder verkaufen?
Wie die Wärme des Landes?
Wir können uns das nicht vorstellen.

Wir besitzen ja nicht die frische Luft
und das Glänzen des Wassers,
wie könnt ihr es dann kaufen?
Jeder Teil dieser Erde
ist meinem Volke heilig.
Jede glänzende Tannennnadel,
jeder sandige Küstenstreifen,
jeder Nebel in den dunklen Wäldern,
jedes summende Insekt ist heilig
in der Erinnerung
und der Erfahrung meines Volkes.
Der Saft, der in den Bäumen hochsteigt,
trägt die Erinnerungen meines Roten Volkes.

Das Murmeln des Wassers
ist die Stimme des Vaters meines Vaters.

Die Flüsse sind unsere Brüder,
sie stillen unseren Durst.
die Flüsse tragen unsere Kanus
und sie ernähren unsere Kinder.

Wenn wir euch unser Land verkaufen,
müßt ihr euch erinnern
und ihr müßt es eure Kinder lehren,
daß die Flüsse unsere Brüder sind
und eure.
Und von da an müßt ihr den Flüssen
die Freundlichkeit zukommen lassen,
die ihr jedem Bruder gewährt.

Der Rote Mann
hat sich immer zurückgezogen
vor dem vorstrebenden Weißen Mann
so wie der Nebel der Berge
vor der Morgensonne.
Die Asche unserer Väter ist geweiht.
Ihre Gräber sind heilige Erde
und so sind es diese Hügel,
diese Berge;
dieser Teil der Erde ist uns geweiht.

Wir wissen, daß der Weiße Mann
unsere Art nicht versteht.
Ein Teil des Landes gilt ihm
dasselbe wie der nächste,
denn er ist ein Fremder,
der in der Nacht kommt
und von dem Land nimmt,
was er braucht.
Die Erde ist nicht sein Bruder,
sondern sein Feind,
und wenn er sie erobert hat,
geht er weiter.

Er behandelt seine Mutter,
die Erde,
und seinen Bruder,
den Himmel,
wie Dinge, die man kaufen kann,
plündern kann,
verkaufen kann,
wie Schafe und glänzende Perlen.

Sein Hunger wird die Erde verzehren
und er wird nur eine Wüste
hinter sich zurücklassen.

Ich weiß es nicht.
Unsere Art ist verschieden von eurer Art.
Der Anblick eurer Städte
tut den Augen des Roten Mannes weh.
Aber vielleicht ist das so,
weil der Rote Mann ein Wilder ist
und es nicht versteht.

Es gibt keinen ruhigen Platz
in den Städten des Weißen Mannes.
Keinen Platz, um zu hören,
wie sich Blätter im Frühling entfalten
oder das Rauschen
der Flügel der Insekten zu belauschen.

Aber vielleicht ist das so,
weil ich ein Wilder bin
und es nicht verstehe.
Das Geplapper
scheint nur die Ohren zu beleidigen.
Aber was ist das für ein Erleben,
wenn ein Mensch
nicht den einsamen Schrei
des Whippoorwill-Vogels hören kann
oder die Argumente der Frösche
um einen Teich in der Nacht?

Ich bin ein Roter Mann
und verstehe dies nicht.

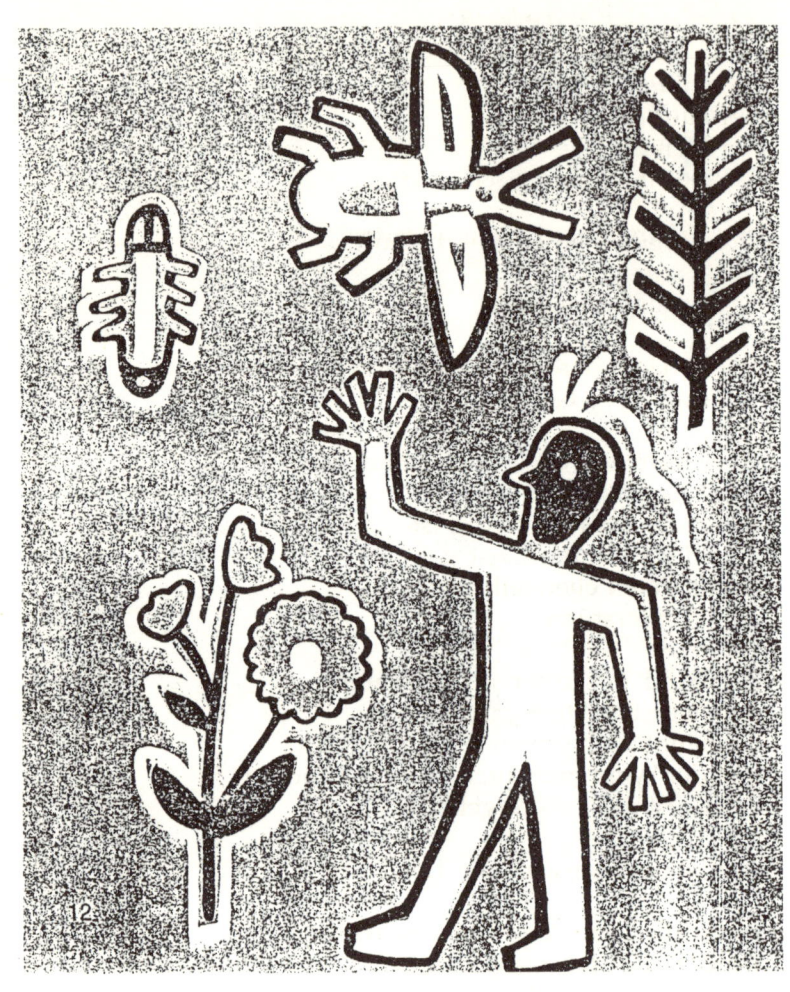

Der Indianer
zieht den sanften Klang des Windes vor,
wie er
über das Gesicht eines Teiches streicht
und den Geruch dieses Windes,
gereinigt von einem Regen
oder voll mit dem Duft der Fichten.

Die Luft ist dem Roten Mann wertvoll,
denn alle Dinge teilen denselben Atem –
die wilden Tiere,
der Baum,
der Mensch,
sie alle atmen die gleiche Luft.

Der weiße Mann scheint die Luft,
die er atmet,
nicht wahrzunehmen.

Wie jemand, der lange Tage stirbt,
ist er starr von Gestank.

Aber wenn wir euch unser Land verkaufen,
müßt ihr daran denken,
daß die Luft uns wertvoll ist,
daß die Luft ihren Geist
mit all dem Leben teilt,
das es unterstützt.

Der Wind, der unserem Großvater
seinen ersten Atem gab,
empfängt auch seinen letzten Seufzer,
und der Wind muß auch unseren Kindern
den Geist des Lebens geben.

Was ist der Mensch ohne Tiere?

Wenn alle Tiere verschwinden würden,
würden die Menschen sterben
vor großer Einsamkeit.

Denn was immer den Tieren geschieht,
bald wird es auch dem Menschen geschehen.

Alle Dinge sind miteinander verknüpft.

Ich bin ein Wilder,
und ich kenne es nicht anders.

Ich habe tausend Büffel
in der Prärie verrotten gesehen,
zurückgelassen von dem Weißen Mann,
der sie von einem vorbeifahrenden Zug aus geschossen hat.

Ich bin ein Wilder,
und ich verstehe nicht,
wie das rauchende eiserne Pferd
wichtiger sein kann als der Büffel,
den wir nur töten, um am Leben zu bleiben

Lehrt eure Kinder,
was wir unsere Kinder gelehrt haben,
daß die Erde unsere Mutter ist.

Was immer der Erde widerfährt,
widerfährt den Söhnen der Erde.
Wenn Menschen auf den Boden spucken,
spucken sie auf sich selbst.

Denn wir lieben diese Erde
wie das Neugeborene
den Herzschlag seiner Mutter liebt.

Eines wissen wir.
Die Erde gehört nicht dem Menschen;
der Mensch gehört zu der Erde.
Eines wissen wir.
Alle Dinge sind miteinander verknüpft,
wie das Blut, das eine Familie eint.
Alle Dinge sind miteinander verknüpft.

Was immer der Erde widerfährt,
widerfährt den Söhnen der Erde.
Der Mensch
hat das Netz des Lebens nicht geknüpft,
er ist kaum ein Faden darin.
Was immer er dem Netz antut,
er tut es sich selbst an.

Auch die Weißen werden untergehen;
vielleicht schneller
als alle anderen Stämme.
Fahrt fort, euer Bett zu vergiften
und eines Nachts
werdet ihr in eurem eigenen Abfall ersticken.

Auch der Weiße Mann,
dessen Gott mit ihm geht und spricht
wie ein Freund zu einem Freund,
kann dem allgemeinen Geschick
nicht entfliehen.

Eines wissen wir,
was der Weiße Mann
vielleicht eines Tages entdecken wird –
unser Gott ist derselbe Gott.

Vielleicht denkt ihr jetzt,
daß ihr ihm so gehört,
wie ihr wünscht, daß euch
unser Land gehört.

Aber so ist es nicht.

Er ist der Gott der Menschen,
und sein Leiden ist das gleiche
für den Roten Mann
und für den Weißen.

Diese Erde ist ihm kostbar
und sie zu verletzen,
heißt
Verachtung auf ihren Schöpfer häufen.

Vielleicht
werden wir nach allem einst Brüder sein;
wir werden sehen.

Auszüge aus der Rede von Chief Seattle, Häuptling der Suqua-
mish bei der Versammlung der Häuptlinge im Jahre 1854 (USA)

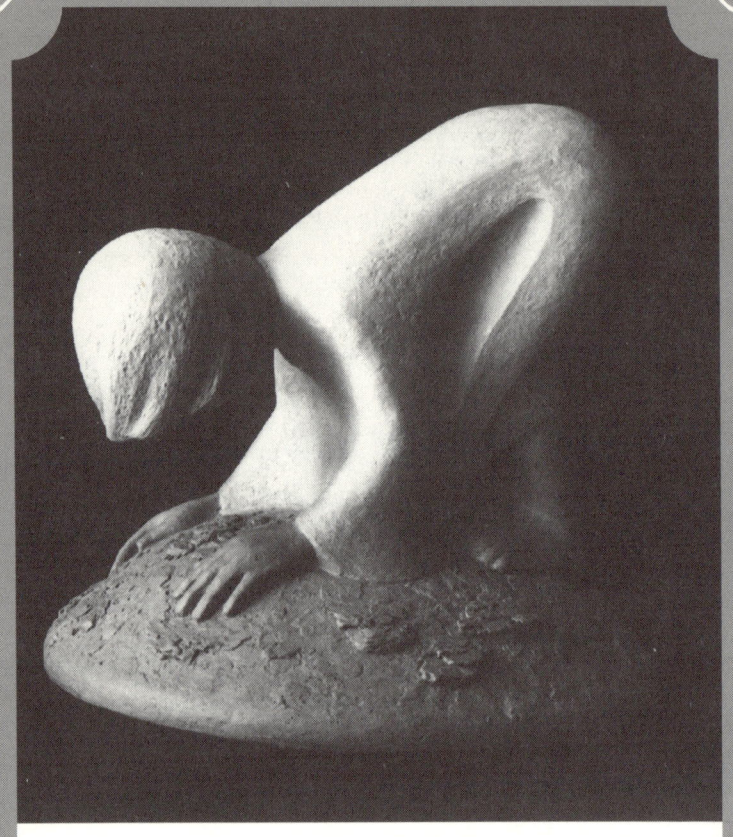

ERDE

Erde, ich spüre Dich.
Leise berühre ich Dich.
Dulde den Menschenfuß,
fühl meinen Liebesgruß,
trägst mich bei jedem Schritt,
nimmst meine Last noch mit,
schenkst mir die Heimat hier.
Erde, ich danke Dir.

Hedwig Diestel

O großer Geist,

dessen Stimme ich in den Winden vernehme

und dessen Atem der ganzen Welt Leben spendet, höre mich an.

Ich trete vor Dich hin als eines Deiner vielen Kinder,

ich bin klein und schwach. Ich bedarf Deiner Kraft und Weisheit.

Laß mich in Schönheit wandeln und laß meine Augen immer den roten, purpurnen Sonnenuntergang schauen.

Laß meine Hände die Dinge verehren,

die Du gemacht hast, und meine Ohren Deine Stimme hören. Schenke mir Weisheit, damit ich die Dinge, die Du mein Volk gelehrt hast und die Lehre, die Du in jedes Blatt, jeden Felsen verborgen hast, erkennen möge.

Nicht um meinen Brüdern überlegen zu sein, suche ich Kraft, sondern um meinen größten Feind bekämpfen zu können, mich selbst.

Mache mich bereit, mit reinen Händen und klarem, geradem Blick zu DIR zu kommen, damit mein Geist, wenn dereinst mein Leben verblaßt wie die untergehende Sonne, ohne Scham zu DIR kommen möge.

Anruf der Sioux Indianer

Sonnengesang des Franz von Assisi

Du höchster, mächtigster, guter Herr,
Dir sind die Lieder des Lobes, Ruhm
und Ehre und jeglicher Dank
geweiht;
Dir nur gebühren sie, Höchster,
und keiner der Menschen ist
würdig,
Dich nur zu nennen.

Gelobt seist Du, Herr,
mit allen Wesen, die Du geschaffen,
der edlen Herrin vor allem,
Schwester Sonne,
die uns den Tag heraufführt und
Licht
mit ihren Strahlen, die Schöne,
spendet;
gar prächtig in mächtigem Glanze:
Dein Gleichnis ist sie, Erhabener.

Gelobt seist Du, Herr,
durch Bruder Mond und die Sterne.
Durch Dich sie funkeln am
Himmelsbogen
und leuchten köstlich und schön.

Gelobt seist Du, Herr,
durch Bruder Wind
und Luft und Wolke und Wetter,
die sanft oder streng,
nach Deinem Willen,
die Wesen leiten, die durch Dich
sind.

Gelobt seist Du, Herr,
durch Schwester Quelle:
Wie ist sie nütze in ihrer Demut,
wie köstlich und keusch!

Gelobt seist Du, Herr,
durch Bruder Feuer,
durch den Du zur Nacht uns
leuchtest.
Schön und freundlich ist er
am wohligen Herde,
mächtig als lodernder Brand.

Gelobt seist Du, Herr,
durch unsere Schwester,
Mutter Erde,
die gütig und stark uns trägt
und mancherlei Frucht uns bietet
mit farbigen Blumen und Matten.

Gelobt seist Du, Herr, durch die,
die vergeben um Deiner Liebe willen
und Pein und Trübsal geduldig
tragen.
Selig, die's überwinden im Frieden:
Du, Höchster, wirst sie belohnen.

Gelobt seist Du, Herr,
durch unsern Bruder, den
leiblichen Tod; ihm kann
kein lebender Mensch entrinnen.
Wehe denen, die sterben
in schweren Sünden!
Selig, die er in Deinem heiligsten
Willen findet!
Denn sie versehrt nicht
der zweite Tod.

Lobet und preiset den Herrn!
Danket und dient Ihm
in großer Demut!

Das grüne Blatt

Der bekannte Ernährungsforscher Professor Kollath prägte den folgenden Lehrsatz: »Auf dem grünen Blatt beruht alles Leben auf Erden.« Die Blätter sind Antennen, die aus dem Kosmos Energien »einfangen«, diese aber nicht nur für sich benutzen, sondern auch in die Erde weiterleiten. Die Blätter sind die Lungen der Pflanzen, in gewisser Hinsicht auch des Erdorganismus. Sie atmen Kohlendioxid ein und Sauerstoff aus, das für Mensch und Tier so wichtige Lebenselement.

Mit diesem Sauerstoff schließen Menschen und Tiere mittels eines »Verbrennungsprozesses« die lebenswichtigen Energien aus den Kohlenhydraten auf und scheiden Kohlendioxid aus. Dieses wird erneut von den Blättern aufgenommen und mit Hilfe des Sonnenlichtes in Kohlenhydrate umgewandelt. Bei diesem Prozeß, den man Photosynthese nennt, wird Sauerstoff freigesetzt, der wiederum, wie schon beschrieben, zur Aufschließung der Kohlenhydrate dient, die durch das Entweichen des Sauerstoffes in der Pflanze gebildet worden sind. Diesen Kreislauf könnte man als den wichtigsten biochemischen Vorgang der Erde bezeichnen. Dies ist nur eine sehr einfache Darstellung dieses hochkomplizierten Vorganges, außerdem finden in diesem grandiosen Naturlabor »Blatt« viele, weitgehend noch unbekannte Aktivitäten statt.

Blätter und Stengel der Pflanzen werden von einem feinen – im Blatt weitverzweigten – Kapillarnetz »durchblutet«. Das »Pflanzenblut« ist grün wegen des Chlorophylls. Das Chlorophyll-Molekül hat als zentrales Atom Magnesium. Beim Hämoglobin, dem roten Farbstoff unseres Blutes, ist das Zentrum ein Eisenatom. Die chemischen Elemente, die sich darum gruppieren, sind aber bei beiden sehr ähnlich. Der Mensch atmet Sauerstoff ein und gibt Kohlendioxid ab, die Pflanze atmet Kohlendioxid ein und gibt Sauerstoff ab. Die Sonnenenergie wird überwiegend durch das Chlorophyll »eingefangen« und in hohem Maße in den Kohlenhydraten gespeichert. Die Blattorgane enthalten u.a. eine Vielzahl von Mineralien, Fermenten, Vitaminen und Eiweißbausteinen.

Von allen Lebewesen vermag nur die Pflanze, dank ihrem Wunderwerk Blatt, anorganische Stoffe in organische zu verwandeln.

»Alle chemischen Fabriken der Welt arbeiten nicht so exakt und vollkommen wie eine einzige jener kleinen Pflanzen, die dein Fuß achtlos zertritt.« Dr. Schierbaum (Naturarzt)

Die Metaphysik der Pflanzen
Das Vegetative

Der reinste Grund im Menschenwesen,
die Spur in jene Götterwelt,
in der die Irdischen genesen,
ist mit den Blüten froh umstellt.

So rein in unserm Seelengrunde
wie Wurzeln in dem Erdbereich,
ist das Gemüt, aus dem die Kunde
der Tiefe ist dem Himmel gleich.

So steigt vom Himmel zu der Erde
der Pflanzengeist herab und wirkt
in jeder Krume, daß sie werde,
das, was sie ganz tief innen birgt.

So lebt die Pflanze ganz im stillen
und somit in der Urgewalt
und gibt dem göttlich-reinen Willen
in unsern Welten die Gestalt.

Die drei Haupt- und Urnahrungsgruppen

Samen

Ursprünglich streiften die Menschen die Grashalme ab, später züchteten sie aus den Gräsern die verschiedenen Getreidesorten. Auch die Hülsenfrüchte wurden aus Wildgewächsen gezüchtet.

Nüsse, Kastanien, Bucheckern, Sonnenblumen-, Kürbis-, Sesam-, Mohn-, Fenchel-, Kümmel-, Lein- und viele andere Samen dienen ebenfalls seit Jahrtausenden als Nahrung. In den Samen ist das ganze Wesen, das gesamte Aktivitäts- und Energie-Spektrum der jeweiligen Pflanze in geballter Form enthalten. Auf kleinstem Raum, wohlproportioniert und geordnet, was zur Entfaltung des neuen Lebens erforderlich ist. Samen sind kompakte Speicher vitaler Lebensenergie. Karl Kiermayer sagte bei seinen Vorträgen über das Getreide: »In jedem Korn ruht die Kraft eines Elefanten.« Solange Samen keimfähig sind, dies können sie bei entsprechender Lagerung über viele Jahre bleiben, fördern sie ganz gewaltig die Aktivität im Menschen, vorausgesetzt, sie werden vor dem Verzehr nicht denaturiert oder gar zerstört. Wer viel Samennahrung verzehrt, lebt leichter und empfindet das Leben kaum als Mühe und Plage. Es fällt ihm aber schwer, zur Ruhe zu kommen.

Auch die Vielfalt der Nüsse und Schalenfrüchte kann man zu den Samen zählen.

Wurzeln

entfalten sich im Gegensatz zu den Samen in die Erde hinein, aus der sie die nötigen Mineralien und die Flüssigkeit entnehmen sowie ein bestimmtes Spektrum an Erdkräften (Strahlen). Die Wurzelnahrung beruhigt. Wer als starker Getreide- oder Fleischverzehrer unter Ruhelosigkeit leidet, sollte mehr Wurzeln essen. Besonders die Kartoffel macht schwer und träge, auch im Denken. Unser heutiges Wurzelgemüse wurde über Jahrhunderte aus Wildgemüsen gezüchtet.

Blätter

bilden die Mitte zwischen Wurzel und Samen und wirken auch entsprechend harmonisierend. Blätter und Blüte richten sich gezielt auf die Sonne aus, so auch derjenige, der gerne Blätter verzehrt. Mit den Blättern essen wir gespeichertes Sonnenlicht, durchlichten und durchsonnen unser Blut und unsere Körperzellen.

(Siehe dazu auch »Das grüne Blatt«.)

Mit diesen drei Urnahrungsgruppen kann der Mensch sich gesund und vollwertig ernähren, vorausgesetzt, er hat die entsprechende Beziehung dazu und keine Bedürfnisse nach Milch, Milchprodukten und Fleisch. Auch hier wiederhole ich, jeder soll das essen, wonach er ein echtes seelisch-körperliches Verlangen hat.

Wilde Beeren und Früchte und das später daraus gezüchtete Obst

gehören ebenfalls zur Urnahrung, sie sind die feinsten und aromareichsten Lebensmittel auf dieser Erde, aber sie sind entbehrlicher als Wurzel-, Blatt- und Samennahrung.

Weiteres darüber im Kapitel »Obst und Wildfrüchte«.

»Ja ehemals vor der Flut gab es Getreide mit markig-dicken, milch-durchdrungenen Ähren, nach den Gestirnen duftend, sieben Sorten, und wer sie aß, der wurde niemals krank.
Dann schrumpften sie und wurden hart und dürr,
weil wir den Himmel, den wir aßen, ach vergaßen, ihn den Vater.«

Worte des sterbenden Noah an seine Söhne im Drama »Das Todeserlebnis des Mannes« von Albert Steffen.

»Der Schritt vom Sauergras zum Getreide muß auf höherer Stufe auch vom Menschen getan werden. Wer sich weigert, seine Kräfte und Fähigkeiten anderen Menschen zu widmen, läuft Gefahr, statt die Mitwelt zu fördern, zu ihrem Vernichter zu werden.«

Usteri (Botaniker)

Das Getreide

Über Jahrtausende hat der Mensch aus den Wildgräsern die verschiedenen Getreidearten gezüchtet. Durch dieses unermüdliche Ringen um höchste Mittel zum Leben entwickelte der Mensch eine immer enger werdende Lebensgemeinschaft mit den sich höher entwickelnden Gräsern. Er zog diese nicht nur auf eine höhere Entwicklungsebene, sondern paßte auch einen Teil von sich selbst an diese neuen Lebensmittel an. Auf der soliden Grundlage dieser Lebensgemeinschaft wuchsen alle großen Kulturen der Erde. Indien, Ägypten, Persien, Israel, Tibet, China sowie die mittel- und südamerikanischen Hochkulturen, nur um einige der bekanntesten zu nennen.

Das Getreide in seiner Ganzheit hat uns Menschen über Tausende von Generationen hinweg geprägt wie sonst kein anderes Lebensmittel. Wir können uns nicht von ihm in seiner ganzen Form trennen ohne Störungen oder Schäden zu erleiden. Nach wie vor bildet das Getreide im allgemeinen die wichtigste Lebensmittel-Gemeinschaft mit dem Menschen. Man kann es auch als ein äußerst sensibles Ökosystem betrachten, wo die geringste Störung gesundheitliche Konsequenzen hat und über Mangelerscheinungen zu Erkrankungen führt.

Auf der Grundlage des Getreides haben – als die Soldaten die Welt noch zu Fuß eroberten und Mann gegen Mann mit schweren Waffen kämpften, also viel Kraft und Ausdauer brauchten – alle Eroberungen stattgefunden. Die römischen Legionen bekamen pro Tag ca. 800 g täglich frisch gemahlenes Weizenschrot. Die Ausgabe fand immer abends beim Lagern statt, gruppenweise schütteten sie ihre Rationen zusammen und kochten für abends und morgens einen Brei. Den Rest trockneten sie zu einer Art Fladen oder Knäckebrot als Marschverpflegung. Die Phönizier, das berühmte Seefahrervolk, hatten immer ihre Steinmühlen an Bord und aßen täglich frischen Getreidebrei. Sie kannten die Krankheit Skorbut nicht, jene Mangelerscheinung, die späteren spanischen, portugiesischen und englischen Seefahrern zu schaffen machte, weil diese keine Getreidemühlen an Bord hatten und deshalb keinen Frischkornbrei essen konnten.

In Indien, im Himalaya, in Tibet und in den Anden Südamerikas vollbringen Träger im Hochgebirge bei fast ausschließlicher Getreideernährung große Leistungen. Die Soldaten in der Schweiz nennen ihren Tornister heute noch in ihrer Mundart »Habersack«. Dieser Name entstand vor Jahrhunderten, als die Schweizer ihre Freiheit erkämpften und wirklich einen Hafersack als Marschverpflegung dabeihatten. Die Indianer der Anden hatten auch Getreide, Millo, Amarant und Quinoa als Hauptnahrung. Auf langen Märschen schoben sie sich luftgetrocknete Getreidekugeln in den Mund und ließen diese langsam zergehen. Diese Kraft dieser sich langsam auflösenden Kugeln habe ich auch schon oft bei Bergtouren erfahren.

Früher kannten die Menschen noch den hohen Wert dieses »Pflanzengoldes«. Steuern und Tribute wurden bei vielen Völkern durch Getreideabgaben entrichtet. Es gab Zeiten, in denen das Getreide Maßeinheit und Zahlungsmittel war. Auch heute gibt es noch Geldmünzen, in die Ähren als Wertsymbol eingeprägt sind. Über Jahrtausende war das Getreide das wesentliche Element des täglichen Lebens. Ein weiteres Zeichen seines hohen, edlen Wertes sehen wir in den Wappen vieler alter Adelsgeschlechter.

Herodot, der große griechische Geschichtsschreiber aus dem 4. Jahrhundert vor Christus, auch als »Vater der Geschichte« bekannt, studierte das Verhalten und die Entwicklung der Völker auch in bezug auf ihre Ernährung. Er kam zu dem Ergebnis, daß die getreideessenden Völker in Wissenschaft und Kunst sowie in geistiger und leiblicher Bildung jenen Völkern weit voraus waren, die von Jagd, Fischfang, Viehzucht und Raubzügen lebten.

Das alte Sprichwort: »Der Mensch ist, was er ißt«, kann man in der geschichtlichen Betrachtung der Getreideernährung am deutlichsten erkennen. Dies hat auch einige bekannte Ernährungsforscher zu der Aussage bewogen, die Hochkulturen seien durch die Denaturierung ihrer Nahrung zerfallen, insbesondere durch die Verdrängung des Getreides als Hauptnahrungs- bzw. Lebensmittel. Später erfolgte die Denaturierung des Getreides selbst, indem durch Isolierung des Getreidekeimes und der wertvollen Randschicht das isolierte Kohlenhydrat »Weißmehl« hergestellt wurde.

Man kann die geschichtlichen Parallelen zwischen der Entwicklung der Völker und ihrer Ernährung aus vielen Perspektiven betrachten und sich dabei die Frage stellen, ob die Denaturierung der Ernährung aufgrund der pervertierten Denk- und Lebensgewohnheit entstanden ist oder umgekehrt. Das Getreide wurde immer erst kurz vor dem Verzehr gemahlen. Am Anfang zerquetschte man die Körner zwischen zwei Steinen. Daraus wurde der Steinmörser entwickelt, später der Hartholzmörser, beide sind heute noch bei vielen Ureinwohnern Südamerikas, Afrikas und Asiens in täglichem Gebrauch. Das Getreide wird über Nacht eingeweicht und morgens im Mörser zerstoßen. Die Steinmühle wurde erst später entwickelt. Das Getreide wurde in Breiform gegessen oder als Fladen luftgetrocknet oder in heißer Asche und auf heißen Steinen gebacken.

Alle Pflanzen sind kosmische Antennen für den Erdorganismus, alle speichern sie mehr oder weniger Sonnenlicht. Das Getreide nimmt dabei eine Sonderstellung ein. Reife Getreidefelder auf natürlichen Böden sind wogende goldene Lichtmeere, die schon viele Künstler inspiriert haben. Besonders van Gogh war unermüdlich darum bemüht, dieses goldene Getreidelicht auf seine Leinwände zu übertragen. Nirgends ist in der Natur auf kleinstem Raum so viel Licht, Kraft und Harmonie gespeichert wie in einem Getreidekorn. Aus dieser Sonnenlicht-Kraft sind hohe Kulturen gewachsen.

144

So wie die Sonne Lebensgrundlage aller Lebewesen auf der Erde ist, ist das Getreide die Grundnahrung fast aller Völker. Die Getreidekraft steht uns das ganze Jahr über stets frisch zur Verfügung, da das Getreide ohne Energieverlust über Jahre lagerfähig ist. Allen Getreidearten wohnen gewaltige, ordnende Kräfte inne, die sich im Menschen, wenn er sie regelmäßig verzehrt, harmonisierend und heilend auswirken. Neben diesen labormäßig nicht erfaßbaren kosmischen und irdischen Kräften ist das Getreide reich an essentiellen Aminosäuren (Eiweiß), hochwertigen Fetten, Vitaminen, Mineralien und Spurenelementen.

Der Getreidehalm ist je nach Art, wie jedes Gras, durch eine bestimmte Anzahl von Verdichtungen und Verdickungen, die man Knoten nennt, unterteilt. Dies sind Energiezentren mit vielfältigen Funktionen, z.b. können sie den umgelegten Halm nach einem Unwetter wieder aufrichten. Eine ihrer wichtigsten Aufgaben ist die Filterung und Verfeinerung von Stoffen und Energieströmen, die über die Wurzeln aus der Erde in die Ähre fließen. Durch die unnatürliche Landwirtschaft mit Kunstdünger und allerlei Chemie sind die Getreidehalme energetisch und baustoffmäßig derart geschwächt, daß sie erstens durch einen starken Wind leichter umfallen und zweitens nicht mehr die Kraft haben, sich wieder aufzurichten. Diese Tatsache müßte doch jeden Landwirt beim Anblick seines schwachen Getreides zum Nachdenken über die unnatürliche Landwirtschaft anregen und schließlich zum naturgemäßen Ackerbau führen, um die Pflanzen wieder zu stärken.

Gott sei Dank gelangen immer wieder einzelne zur Erkenntnis der natürlichen Zusammenhänge. Aber die Mehrzahl der Landwirte hat sich leider weit von der Natur entfernt. So wurde das Getreide verkürzt, inden man gentechnologisch einfach einige Knoten aus dem Halm weggezüchtet hat, da man ihre wichtigen Aufgaben leider nicht erkennt. Das derart verstümmelte Getreide bietet dem Wind weniger Angriffsfläche und bleibt daher besser stehen. Es wurde aber u.a. einiger wichtiger Filter beraubt, dadurch verändert sich das ganze Korn, auch wenn es äußerlich nicht den Anschein hat. Zudem gelangen noch mehr Chemikalien in die Ähre. Für ein derart minderwertiges und denaturiertes Getreide bekommt der Bauer auch den entsprechend minderwertigen Lohn bzw. Preis.

Die Getreide-Zubereitung

Ein südamerikanisches Sprichwort sagt: »Um eine Goldmine auszubeuten, braucht man eine andere.« Ähnlich verhält es sich mit dem Getreide. Um diese höchsten Sonnenenergiespeicher aufzuschließen, bedarf es eines Höchstmaßes an Energie. Jeder muß letztlich selbst herausfinden, wie groß der Rohkostanteil seiner Nahrung sein darf.

Einweichen – Kochen – Nachquellen

Kranke und geschwächte Menschen sollten kein rohes Getreide essen, auch nicht, wenn es über Nacht eingeweicht wurde, es sei denn, es besteht ein ausdrückliches Verlangen danach. Als Licht- und Wärmespeicher erträgt das Getreide, im Gegensatz zu allen anderen Lebensmitteln, relativ hohe Temperaturen, ohne viel Schaden zu erleiden. Bis 80 Grad erhitzte Körner sind zum größten Teil sogar noch keimfähig, d.h. das Leben ist noch voll erhalten. Damit es besser aufgeschlossen wird, sollte man das Getreide vor- oder nachquellen lassen. Möchtest Du es roh essen, kannst Du es ganz oder geschrotet über Nacht in Wasser einweichen, am besten in einem irdenen Gefäß unter freiem Sternenhimmel, nicht länger als acht bis zehn Stunden, sonst beginnt der Keimprozeß.

Ich esse das Getreide auch in seiner ganzen Form ohne Einweichen. Es ist ein Genuß, es auf der natürlichsten Mühle, den Mahlzähnen, zu mahlen. Lange im Mund einspeicheln und dabei ganz bewußt die freiwerdenden Kräfte und das wunderbare Aroma dankbar aufnehmen. Frisch gequetschte Haferflocken esse ich auch sehr gerne trocken, ohne jegliche Zutat.

Wenn wir das Getreide kochen, sollten wir versuchen, den Kochprozeß so kurz wie möglich zu halten. Wenn es geschrotet ist, nur kurz aufkochen und ca. $^1/_4$ bis 1 Stunde nachquellen lassen (in einer Warmhalte-Topfhülle, Kochkiste oder unter der Bettdecke). Die geeigneten Koch- und Nachquellzeiten für die jeweiligen Sorten findet man am besten selbst, probieren geht über studieren. Wenn es mal schnell gehen soll, dann ißt man es eben, ohne es nachquellen zu lassen, allerdings findet dann dieser Prozeß im Magen-Darm-Trakt statt. Ganze Körner brauchen natürlich längere Koch- und Quellzeiten.«

Das Darren

oder Dörren schließt das Getreide ebenfalls auf. Dabei entfalten sich die Aromastoffe und verleihen den Körnern einen besonders würzigen Geschmack. Gerade bei Buchweizen, Reis, Hirse und Hafer reduziert das Darren die Schleimbildung, wodurch beim nachfolgenden, verkürzten Quell- und Kochprozeß die Körner nicht verkleben, sondern in ihrer Form erhalten bleiben. Das gewaschene, noch feuchte Getreide auf einem Blech ausbreiten und bei 70 bis 80 Grad ca. 40 bis 60 Minuten im Backofen darren lassen. Lange gelagertes, sehr trockenes Getreide weicht man besser vorher einige Stunden in Wasser ein. Man kann das Getreide auch keimen lassen, und sobald der Keim aufgesprungen ist, darren (mälzen). Die Umwandlung der Stärke in Zucker erfolgt in diesem Mälz-Stadium besonders stark, darum schmecken die Körner süß und sind auch ohne weitere Zubereitung leicht verdaulich.

Wir essen gedarrte Körner sehr gerne, als ganzes Korn, geschrotet in Breiform, roh und gekocht. Das sind die einfachsten und naturnahen Formen des Getreideverzehrs. Die nächste Form ist das Brot. Weitere Zubereitungsformen sind luftgetrocknete Fladen oder Kugeln, das Brotbacken als Fladen oder Laib auf heißen Steinen, in der Asche und im Backofen, mit einer Temperatur von 200 bis 250 Grad. Dabei ist die innere Temperatur im Brotlaib nicht höher als 90 bis 93 Grad. Volles Getreide, auf verschiedene Arten schonend zubereitet, war über Jahrtausende die Grundnahrung der Menschheit.

Nach meinem Gefühl sollte man das Getreide nicht so viel mischen, wie dies heute üblich ist. Um herauszufinden welche Getreidearten für Dich harmonisch zusammenpassen, kannst Du alle erst einzeln als ganze Körner testen, anschließend die verschiedenen Kombinationen untereinander. Ich esse die Getreidesorten lieber einzeln, mit Ausnahme der Weizen-Roggen-Mischung im Brot.

Das Quetschen

der Getreidekörner ist schonender als das Zermalmen und Zerreiben durch die Mühle. Beim Mahlen wird das Korn in viele Teile zerrissen, beim Quetschen bleibt das einzelne Korn in seinem zellulären und energetischen Zusammenhang weitgehend erhalten. Noch heute wird in Südamerika, Afrika, Asien und Indien das Getreide über Nacht eingeweicht und morgens in einem Holz- oder Steinmörser mit rhythmischen Stößen zerstampft. Anschließend wird es zu Fladenbrot verbacken oder als Brei gekocht. In Südamerika gibt es ein Haushaltsgerät – eine Art Wolf – mit einer Handkurbel, aber ohne Messer, womit man den eingeweichten Mais quetscht, um ihn dann zu Arepas oder Tortillas zu verbacken. Auch in einigen Gegenden Europas wurde das Getreide früher zerstampft.

Davon sind uns heute noch die durch Walzen gequetschten Haferflocken erhalten. Es gibt eine kleine handbetriebene Walzenquetsche, mit der ich mir oft frische Haferflocken zubereite und das frische Aroma durch langes Einspeicheln der trockenen Flocken genieße.

Der Weizen

ist wohl das meistverbreitete Getreide der Erde. Er stellt die Grundnahrung für gut die Hälfte der Erdbevölkerung dar. Die erste bekannte Weizenform war der Emmer. Er wurde neben der Gerste bereits schon im siebten Jahrtausend vor Jesus Christus angebaut. Sein Wuchs ist ganz gerade, die einzelne Pflanze steckt wie ein »Lichtpfeil« senkrecht in der Erde. Ich glaube, es war Rudolf Steiner, der einmal sagte, daß die Strahlen der Sonne durch den Weizen zur Mitte der Erde ziehen. Beim Weizen konzentrieren sich die wichtigen Stoffe – mehr als in allen anderen Getreidearten – in den Randschichten. Deshalb ist er als raffiniertes Weißmehl auch wertloser als alle anderen, da sein Mehlkörper fast nur aus Stärke besteht. Die Weizenkleie ist sehr basenreich und ist demzufolge bei Übersäuerung empfehlenswert.

Der Roggen

Beim Verzehr von Roggen wird es besonders deutlich, daß die Bedeutung der Ernährung nicht allein in der Zufuhr wertvoller Energien und Stoffe liegt, sondern auch in der Auseinandersetzung mit dem Lebensmittel als ganzes. Je stärker die Anregung eines Lebensmittels hierzu ist, um so höher ist der Kräftezuwachs für den ganzen Organismus, insbesondere für den Verdauungstrakt. Der Roggen ist das Getreide, das sich am schwierigsten aufschließen läßt, also die höchsten Anforderungen an unsere Verdauungskräfte stellt. Er hat ein hartes nordisches Wesen, wenn man ihn aufschließt, ist er sehr herzhaft. Er wächst in den kälteren Regionen der Erde, ist sehr genügsam, gedeiht auch auf armen, sandigen Böden, keimt schon bei Temperaturen um den Gefrierpunkt und ist winterhart. Er hat weniger Sonnenlicht als die anderen Getreidesorten, dies drückt sich auch in seiner dunklen, graugrünlichen Farbe aus.

Der Roggen war das Getreide der Kelten, Germanen und Slawen. Die Mittelmeervölker, besonders die Römer, mochten das herbe Korn der »Barbaren« nicht, sie bevorzugten den helleren Weizen. Diese Charakterzüge der Völker in ihrer Beziehung zum Getreide sind auch heute noch erkennbar. Roggen wird fast nur in Ost-, Nord- und Mitteleuropa verzehrt, aber nicht im Süden. In seinem humorvollen Gedicht »Soldatentrost« hat Goethe dies treffend charakterisiert:

> Nun hier hat es keine Not,
> schwarze Mädchen, weißes Brot.
> Morgen in ein andres Städtchen,
> schwarzes Brot und weiße Mädchen.

Die Gerste

Die Gerste gehört zu den ältesten Kulturpflanzen der Erde. Plato sah in der Gerste das ideale Hauptnahrungsmittel. Bei den Römern war sie mehr die Nahrung der Armen. Ihre Kraft wurde besonders von den Gladiatoren geschätzt, was ihnen den Spitznamen »Gerstenbreiesser« einbrachte. Der Gerstenbrei war eine Urnahrung und dient auch heute noch in entlegenen Gebieten manchem Bauern als Grundnahrung.

Die Gerste ist besonders reich an Kiesel und Schleimstoffen, daher geeignet bei Bindegewebsschwäche und Schwächen und Erkrankungen des Nervensystems, der Lunge, des Magen-Darm-Bereichs und der Leber. Eine weitere Eigenschaft ist ihre einzigartig süße Malzbildung beim Keimen. Dies spielt bei der Bierherstellung eine wichtige Rolle, auch der Malzkaffee und Malzbonbons werden aus gekeimter Gerste hergestellt. Das aromatische Malz ist ein gutes Kräftigungsmittel für Kinder und Kranke. Die Gerste hat die kürzeste Vegetationszeit aller Getreidearten von nur 100 bis 120 Tagen, je nach Sonnenlage, nach der sie sehr hungrig ist. Sie wächst auf geschützten Höhenlagen in den Alpen bis 2000 Meter, im Kaukasus bis 2800, in den Anden bis 4000 und in Tibet bis 4500 Meter. Dies ist nur durch ihre kurze Reifezeit möglich. Durch die langen Grannen (Antennen) kann sie vermehrt Sonnenenergie aufnehmen.

Bei der Gerste ist der ganze Mehlkörper stark mineralisch durchsetzt, daher hat sie weniger Kleber als Weizen und Roggen und eignet sich deshalb nicht so gut zum Brotbacken. Die Gerste eignet sich besonders als Schrotbrei oder Suppe, als ganzkörniges Gericht wie Hirse, Reis und Buchweizen oder als Flocken wie Hafer. Es gibt auch feine Gersten-Knusperflocken. Früher, besonders während des Zweiten Weltkrieges, wurden viel Gerstengraupen gegessen, auch als Rollgerste oder im Volksmund als »Kälberzähne« bekannt. Diese Form ist aber nicht empfehlenswert, weil dabei viel von den wertvollen Randschichten des Kornes abgeschliffen wird.

Eine weitere, empfehlenswerte Zubereitungsform ist der Gerstentrunk, in England als »Barley-Water« bekannt und beliebt. (Zubereitung in meinem Fastenbuch). Leider wird die Gerste als wertvolles Lebensmittel heutzutage wenig geschätzt; sie wird überwiegend als Viehfutter und zur Bierherstellung angebaut.

Der Hafer

Die Hafergräser, von denen es ca. 50 Arten gibt, waren angeblich die ersten, die der Mensch als Lebensmittel sammelte und züchtete.

Der Hafer ist ein beliebtes »Kraftfutter« für Mensch und Pferd. Er hat eine besonders belebende, ja aufmunternde Wirkung. Dies führt zu der bekannten Aussage: »Den sticht der Hafer.« Choleriker sollten ihn daher meiden. Der Hafer erhöht nicht nur die körperliche Leistungsfähigkeit, sondern auch die geistige Konzentrations- und Aufnahmefähigkeit. Wenn man eine Handvoll Körner fein zerkaut und den Brei so lange im Mund einspeichelt, bis er sich völlig aufgelöst hat, entfaltet sich des Hafers Geist und Kraft sehr rasch. Viele Kinder und Sportler machen, bewußt oder unbewußt, den Hafer zu ihrer Kraftnahrung, meistens in Form von Haferflocken, die zwar durch die Erhitzung beim Quetschen nicht mehr die Kraft des rohen

Korns oder frisch gekochten Breies haben, aber denen immer noch eine spürbare Kraft innewohnt.

Auch ich bin mit Haferflocken aufgewachsen. Sie waren morgens und abends mit Milch, Rosinen und Nüssen über viele Jahre meine Hauptnahrung. Noch heute esse ich sie gerne. Allerdings esse ich auch rohe Körner und frisch gequetschte Flocken. Der Hafer wirkt stark regulierend auf den gestörten Eiweiß- und Fettstoffwechsel. Seine den Cholesterinspiegel senkende Wirkung wurde mehrfach wissenschaftlich bewiesen.

Die Germanen schätzten die Kräfte von Roggen und Hafer, beide waren ihre Hauptnahrung. Die von Weizen und Gerste lebenden Römer bezeichneten die Germanen u.a. geringschätzig als »Haferfresser«.

Der Dinkel

ist wahrscheinlich durch eine Kreuzung von Zwergweizen und Emmer entstanden. Es gab Zeiten, in denen er in vielen Gebieten Süddeutschlands das beliebteste Getreide war. Besonders auf der Schwäbischen Alb wurde und wird er heute noch angebaut. Dinkelsbühl mit seinen drei Dinkelähren im Stadtwappen ist Zeugnis langer Dinkelanbau-Tradition. Er wird auch »Spelz« oder »Veesen« genannt. Der Dinkel ist das wasserlöslichste Getreide und daher auch das am leichtesten verdauliche. Seine Eiweiß-Molekularstruktur scheint der des Menschen unter allen Pflanzen am nächsten zu kommen. Dies macht ihn zu einer besonderen Heilnahrung. Diese wertvolle Eigenschaft ist wahrscheinlich der Hauptgrund, weshalb sein Anbau, der fast auf Null geschrumpft war, wieder beträchtlich, der Nachfrage entsprechend zunimmt, obwohl der Ertrag pro Hektar der geringste unter allen Getreidesorten ist. Durch seinen hohen Klebergehalt und die Fähigkeit, viel Wasser aufzunehmen, eignet sich Dinkel besonders für Brot, Gebäcke und Mehlspeisen aller Art. Die feinsten schwäbischen Spätzle, die ich bisher gegessen habe, waren aus Dinkel. Wir essen ihn meistens als Schrotbrei oder ganzkörnig.

Der Grünkern

wurde im Jahr 1745 zum erstenmal als schwäbische Spezialität beschrieben. Soviel ich weiß, entstand er aus der Not der

Bauern in einem sehr kalten und verregneten Jahr, in dem sie den unreifen Dinkel im Stadium der Milchreife ernten mußten. Um nicht hungern zu müssen, darrten sie das grüne Korn. Sicherlich waren sie sehr begeistert von dem herzhaft-würzigen Geschmack. Unter dem Namen Grünkern wurde es beliebter und bekannnter als unter seinem eigentlichen Namen Dinkel. Sehr bekannt ist die Grünkernsuppe.

Wir essen ihn überwiegend als Auflauf oder Getreidebratlinge oder Pflanzerl, wie man in Bayern so sagt. Die Entstehung dieser köstlichen Dinkelvariante aus einer großen Not heraus bestätigt eine alte lateinamerikanische Weisheit, die lautet: »No hay mal que por bien no venga« (»Es gibt kein Übel, das nicht Gutes bringt«).

Die Hirse

gilt neben dem Hafer als die älteste kultivierte Getreideart. Sie stammt aus Asien, wächst auf kargen, sandigen Böden, wo sonst kein anderes Getreide gedeiht. Obwohl sie eine tropische, subtropische Pflanze ist, die viel Sonne braucht, wurde sie auch in unseren Gegenden seit alters angebaut. Familiennamen wie Hirsekorn, Hirsinger, Hirsenegger und Ortsnamen wie Hirslanden und Hirsau zeugen davon. In altem Brauchtum verschiedener Länder spielt die Hirse eine bedeutende symbolische Rolle. Im alten China galt sie als eine der fünf heiligen Pflanzen. Pythagoras, der griechische Philosoph, empfahl seinen vegetarisch lebenden Anhängern die Hirse als Hauptgetreidenahrung, ihr griechischer Name »Korennymi« bedeutet »sättige«. Ihr lateinischer Name »Ceres« war auch der Name der Göttin der Feldfrüchte, auf althochdeutsch wurde diese Göttin »Hirsi« genannt. Bei den Kelten wohnte Holder, die Göttin der Liebe und Fruchtbarkeit, im Hirseberg. Deshalb wurde das Brautpaar mit Hirse beworfen, als Segen zur Liebes- und Vermehrungskraft.

Die Hirse mit ihren anmutigen, kleinen, runden »Lichtkügelchen« (Körnern) ist ein ausgesprochenes Sonnenwesen, das irgendwie mit dem Hirsch verwandt ist (Hirs-ch). Dieser gilt ja auch seit alters als Sonnentier. Früher wurden am Berchtoldstag »Hirtzenhörnli« in Form eines Hirschgeweihs aus Hirse gebacken. Die Hirse enthält alle zehn essentiellen Aminosäuren (Eiweißbausteine). Sie ist äußerst reich an Eiweiß, Fett, Kohlenhydraten, Vitaminen und Mineralien. Ihr Kieselgehalt ist der höchste aller Getreidearten, daher auch besonders wichtig für das gesamte Bindegewebe, besonders für Haut, Knochen, Zähne, Nägel und Haare. Sie ist glutenfrei und eignet sich daher für die Ernährung bei Zöliakie-Erkrankung (mehr darüber im Kapitel Schon- und Heilkost).

In Afrika und manchen Teilen Asiens ist sie ein Grundnahrungsmittel, in Europa ist sie leider stark in Vergessenheit geraten. Da sie beim Kochen keinen Schleim absondert, kann man sie so kochen, daß sie ganz locker bleibt. Da Hirse sehr viel Wärme spendet, ist sie meine Lieblings-Winternahrung, besonders in Verbindung mit Grünkohl und Leinöl, aber auch als Auflauf oder Brei.

Der Buchweizen

ist an sich kein Getreide, sondern ein Knöterichgewächs, aber da er in seiner Zusammensetzung und Verwendbarkeit dem Getreide sehr ähnlich ist, wird er zu diesem gezählt. Die dreikantigen kleinen Körner sehen aus wie verkleinerte Bucheckern, daher kommt die erste Hälfte seines Namens. Wahrscheinlich stammt er ursprünglich aus Nepal und den angrenzenden Gebieten Chinas. Er wurde über ganz Asien und den Orient verbreitet, war Hauptnahrung der Sarazenen, die ein großes Reich gründeten. In China und Japan heißt er noch heute Sarazener-Weizen. Im Mittelalter gelangte er über Rußland nach Europa. Danach nannte man ihn Tatarenkorn. Der Buchweizen wächst sowohl in kalten als auch in warmen Ländern auf kargen Böden. Er wurde viel auf Heide- und Torfböden angebaut, weshalb er auch Heidekorn genannt wurde.

Wie gesagt, hat der Buchweizen eine ähnliche Zusammensetzung wie das Getreide, aber zusätzlich noch einen lichtsensibilisierenden roten Farbstoff, ähnlich wie das Johanniskraut. Viele Menschen reagieren darauf allergisch. Da diese Substanz nur in der äußersten Randschicht vorkommt, kann man sie durch heißes Waschen entfernen oder beim Kochen den roten Schleim, der sich an der Oberfläche des Wassers bildet, abgießen.

Der Buchweizen ist leicht verdaulich, eignet sich auch gut als Schonkost für Kranke. Er wirkt leicht gefäßerweiternd. Wie Quinoa hat er einen besonders hohen Lysingehalt (eine lebensnotwendige Aminosäure). Man kann ihn als ganzes Körner-Gericht verzehren: Mehrmals waschen, mit der doppelten Menge Wasser ca. 20 Minuten mit wenig Hitze köcheln, kurz nachquellen lassen, danach würzen und mit Gemüse essen. Wenn etwas übrig bleibt, macht meine Frau, wie beim Grünkern, am nächsten Tag »Pflanzerl« (Getreidebratlinge). Ebenso kann man Auflauf, Schrotsuppe (Grütze), Pfannkuchen oder auch Salat machen, so wie Reis- oder Grünkernsalat, mit Paprika, Tomaten, Gurken, Kräutern, Sonnenblumenöl und etwas Kräutersalz. Die Russen backen aus einer Mischung von Buchweizen- und Weizenmehl sehr feine, dünne Pfannkuchen, die »Plinsen«, »Blini« heißen.

Der Reis

Eine Hälfte der Menschheit ernährt sich von Weizen, die andere von Reis. Beide Getreidesorten sind die begehrtesten Arten der Menschheit. Für viele Menschen sind sie oft über Monate die einzige Nahrung.

Reis ist eine tropisch-subtropische Pflanze, er gedeiht selbst noch in heißen, sumpfigen Gebieten, wo sonst keine andere Kulturpflanze mehr wachsen kann. Auch in den großen Überschwemmungsgebieten der großen Ströme und ihren Deltas wird Reis angebaut. Seine Heimat ist Asien mit der größten Bevölkerungsdichte der Erde.

Esse ich Reis oder denke ich an Reis, kommen mir Gedanken, Bilder und Gefühle von gewaltigen Natur- und Hungerkatastrophen, von Armut und Leiden. Nicht, daß ich den Reis als Unheilsymbol sehe, im Gegenteil, ich erlebe ihn als segensreichen Retter, der aber irgendwie verbunden ist mit diesen jahrtausendealten Leiden. Hunderttausende leben oft nur mit einigen Reiskörnern am Tag. Für »Reis« und »Nahrung« gebraucht man im klassischen Chinesisch und in anderen südostasiatischen Sprachen dasselbe Wort. Allen Völkern Asiens war der Reis eine heilige Pflanze. Er wurde direkt von den Göttern als Geschenk empfangen. Reisanbau, Kultivierung und Ernte waren von jahrtausendealten kultischen Handlungen geprägt. Die natürlichen Rhythmen und das Wirken der Kräfte zwischen Kosmos und Erde spielten dabei eine große Rolle, besonders die Mondphasen, da der Reis überwiegend eine Wasserpflanze ist. Keine Getreideart wurde und wird noch mit soviel Hand-

und Herzarbeit behandelt. Nach der Aufzucht in Saatbeeten werden die einzelnen Pflanzen auf das Feld gepflanzt. Zwischen dem Menschen und seinen Lebensmitteln besteht eine enge Wechselbeziehung, die im Getreide besonders gut zum Ausdruck kommt – der Mensch hat das Getreide geprägt, das Getreide den Menschen.

Betrachte ich die Heimat des Reises und die Völker, die sich davon ernähren, erlebe ich folgendes: Sie lebten und leben heute noch im Gruppenbewußtsein, in Großfamilien mit vielen Kindern. Ihr Alltag ist stark von religiösen, kosmischen Gebräuchen geprägt, sie »kleben« nicht an der Erde, sondern leben in einem diesseits-jenseits-orientierten Gleichgewicht. Daher können sie irdische Leiden, Hunger und Katastrophen leichter ertragen als wir. Sie sind bedürfnislos, körperlich zäh und ausdauernd. Trotz ihrem harten und leidgeprüften irdischen Dasein, oder gerade deshalb, haben sie ein tiefes, reiches Seelenleben, geprägt von spielerischer Geschäftigkeit und geschickter, leichter Handarbeit. Im Gegensatz dazu »klebt« der Mensch des Westens an der Materie und betreibt seinen Ackerbau im »Schweiße seines Angesichts«. Vielleicht hat unser Getreide deshalb soviel Kleber?

Reispflanzen brauchen viel Wasser durch viel Regen oder durch Bewässerung mit vorübergehenden Überschwemmungen. In Südamerika und Afrika werden in der Regenzeit überwiegend Reissorten angebaut, die weder künstliche Bewässerung noch Überschwemmung brauchen, also gibt es neben dem Wasserreis auch einen »Trockenreis«. Wie alle Getreidearten gehört auch der Reis zur großen Gräserfamilie, sein Wurzelwerk ist das schwächste von allen, somit ist seine Verbindung zur Erde sehr gering. Der Wasserreis steht sozusagen zwischen Wasser (Seele) und Himmel (Geist). Seine geringe Erdhaftigkeit zeigt sich auch im Korn. Dieses beinhaltet – ebenso wie das anderer Getreidearten – Eiweiß, Fett, Kohlenhydrate, Vitamie und Mineralien, nur keinen Kleber, ist aber ganz anders aufgebaut als die anderen. Er ist nicht durchmineralisiert, die Mineralien sind nur in der äußeren Randschicht. Dagegen sind Eiweiß und Stärke gleichmäßig vermischt im ganzen Korn vorhanden, im Gegensatz zum anderen Getreide, bei dem das Eiweiß, vom Mehlkörper getrennt, in den Randschichten überwiegend als Kleber angelagert ist. Durch die Feinstverteilung des Eiweißes und der Stärke bietet der Reis unseren Verdauungsenzymen eine größere Angriffsfläche, was ihn besonders leicht verdaulich macht. Die Tatsache, daß Mineralien und Vitamine nur in der Randschicht zu finden sind, hat am Anfang des Jahrhunderts, als man den geschliffenen und polierten Reis in Afrika einführte, dort in weiten Gebieten, in denen man sich fast nur von Reis ernährte, eine gefährlich Mangelkrankheit verursacht, die unter dem Namen »Beri-Beri« bekannt geworden ist. Also soll man Reis nur als Naturreis essen, »ungeschliffen« und ohne »Politur«.

Wie alles Getreide ist auch der Reis ein Sonnenwesen, aber durch sein starkes Wasserelement wirkt auch das Wesen des Mondes in ihm. Er impulsiert unsere Körpersäfte, jedoch kaum das Blut, das ja nur einen geringen Teil des »Körperwassers« ausmacht. Er wirkt vielmehr kühlend auf das Blut. Er ist also keine Winternahrung in kalten Regionen, am allerwenigsten für Fröstler und Phlegmatiker. Er wirkt flutend und regulierend auf alle Körperflüssigkeiten, die man unter dem Sammelbegriff »Lymphe, klares Wasser«, sehen kann. Davon hat ein Mensch mit ca. 70 kg Körpergewicht ca. 42 Liter. Das, was davon zuviel ist, versucht das Wesen des Reises auszuschwemmen. Nebenbei bemerkt, der Reis hat einen äußerst minimalen Natriumgehalt, also bindet er kaum Wasser.

Diese Eigenschaften machen ihn besonders wertvoll als Lebens- und Heilmittel für Nieren- und Bluthochdruckkranke, sowie bei Wasseransammlungen (Ödemen) jeglicher Art. Der Reis greift also tief in den Stoffwechsel ein, reguliert und stärkt ohne anzufeuern, da sein warmes Sonnenwesen durch das Wasserwesen gedämpft bzw. gekühlt wird. Da die Materiebausteine – das Eiweiß – alle einzeln vom Lichtprozeß – den Kohlehydraten – im Reiskorn umgeben sind, pulsieren in ihm die kosmischen Kräfte mehr als in jedem anderen Getreide. Daher fördert der Reisverzehr die stille Betrachtung und die Meditation. Der Buddhismus konnte sich auf dem Boden der Reiskultur bestens entfalten. Der Reis als Vertreter östlicher, meditativer Ruhe erfüllt somit eine wichtige Aufgabe im Speiseplan des unruhigen Homo technokraticus aller Industrienationen.

Die Zubereitung von Reis kennt fast jede Hausfrau der Erde. Auch dies ist ein Aspekt seines betont kosmischen Wesens, besonders seines Mondanteils, der ja das urweiblich-mütterliche

Prinzip symbolisiert. Hingegen ist die Zubereitung der anderen Getreidearten den meisten Frauen heute weitgehend unbekannt. Täglich erlebe ich dies in der Praxis, wenn ich den Verzehr der an sich schon längst heimischen Getreidearten empfehle. Dann sehe ich meist ratlos fragende Gesichter: »Ja wie macht man das?« lautet meistens die stereotype Frage; meine ebenso stereotype Antwort darauf: »Frau macht es ähnlich wie mit Reis.« Die Gesichter hellen auf, und das »Aha-Erlebnis« drückt sich oft in dem Satz aus: »Ah ja, dann weiß ich schon Bescheid.«

Eine weitere kosmische Eigenschaft des Reises möchte ich nicht unerwähnt lassen – seine Fruchtbarkeit. Besonders bei den handgepflanzten Wasserreis-Kulturen kann eine Pflanze bis zu 30 Seitentriebe bilden. Dadurch ergeben sich aus einem einzigen Saatkorn 3000 Körner. Vielleicht ist dies mit ein Grund der großen Fruchtbarkeit der Asiaten, oder werden durch die Vertiefung des Seelenbewußtseins mehr Seelen angezogen? Nebenbei bemerkt ergeben Hirse, Quinoa und Amaranth zum Teil sogar das Zehnfache aus einem Korn, nur sind diese viel kleiner als Reiskörner.

Ich komme von meinem kosmischen Freund nicht so leicht los und möchte meine im Moment intensive Verbindung zu ihm dazu nutzen, Dir noch zu erzählen, was ich mit ihm zum erstenmal in Indien erlebt habe, was aber alle Getreidearten und letztendlich alle Lebensmittel betrifft. Bei den Yogis und den buddhistischen Mönchen, aber auch bei anderen, nicht in Ashrams oder Klöstern lebenden Menschen habe ich erst bewußt essen gelernt, besonders den Reis. Ein Korn nach dem anderen habe ich erlebt. Dabei wurden in meinem Mund wertvolle Stoffe aufgeschlossen und Kräfte freigesetzt, die mein Organismus sofort über Lymphe, Blut und Nervensystem aus dem Mundraum aufgenommen hat. Darüber hinaus sprühten aus jedem Korn geistige Kräfte, die mein Körper von sich aus nicht hätte aufnehmen können. Es gelang mir, dies *nur* über mein seelisch-geistiges Bewußtsein aufzunehmen. Wenn wir die Lebensmittel nicht mit allen drei Bewußtseinsebenen in uns aufnehmen und *nur* körperlich verzehren, dann geht uns das Kostbarste verloren, übrig bleibt nur die »leere« Stoffhülle. Keiner bekommt mehr, als er fassen kann. Dies alles lehrte mich ein Reiskorn. Danke!

Der Mais

Nach den Getreiden Asiens, Afrikas und Europas wenden wir uns zum Abschluß dem jüngsten Kontinent, Amerika, zu. Sein bekanntestes Getreide in Europa ist der Mais, der ja auch schon lange in ganz Europa überwiegend als Viehfutter angebaut wird.

Im Gegensatz zu allen zierlichen und feinkörnigen Getreidearten ist der Mais eine wuchtige, derbe Pflanze mit dickem Stengel, breiten Blättern, schweren, großen Fruchtkolben und groben Körnern. Die größte Maispflanze, die ich auf unserer Farm in Venezuela gemessen habe, war 3,80 Meter hoch. Die Durchschnittsgröße dürfte bei 2,60 liegen. Seiner Art entsprechend vermittelt er als Lebensmittel eine gewisse Schwere. Es ist auffallend, daß er sich besonders im Mittelmeerraum und in den Balkanländern ausgebreitet hat. In diesen Ländern lebten und leben die Menschen zum Teil auch heute noch losgelöster von dem Irdischen, mehr in einem phantasiereichen, verträumten Bewußtsein. Vielleicht hat die überwiegende Maisernährung die Aufgabe, diese Menschen mehr in die Schwere der irdischen Zusammenhänge hineinzuführen. Ähnlich kann man es in bezug auf die Indianer sehen. Der Mais ist die einzige Getreideart, von der man, trotz großer Bemühung, noch keine eindeutige Stammpflanze gefunden hat. Nach den Sagen der Inkas wurde ihnen der Mais von den Sonnengöttern gebracht. Diese werden als große, hellhäutige Menschen mit goldblonden Haaren beschrieben, die in Feuerwagen zur Erde kamen. Waren es Engel? Oder Raumfahrer von anderen Gestirnen? Mayas, Inkas, Quiches und viele mehr verehrten den Mais als ein direktes Geschenk der Götter an sie.

Der Mais wurde bei den Inkas zum Teil in der Milchreife roh gegessen und als Fladen zubereitet. Der ausgereifte, harte Mais wurde als Vorrat gelagert und bei Bedarf zu Fladen verarbeitet. Dazu wurde der Mais über Nacht in Kalk- und Pflanzenasche- (Pottasche) Wasser eingeweicht, am Morgen zu einer breiigen Masse zerquetscht, zu Fladen geformt und auf heißen Steinen oder in der Asche gebacken (Tortillas, Arepas). Dies wird auch heute noch in vielen Gebieten Lateinamerikas praktiziert. Die mit Bohnen gefüllten Maistaschen (Empanadas) sind später dazugekommen und sehr populär geworden. Die Zubereitungsart der Indianer wurde bei der Verbreitung des Mais in Europa leider nicht übernommen. Hier wurde er auf europäische Art »verfeinert«. Man war bereits an das Getreidemehl gewöhnt, und so wurde auch der Mais geschrotet und fein gemahlen. Bald entfernte man auch den »lästigen« ölreichen Keimling. Die Maisgrütze ist unter der italienischen Bezeichnung Polenta heute wieder in den Kochbüchern zu finden. Leider hat das in Europa entstandene, entkeimte, somit denaturierte Maismehl ganz Lateinamerika erobert und die gesunde, vollwertige, indianische Zubereitung weitgehend verdrängt. Tortillas, Arepas, Empanadas, Hallacas und viele weitere Kostbarkeiten werden heute aus dem minderwertigen Maismehl aus der Plastikverpackung vom Supermarkt gebacken. Weitere Verbreitung hat der Mais in Form von Cornflakes gefunden.

Zur Herstellung von Cornflakes wird das entkeimte Maismehl mit viel Zucker, Malz, etwas Salz und eventuell noch anderen Stoffen aromatisiert, dann unter Dampfdruck gekocht. Dabei entsteht die beliebte goldgelbe Farbe durch Karamelisierung. Dieser Brei wird mit Heißluft getrocknet, gedämpft und anschließend auf Walzen zu Flocken zerdrückt. Diese werden nochmals in einem Ofen mit Heißluft geröstet. So wird das Leben mehrfach aus dem Mais ausgetrieben, und übrig bleibt ein nahezu künstliches Produkt, dem häufig noch zur besseren Verkaufsmöglichkeit allerlei Vitamine und Mineralien beigemengt werden. Manche Firmen überziehen diese kaputten Flocken zusätzlich mit Zucker- oder Nußlasierungen. Popcorn ist eine weitere, sehr verbreitete und beliebte Form des Maisverzehrs. Viele meinen, dies sei ein neue Erfindung, aber das stimmt nicht. Manche Indianerstämme aßen schon Popcorn, bevor die Spanier nach Amerika kamen. In meiner Jugend habe ich Popcorn gerne gegessen, allerdings selbstgemachtes und nur leicht gesalzen. Das Maiseiweiß ist frei von Gluten und Gliadin, daher gut verträglich für Menschen, die das Gluten (Kleber) der anderen Getreidesorten (außer Reis und Hirse) nicht vertragen. Wir essen Mais in der Milchreife vom Feld oder aus dem Garten. Die Kolben werden in der Blatthülle und mit dem »Bart« in leicht gesalzenem Wasser gekocht. Anschließend werden die Blätter entfernt. Die ganzen Kolben werden mit Butter bestrichen. Dann beißt man hinein in die goldene Götterspeise und ißt die Körner vom Kolben herunter. In Mexiko wird er noch mit einer scharfen Chilisoße und geriebenem Käse garniert. Aus dem reifen braunen »Maisbart« kann man einen nierenreinigenden und harntreibenden Tee kochen.

Amaranth und Quinoa

sind zwei besonders hochwertige Getreidearten aus Süd- und Mittelamerika, die aber bei uns nur in kleinen Mengen erhältlich sind. Ein Anbau in Europa ist mir derzeit nicht bekannt. Beides sind winzige, hell- bis goldgelbe, manchmal auch rosa- bis lilafarbige Körner, von denen eine Pflanze bis zu ca. 50 000 hervorbringt.

Es sind sehr widerstandsfähige Pflanzen, die extreme Trockenheit, sengende Sonne und auch Kälte gut vertragen. Sie wachsen auf kargem, sandigem Boden. In diesen winzigen Körnchen wohnt eine Kraft wie in kaum einem anderen Getreide.

Die Conquistadores (Eroberer) glaubten, wahrscheinlich auch zu Recht, daß die »Indios« ihre Kräfte aus diesem Wundergetreide schöpften und untersagten, teils unter Todesstrafe, dessen Anbau. Daher geriet es auch fast vollends in Vergessenheit.

Der trägemachende Maisverzehr wurde von den Spaniern dagegen gefördert.

In Ecuador, Bolivien, Peru und Chile wird Quinoa wieder auf größeren Flächen angebaut und nach Europa exportiert. Meiner Meinung nach sollte dieses für die Südamerikaner sehr wichtige Getreide in diesen Ländern verzehrt werden, denn sie brauchen die Kräfte dieses »Wunderkorns« mehr als wir.

»Das Brot ist im Ofen,
es soll backen innen, unten und oben,
und die davon essen,
sollen DEINER, O HERR, nicht vergessen.«
Gebet beim Beschicken des Ofens

Unser tägliches Brot

Die Anfänge des Brotbackens waren Fladen mit Mehl, Wasser und etwas Salz, auf heißen Steinen oder in Asche gebacken. Die Entwicklung von dem strukturarmen, »zweidimensionalen«, kompakten Fladen (gebackener Brei) zum »dreidimensionalen, strukturreichen Brotlaib war von einer gewaltigen geistigen Entwicklung begleitet. Man könnte aus einer anderen Perspektive auch sagen, der aus Sauerteig geformte Brotlaib war und ist Ausdruck eines geistigen Reifungsprozesses. Die Gärung spielt dabei eine sehr wichtige Rolle, wie überhaupt im gesamten irdischen Dasein. Wir können den Gärungsprozeß aus vielen Perspektiven betrachten, wobei ich nur jene kurz beschreibe, die mir in bezug auf das Brot im Moment wichtig erscheinen.

Durch die Gärung werden die göttlichen Energien aus ihren Pflanzenzellen-Speichern »befreit« und uns Menschen oder auch den Tieren zur Verfügung gestellt. Dieser Prozeß vollzieht sich im Verdauungstrakt des Menschen und des Tieres. Der Gärungsprozeß bewirkt Verwandlung und Vereinigung, er macht aus einer Vielzahl unterschiedlicher unbrauchbarer Strukturen etwas völlig Neues und Nützliches, wie wir es auch sehr deutlich bei der Kompostierung unserer Küchenabfälle erleben können.

Im Laufe seiner Entwicklung hat der Mensch diesen inneren Prozeß in seiner Außenwelt verwirklicht, wie uns dies die Geschichte der alkoholischen Getränke sehr deutlich zeigt. Diese dienten anfangs auch nur dem Läuterungsprozeß des Menschen. In dem langsam sich entwickelnden (reifenden) Sauerteig wird die irdisch-mineralische Feste des Korns gründlich aufgeschlosssen. Der freiwerdende »Geist« schafft sich Raum in

Form von Luftbläschen, die den ganzen Teig durchdringen und wachsen lassen. Bei der schnellwachsenden Hefe ist dieser Prozeß nicht so intensiv, dies kann man u.a. an der geringeren Aromaentfaltung erkennen. Ein gutes Sauerteigbrot aus ca. 70 bis 80% Roggen und 20 bis 30% Weizen oder Dinkel entfaltet sein volles Aromabukett erst nach vier bis fünf Tagen und schmeckt noch nach ein bis zwei Wochen (bei geeigneter Lagerung) herzhaft und frisch.

Wenn das Getreide aus konventionellem, chemiebelastetem Anbau stammt, ist sein Aroma sehr arm, ebenfalls, wenn das Brot mit chemischem Triebmittel wie z.B. Natriumhydrogenkarbonat gebacken worden ist. Dabei mag es noch so »luftig« und »leicht« erscheinen; es ist es aber nicht, denn diese künstlichen Treibgase sind »Geister« anderer Art als die des Getreides. Dies spürt man schon beim Essen und später im Magen und Darm. Ich verurteile diese chemischen Backmittel keineswegs, denn schließlich kommt jeder zu den »Geistern«, die er gerade braucht, und wer sie in Liebe aufnimmt, kann sie auch verwandeln und erlösen.

Aus dem gemahlenen Getreide entsteht durch den Gärungs- und Backprozeß eine neue Form mit einem neuen »geläuterten« Inhalt. Der Brotlaib mit seiner festen, knusprigen Kruste und der weichen Krume ist wie eine neue Frucht, entstanden durch das Zusammenwirken von Gott und Mensch. Das Brot ist vom »Himmel« durchdrungen. Alle Elemente sind in ihm harmonisch vereint: Erde, Wasser, Feuer und Luft. Kein Lebensmittel nimmt im Volksmund, in der Dichtung und in den geistigen, religiösen Schriften eine derart hohe Stellung ein wie das Brot. Das Brot brechen, miteinander teilen gilt in der ganzen Welt als Zeichen von Gastfreundschaft, bis hin zu Brüderlichkeit. Im Christentum begegnet uns sogar Gott selbst im Brot, in der Gestalt des verklärten Leibes Jesu Christi – das Brot als innigste Verbindung zum Schöpfer.

Inwieweit wir dieses himmlische Brot essen, liegt nur an uns selbst. Die blind konsumierende Masse hat das Brot zu einem verkrüppelten Aufstrichträger degradiert. Dies ist weder Sinn noch Aufgabe des Brotes, das Brot »will« um seiner selbst willen gegessen werden. Dazu muß es aber auch als wahres Brot gebacken werden. Gott sei Dank nimmt das Verlangen nach vollwertigem Brot und das Backen im eigenen Ofen seit einigen

Jahren ständig zu. Es ist auch höchste Zeit, daß der Mensch sich wieder mit dem wahren Brot im umfassendsten Sinne beschäftigt. Das Angebot ist so groß wie noch nie. Nutzen wir das Gebot der Stunde, denn es könnten Zeiten kommen, in denen »der Brotkorb wieder höher hängt«.

In Deutschland gibt es angeblich schon über 300 Brotsorten. Die Bäcker bringen immer neue Sorten auf den Markt. Da gibt es alle möglichen und »unmöglichen« Mischungen, völlig disharmonische, vom Extrem des fast inhaltslosen, weißen »Papierbrotes« über das chemiereiche »Styroporbrot« bis hin zum »Super-Vollkorn-Vitalbrot«, in dem alle Getreidesorten vereint sind, nach dem Motto »Wenn schon, denn schon«. Ich empfinde diese »Viel-Mischbrote« als disharmonisch, mit Ausnahme des Vierkornbrotes: Roggen, Weizen, Hafer, Gerste. Am liebsten esse ich ein Roggen-Weizen- oder Roggen-Dinkel-Brot, dann auch ein Brot aus 70% Weizen und 30% Roggen. Danach kommen die reinen Weizen- und reinen Dinkelbrote. Die alte Kunst, Gerstenbrote zu backen, ist in den letzten Jahrhunderten verlorengegangen. Ich bevorzuge das Sauerteigbrot, an zweiter Stelle das langsam gebackene Salz-Honig-Gärungsbrot und an dritter Stelle ein gutes Hefebrot. Als besonders gutes Mischbrot empfinde ich das »Essener-Brot« von Bäckermeister Stangl aus Nußdorf am Inn, nach einem alten Rezept der Essener (Essäer), wobei das Getreide nicht gemahlen, sondern gequetscht wird. Das Brot mit dem natürlichen Backferment, nach Hugo Erbe gebacken, ist auch empfehlenswert. Es gibt hervorragende Bücher über die verschiedenen Brotsorten und Zubereitungsarten. Mit meinen Ausführungen über diese kostbare Gabe möchte ich nur einen Hinweis geben, um das wahre Brot zu suchen. Esse so oft wie möglich Dein Brot ohne Aufstrich, mit der Ehrfurcht, die ihm gebührt, in stiller Einkehr, und Du wirst es finden, Dein wahres Brot.

Das Brot ernährt uns nicht.
Was uns im Brote speist
ist Gottes ewiges Licht,
ist Leben und ist Geist.
Angelus Silesius

Gemüse

Getreide, Gemüse und Salate kann man als Grund-Lebensmittel betrachten, von denen man, mit der entsprechenden seelisch-geistigen Einstellung, ohne weiteres leben kann. Zu viele Bundesbürger betrachten Gemüse und Salate leider immer noch als Beilagen oder Tellerverzierung. Dänen und Deutsche bilden das Schlußlicht der Gemüseverzehrer in Europa. Gemüse und Salate enthalten alle Vitamine, Mineralien, Spurenelemente, Farb- und Aromastoffe, die wir brauchen. Dazu kommen noch ätherische Öle, Hormone, Enzyme und hochwertige Eiweißverbindungen. Darüber hinaus ist in ihnen ein reiches Spektrum an kosmischen und irdischen Kräften gespeichert. Die Salat- und Gemüsepalette ist sehr groß, ich möchte sie in diesem Buch weder alle aufzählen noch ihre Eigenarten beschreiben, nur in dem Maße, wie es mir nötig erscheint.

Im Kapitel »Lebensmittel als Heilmittel« betrachten wir die Eigenschaften einiger Gemüsearten etwas näher. Salat und Gemüse schmecken natürlich am besten aus eigenem Garten. Wer dieses Gärtnerglück nicht hat oder nicht haben will, findet bei uns in Deutschland ein reiches Angebot zu jeder Jahreszeit.

Kohlgemüse

Der Kohl ist wahrscheinlich das älteste Gemüse in unserem Lande. Ich kenne keine Pflanzengattung, die so viele verschiedene Gemüsepflanzen hervorbringt wie dieser Kreuzblütler von der Brassica-Gattung. Nach dem Wildkohl dürfte der Wirsingkohl, auch als Savoyerkohl bekannt, die älteste Gemüsekohlart sein. Am bekanntesten ist der Weißkohl, auch Kohlkopf, Kappes, Kappens oder einfach Kraut genannt. Aus ihm wird das Sauerkraut gemacht (siehe »Lebensmittel als Heilmittel«). Zu dieser Art gehört auch noch der Blau- oder Rotkohl.

Der Grünkohl, auch Krauskohl oder Winterkohl, ist neben dem Brokkoli eines der nährwertreichsten Gemüse. Leider ist er in Süddeutschland wenig bekannt. Er ist winterfest. Wir essen ihn den ganzen Winter über aus dem Garten.

Brokkoli ist wahrscheinlich eine Vorstufe des Blumenkohls, er hat aber einen viel höheren Nährwert. Er ist unser liebster

Sommer-Herbst-Kohl. Leider ist er noch nicht sehr verbreitet in Deutschland.

Der Blumenkohl ist eine verfeinerte und sehr milde Gemüseart. Man sollte dabei, ebenso wie beim Brokkoli, auch die Blätter essen.

Der Rosenkohl gehört auch öfters auf den Wintertisch. Man sollte von diesen köstlichen Knospen nicht so viele Blätter entfernen, wie dies allgemein leider üblich ist. Die großen Blätter vom Rosen- und Blumenkohl kann und sollte man ebenfalls essen.

Chinakohl essen wir in Streifen geschnitten als Salat im Winter.

Kohlrabi wurde früher auch Stengelkohl genannt, da er an sich eine Verdickung seines Stengels darstellt. Die Urform des Kohls war ja eine reine Stengel-Blatt-Pflanze, wie es der Raps, wahrscheinliche ein Zweig des Feldkohls, auch noch in seiner Weiterentwicklung darstellt. Die Kohlrabiblätter sind besonders basenreich, wir sollten sie alle essen.

Hiermit ist die Vielfalt des Kohls als Gemüse noch nicht zu Ende. Diese Gattung der Brassica hat noch einige verschiedene Rüben und Rübchen, die mit den Blättern ebenfalls als Gemüse verzehrt werden, jedoch nur hier und dort regional bekannt sind.

Leider ist es in der verfeinerten Küche üblich, bei allen Kohlköpfen, bis hin zum kleinen Rosenkophlköpfchen, die äußeren grünen Blätter zu entfernen und nur die inneren, zarteren, blasseren zu essen. Dies entspricht unserer Entfernung von der Natur. Auch die kostbaren, kräftigen, fleischigen Stengel (Strünke) werden einfach weggeworfen. Dabei ist in ihnen sehr viel Kraft, und man kann sie sehr wohlschmeckend zubereiten.

Ich habe mich acht Wochen lang in Paris nur von solchen Kohlstrünken und einigen äußeren, großen, harten Blättern ernährt. Täglich holte ich sie frisch vom Markt aus dem Abfall der Marktfrauen, die ihre Kohlköpfe für ihre Kundschaft schön zurechtstutzten. Hin und wieder fand ich noch einige Kartoffeln in den Abfallkisten, die ich mir dazu kochte. Der deutsche Müllfresser war unter den Marktfrauen bald bekannt. Mir ging es dabei gut, und es war eine sehr wertvolle Erfahrung, nur vom Abfall meiner Mitmenschen leben zu können.

Man sagt, der Kohl habe Stoffe, die die Jodaufnahme im Körper verhindere und er wirke kropfbildend, falls man ihn über längere Zeit täglich esse. Manche sagen, daß auch deswegen im jodärmeren Süddeutschland weniger Kohl gegessen werde als im jodreicheren Norddeutschland. Ich glaube nicht, daß bei ausgewogener Kost der Kohlanteil kropfbildend wirkt. Nebenbei bemerkt, hat der Kropf eine überwiegend seelische Ursache.

Ganz allgemein gesehen sprechen Kohlgemüse das luftige Element in uns an, ja sie »durchtreiben« uns zum Teil; wenn wir nicht genügend »durchlässig« sind, bekommen wir Blähungen.

Wurzelgemüse

führen uns in die Tiefe zu den Ordnungskräften der Erde. Sie »erden« uns. Sie weisen zur Basismitte, besonders die Möhre, der Rettich, die Eiszäpfchen und die Löwenzahnwurzel.

Die Möhre nimmt einen besonderen Platz in der Reihe der Wurzeln ein, gleich danach folgt die rote Beete, aber auch Rettich, Meerrettich, Sellerie und Schwarzwurzel haben Nähr- und Heileigenschaften, die eine nähere Betrachtung erforderlich machen (siehe »Lebensmittel als Heilmittel«). Bei den Eiszäpfchen und Radieschen ist es empfehlenswert, auch einige der guten Blätter mitzuessen.

Knollengemüse

Die Kartoffel wurde von den Spaniern aus Südamerika eingeführt. Sie verbreitete sich sehr rasch als »Arme-Leute-Essen« über ganz Europa und verdrängte weitgehend die Getreidenahrung, vor allem Gerste, Buchweizen, Hafer und Roggen. Dies hat enorme Folgen in der Menschheitsentwicklung Europas, die sich bis auf den heutigen Tag auswirken.

Obwohl es die Kartoffel erst seit ca. 1660 bei uns gibt (der breiten Masse erst seit dem 18. Jahrhundert bekannt), ist eine Kost ohne Kartoffel für die meisten kaum mehr vorstellbar. Sie ist sehr nahrhaft, reich an Mineralien, Vitaminen und Eiweiß. Ihre Zusammensetzung ist stofflich gesehen optimal, sie ist auch besonders basenreich, daher sehr gut bei Übersäuerung. Sie hat aber auch beachtenswerte Nachteile. Meinem Empfinden nach wirkt sie hemmend auf unsere seelisch-geistige Wahrnehmungsfähigkeit. In größeren Mengen, als Hauptnahrung, macht sie die Menschen dumpf und träge. Der »Kartoffelesser« merkt dies nicht, zumal er meistens täglich seinen Muntermacher »Kaffee« trinkt. Der »Getreide-Esser« merkt die »Schwere« der Kartoffel, deshalb ißt er auch wenig davon.

Ähnlich wie der Mais hat die Kartoffel die Aufgabe, den Träumern und den etwas zu stark dem kosmische-geistigen Zugewandten die nötige Erdenschwere zu geben. Viele Kinder suchen unbewußt diese »Erdung« in der Kartoffel, man könnte sagen als Inkarnationshilfe. Wenn man das Wesen der Pflanzen erkennt, erlebt, kann man sie ihrer spezifischen Aufgabe entsprechend sinnvoll einsetzen.

Die Kartoffel sollte man immer mit der Schale essen, am besten im Römertopf ohne Wasser gedünstet. Im allgemeinen nimmt das Verlangen nach Kartoffeln wieder ab und das nach Getreide zu. Auch dies ist ein Zeichen unserer Zeit. Als Gegensatz zur berühmten Nachtschatten-Knolle »Kartoffel« gibt es die, leider weitgehend unbekannte Sonnenblumen-Knolle »Topinambur«. Ihre stoffliche Zusammensetzung ist, besonders im mineralischen Bereich, ähnlich wie die der Kartoffel auch basenüberschüssig, aber ihr Wesen ist ein ganz anderes. Mehr darüber im Kapitel »Lebensmittel als Heilmittel«.

Zwiebelgemüse

Zwiebel und Knoblauch gehören zu den hervorragendsten Heilmitteln unserer Küche, auch den Lauch möchte ich am Rande noch dazunehmen und alle drei in dem schon oft erwähnten Heilmittel-Kapitel beschreiben. Übrig bleibt nur noch der wohlschmeckende Schnittlauch, der als Würzpflanze sehr beliebt ist, er wirkt u.a. appetitanregend und verdauungsfördernd.

Fruchtgemüse

Die Tomate

ist sicherlich in der gesamten westlichen Hemisphäre das beliebteste Fruchtgemüse. Ihre Geschichte ist der der Kartoffel ähnlich. Beide wurden vermutlich schon vor 4.000 bis 5.000 Jahren von den Ureinwohnern Perus, Mittelamerikas und Mexikos gezüchtet und kamen im 16. Jahrhundert durch die spanischen Amerika-Eroberer nach Europa. Es ist merkwürdig, daß die

Früchte beider Pflanzen nahezu 200 Jahre lang aus verschiedenen Gründen in Europa im allgemeinen nicht verzehrt worden sind. Die Tomate galt weitgehend als giftig und wurde, wegen ihrer schönen Farbe, nur als exotische Zierpflanze gepflanzt. Beide Pflanzen begannen ihre rasante Verbreitung parallel zur Industrialisierung Europas und der USA. Man kann sagen, die Tomate und die Kartoffel errangen einen Weltwirtschaftsrang in der Hochblüte des Materialismus, wobei die der Tomate erst einige Jahrzehnte nach der Kartoffel einsetzte. Viele sensible, geistig orientierte Menschen haben zu beiden ein zwiespältiges Verhältnis.

Beide Pflanzen haben extreme Polaritäten zwischen Sonnigem und Giftigem, sie gehören ja zur Familie der Nachtschattengewächse, wobei die lateinische (botanische) Bezeichnung »Solanacea« den sonnigen Anteil in den Vordergrund stellt. Neben der Aubergine und den vielen Paprikaarten gibt es in dieser Familie auch sehr giftige Mitglieder wie die Tollkirsche (Belladonna), das Bilsenkraut (Hyoscyamus) und den Stechapfel (Stramonium), auch die alte »Zauberwurzel« Alraune (Mandragora) gehört dazu. Diese Pflanzen haben seit alters in der Naturheilkunde und später in der Homöopathie einen wichtigen Platz. Ihre Wesensart ist aber auch in veränderter Form in der Kartoffel und in der Tomate, am wenigsten vielleicht noch in den Paprikagewächsen, vertreten.

Eine am Stock bzw. an der Pflanze mit viel Sonne gereifte Tomate ist für mich ein Hochgenuß an Duft und Geschmack. Die meisten im Handel erhältlichen finde ich fade und nicht besonders bekömmlich. Nach meinem Empfinden sind die für den langen Transport grün (unreif) geernteten und nachgereiften Tomaten nicht besonders bekömmlich. Dies empfinde ich bei allen nachgereiften Früchten. Ich freue mich jedes Jahr auf die Tomaten aus dem Garten, aber auch auf dem Markt und in der Gärtnerei gibt es frisch geerntete, reife, duftende Tomaten. Ihr Name kommt von »tumatte« oder »ji-tomatle«, wie man heute noch zum Teil in Mexiko sagt. In Europa nannte man diese zunächst als giftig verdächtige Frucht »Para- oder Liebesapfel«, in Anlehnung an den »roten«, verführerischen und Verderben bringenden Paradiesapfel. Es gibt Berichte aus jener Zeit, nach denen angeblich Europäer durch den Genuß einer einzigen Tomate gestorben seien. Vielleicht war es noch nicht die Zeit für die Aufgabe der Tomate in Europa. Ihr späterer Name »Gold-apfel« bezog sich wahrscheinlich auf ihre Sonnenhaftigkeit, noch heute heißt sie im »Tomatenland« Italien Pomodore (Apfel aus Gold), selbst in Rußland, Polen und anderen osteuropäischen Ländern nennt man sie Pomidor.

Die Tomate ist reich an Mineralien und besonders an Vitaminen, vor allem, wenn sie an der Pflanze gereift ist. Sie ist arm an Eiweiß, Fett und Kohlenhydraten. Daher ist sie sicherlich bei Übergewicht und Fettsucht empfehlenswert. Ich selbst habe mit der Tomate als Heilmittel keine Erfahrung, aber in manchen Schriften wird sie als blutdrucksenkend bezeichnet, angeblich stärkt sie Magen und Bauchspeicheldrüse, fördert den Stuhlgang und ist demzufolge auch gut bei Hämorrhoiden. Sie wirkt wassertreibend, somit ist sie auch gut bei Nieren- und Herzleiden. Früher sagte man, die Tomate fördere die Nieren- und Gallensteinbildung sowie alle verhärtenden, rheumatischen Erkrankungen. Neuere Forschungsergebnisse berichten genau das Gegenteil. Nach meinem Empfinden sind die verdichtenden, verhärtenden Eigenschaften der Tomate nicht im Stofflichen zu finden, sondern in der Eigenart ihres energetischen Wesens, ganz besonders im unreifen Stadium. Durch den Reifungsprozeß der Pflanze werden diese Eigenschaften weitgehend verwandelt, durch das Nachreifen jedoch nur in geringem Maße.

Ich möchte Dich immer wieder an die alte Erfahrung erinnern: Was dem einen nutzt, kann dem anderen schaden. Daher sind wir immer aufs neue gefordert, allem und allen mit innerem, ganzem Wesen bewußt zu begegnen, auch der Tomate.

Die Paprika

gehört ebenfalls zu den Nachtschattengewächsen aus Amerika. Es gibt verschiedene Sorten, die süßen, die als Gemüse verzehrt werden, und die scharfen, die mehr als Gewürz dienen. Letztere betrachten wir im »Gewürzkapitel«. Gemüsepaprika ist ähnlich wie die Tomate reich an Vitaminen und Mineralien.

Die Aubergine

gehört auch zu den Nachtschattengewächsen, ihr mildes Aroma und die Vielfalt ihrer Zubereitung macht sie, ähnlich wie die Tomate, zu einem wertvollen Bestandteil der feinen südlichen Küche.

Die Artischocke

köstlicher Blütenkopf des Mittelmeeres, ist eine alte Heilpflanze, daher werden wir sie in dem entsprechenden Kapitel näher betrachten. Dank der italienischen Restaurants und Pizzerien ist sie und die Aubergine in Deutschland bekannt geworden.

Die Gurke

ist ein besonders basenüberschüssiges Gemüse, vielleicht sogar das basenreichste aller Gemüsefrüchte. Dies macht sie auch zu einem wichtigen Heilmittel unserer Küche. Auch der Kürbis, aus der gleichen Pflanzenfamilie, hat beachtliche Heileigenschaften.

Die Zucchetti

nennen die Italiener den »Flaschen«- oder Gurkenkürbis. Die kleineren Früchte bezeichnen sie als Zucchini. Auch sie haben, wie die Tomate, ebenfalls frisch aus dem Garten in unserer Sommer-Küche einen festen Platz. Ebenso der Gemüsefenchel, den ich aber wegen seiner ätherischen Öle zu den Heilmitteln zähle.

Salat- oder Blattgemüse

Dazu zählen alle Salatarten, Spinat, Mangold, die noch weitgehend unbekannte Gartenmelde, besser noch die wilde Melde, Brennessel, Löwenzahn und Beinwell (Comfrey).

Alle bisher aufgezählten Gemüsearten kann und sollte man so oft wie möglich roh essen (siehe Kapitel »Rohkost«), ausgenommen: Löwenzahnwurzel, Schwarzwurzel, Kartoffeln und Bohnen.

Spargel

wird wegen seiner harntreibenden Wirkung bei den Heilmitteln beschrieben.

Die Pilze

Das Wandern durch stille Wälder auf der Suche nach Pilzen vermittelt wahrscheinlich mehr Lebenskräfte als irgendein Pilz. Ich betrachte die eßbaren Pilze mehr als eine Notnahrung. In früheren Hungerzeiten bezeichnete man sie als »Fleisch des Waldes«. Ich erfreue mich an ihrem Anblick im Walde, aber als »Lebensvermittler« habe ich die etwas sonnenscheuen Wesen bisher noch nicht bewußt in Anspruch genommen. Daher kann ich wenig über sie sagen. Vielleicht kommen die Zeiten noch, in denen ich für ihre Dienste sehr dankbar sein werde.

Hülsenfrüchte

Es gibt 12.000 Sorten dieser artenreichen Familie. Dank Züchtung sind über 100 Sorten davon eßbar. Nicht ohne Grund nennt man diese große, bunte Familie »Schmetterlingsblütler«. Die farbige Pracht der schmetterlingsähnlichen Blüten kommt zum Teil auch in den Früchten zum Ausdruck. Die Hülsenfrüchte haben den höchsten Eiweißgehalt aller Pflanzen. Sie sind auch reich an Vitaminen und Mineralstoffen. Im Durchschnitt bestehen sie zu 60 bis 70 Prozent aus Kohlenhydraten, 20 bis 28 Prozent sind Eiweiß und 2 bis 3 Prozent Fett.

In vielen Ländern sind die Hülsenfrüchte neben dem Getreide die wichtigsten Lebensmittel. Die Armen Lateinamerikas essen täglich ihre schwarzen Bohnen mit Mais oder Reis. Hin und wieder gibt es eine Bratbanane oder ein Stück Käse dazu, oder mal ein Ei, an besonderen Tagen auch mal ein Stück Fleisch. In Asien sind Sojabohne und Reis die tägliche, meistens die einzige Nahrung der großen Masse. Auch in Europa waren Bohnen und Linsen das Fleisch der armen Leute. Erst in diesem Jahrhundert wurden sie durch Fleisch, Fisch und Milchprodukte verdrängt. Nach meinem Empfinden harmonisieren reife Bohnen und Linsen mit Mais, Reis, Kartoffeln und Brot. Grüne Bohnen und Erbsen ebenso mit all den Aufgezählten und zusätzlich noch mit Hirse, Grünkern, Buchweizen und Dinkel.

Hülsenfrüchte sind im allgemeinen belastend und schwer verdaulich. Die griechischen Philosophenschulen lehnten sie als Nahrung ab, Pythagoras sagte zu seinen Schülern: »Enthaltet euch der Bohnen, sie nähren zwar den Bauch, belasten aber den Geist.« Die großen Geister Indiens und Asiens aßen meistens

Bohnen mit Reis, allerdings Sojabohnen. Diese nimmt eine Sonderstellung unter den Hülsenfrüchten ein und leistet besondere Dienste, auch bei bestimmten Erkrankungen. Deshalb werden wir sie unter den Heilmitteln näher betrachten. Auch die Kichererbse hat Eigenschaften, die besonders in der heutigen Zeit an Bedeutung gewinnen, auch sie werden wir näher betrachten.

Im allgemeinen enthalten die Hülsenfrüchte im Rohzustand Stoffe, die zu Vergiftungen führen können, außerdem enthalten sie Stoffe, die die eiweißabbauenden Enzyme im Darm hemmen. Angeblich enthalten sie auch einen Stoff, der Phytin heißt und Mineralstoffe unlösbar bindet. All diese unerwünschten Stoffe werden zum großen Teil durch Einweichen über Nacht abgebaut und der Rest durch den Kochprozeß. Man sollte sie immer im Einweichwasser kochen, da in dieses schon ein Teil Mineralien und Vitamine übergegangen sind, weichkochen und beim Essen gut und lange im Mund einspeicheln.

Wildgemüse und Salate

Wenn der Mensch die Möglichkeit hat, an einem für ihn optimalen Platz zu leben, ist er glücklicher und gesünder, als wenn er zwangsweise in einer künstlich geschaffenen Kolonie lebt.

Den Pflanzen geht es ähnlich.

Die wildwachsenden Pflanzen wählen in gewisser Hinsicht ihren arteigenen Standort. An diesem Platz haben sie die ihnen entsprechende Gesellschaft mit anderen Pflanzen, aber auch mit Insekten, Viren und Bakterien, anderen Kleinlebewesen in der Erde und der Luft sowie mit den verschiedenen, für die meisten unsichtbaren Helfern aus dem großen Reich der Natur. Weiterhin stimmt dann auch der Platz in Bezug zur kosmischen und Erdstrahlung.

Dies ist noch lange nicht alles, aber genug um zu verstehen, daß diese Pflanzen allein schon dadurch viel mehr und hochwertigere Kräfte, Vitalstoffe, Vitamine, Mineralien, Eiweiße und Kohlenhydrate haben als die hochgezüchteten Kulturpflanzen.

Wissenschaftler haben festgestellt, daß bei Züchtung und Überführung von Wildpflanzen zu Kulturpflanzen neben einigem Nutzen durch Vergrößerung und Massenanbau auch gravierende Veränderungen stattfinden: Abnahme der Widerstandskräfte, kaum mehr Überlebenschancen in der freien Natur. Statt lebensfördernder Vitalstoffe lagern sie immer mehr Wasser und inaktive Kohlenhydrate ein.

Dr. Popp und seinem Forscher-Team ist es gelungen, den unterschiedlichen Photonengehalt wildwachsender Pflanzen und Kulturpflanzen derselben Art zu vergleichen. Sie stellten fest, daß diese winzigen aktiven Strahlungs- oder Lichtträger (Lichtquanten) bei den Kulturpflanzen reduziert sind.

Selbst die äußerlich unveränderten Wildpflanzen haben im Anbau, allein auf Grund des unfreiwilligen Standorts und der aufgezwungenen Gesellschaft, nicht den gleichen Gehalt und die gleiche Kraft wie die wildwachsenden Schwesterpflanzen. Diesen Unterschied kann man besonders zwischen den wildwachsenden und den angebauten Heilkräutern feststellen; letztere haben nicht die gleichen Heilkräfte.

Aus all diesen Gründen und vielen mehr sollten wir die eßbaren Wildpflanzen nicht nur als großes Kraftreservoir für Notzeiten betrachten, sondern möglichst in unsere Alltagsnahrung
einbeziehen.

An erster Stelle sollten wir jene Pflanzen essen, die unsere
Nähe suchen; das sind im allgemeinen Brennessel, Löwenzahn,
Spitz- und Breitwegerich und die Schafgarbe. Diese essen wir
von März bis September/Oktober fast jeden Tag, entweder allein als Wildsalat oder zu unserem Gartensalat, dazu noch ein
großes oder mehrere kleine Blätter Beinwell (Comfrey).

Die Melde ist auch häufig auf unserem Speiseplan; meistens
gedünstet zusammen mit Brennessel, oft auch Mangold dazu
und eine kleingeschnittene Zwiebel.

Die Brennesselblätter, roh verzehrt, spenden Kraft und Frische wie kein anderes mir bekanntes Blatt. Auch die Samen
kräftigen den ganzen Organismus, ihr Schleim wirkt besonders
wohltuend auf den Darm.

Vom Löwenzahn essen wir die Blätter und eine, zwei Blüten
pro Person als Salat und die Wurzel gedünstet als Gemüse.

Nach ihrem langen Winterschlaf ist der Organismus der
Bären stark mit Stoffwechselschlacken beladen. Um diese loszu-
werden, fressen die Bären große Mengen jenes wilden Lauchs,
den man deshalb seit Jahrhunderten Bärlauch nennt. Auch für
uns Menschen eine tiefreinigende Pflanze, schmeckt köstlich
kleingeschnitten auf das Butterbrot, auch zum Salat.

Ich habe bewußt nur ein paar Wildpflanzen beschrieben, die
jeder kennt und leicht finden kann. Alle eßbaren Wildpflanzen
zu beschreiben, würde ein Buch für sich ergeben.

Einige bekannte Wildgemüse und Salate zähle ich zum
Schluß noch auf: Geisraute, Huflattich, Gänsefuß und Gänseblümchen, Eselsdistel, Brunnenkresse, Benediktenkraut, Wie-
senschaumkraut, Sauerampfer, Kalmus, große Klette, Hir-
tentäschl, Lungenkraut, Nelkenwurz, Pastinak, Eberwurz,
Scharbockskraut, Wiesenknöterich, Wegwarte, junge Linden-
und Birkenblätter, Gundermann, Nachtkerze, Kerbel, guter
Heinrich und noch viele mehr.

Keime und Sprossen

In allen Samen ruhen gewaltige, auf kleinstem Raum geballte Kräfte.

Durch entsprechende Feuchtigkeit und Wärme »wachen« diese Kräfte auf. Im Inneren des bisher ruhenden Samenkerns beginnt eine emsige Tätigkeit, wie in den ersten Morgenstunden einer erwachenden Stadt.

Im Keimkern erwacht ein neues Leben, beginnt sich zu recken und zu strecken. Um ihn herum sorgt eine vielseitige Gemeinschaft für hochwertige Nahrung, um diesen Keimembryo mit dem Besten zu versorgen. Die Depots der Grundbaustoffe werden geöffnet und aus ihnen werden hochwertige Eiweiße, Kohlenhydrate, Mineralien, Vitamine und vieles mehr hergestellt.

Unter dieser Fürsorge wächst der »Embryo« sehr schnell. Die Geburt aus der Geborgenheit des Samenkorns beginnt schon nach ein bis zwei Tagen, dann streckt er seinen »Kopf« aus der Hülle, und wir bezeichnen ihn als Keimling. Nach einigen weiteren Tagen hat er nur noch seine »Füße« (Wurzeln) zum Teil in der schon fast leeren Hülle, dann nennen wir ihn Sproße. Manche schieben auch erst ihre »Füße« aus der Hülle und tragen diese dann als Hütchen auf dem »Kopf«.

Keime und Sprossen sind hochwertige Lebensmittel, aber nicht für jeden und zu jeder Zeit geeignet.

Die Keimkräfte wirken stark anregend und sind daher im allgemeinen für einen überaktiven, unruhigen Menschen selten geeignet. Auch dies sollte jeder für sich herausfinden. Keime und Sprossen sind besonders gute Nervennahrung, aber sie regen diese auch an.

Getreide wie Gerste, Weizen, Hafer, Roggen, Dinkel sollte man im Keimstadium essen.

Im Sprossenstadium sollte man im allgemeinen folgende Samenarten essen: kleine Samen wie Luzerne (Alfalfa), Sonnenblumen, Sesam und Senf; schleimbildende Samen wie Brennessel, Leinsamen, Kresse und Flachs sowie Hülsenfrüchte wie Sojabohnen (besonders die Mungobohne), Linsen, Kichererbsen und die normalen Erbsen.

Die Keimung

Die Körner werden auf einen Teller geschüttet, so daß alle nebeneinander liegen, dazu gibt man etwas Wasser, aber so, daß sie nicht unter Wasser liegen. Man deckt sie mit einem feuchten Tuch oder mit einem Teller ab. Die Körner werden morgens und abends in einem Sieb gewaschen und erhalten frisches Wasser. Man kann sie auch tagsüber ohne Wasser liegenlassen und nur über Nacht wässern, da nehmen sie so viel Wasser auf, daß der Keimprozeß auch ohne Wasser tagsüber weitergeht.

Je nach Temperatur (sie sollte zwischen 13 und 21 Grad liegen) sind die Keime in 3 bis 4 Tagen $1/2$ cm lang, dann kann man sie verzehren. Falls die Körner säuerlich schmecken, sollte man sie nicht verzehren, da es sich meistens um Säure- und Hefebakterien handelt, die man durch gründliches Spülen während des Keimens vermeiden kann. Bei Bedarf sollte man im Sommer auch noch mittags spülen.

Sprossen-Zucht

Dies geschieht meist aus Hülsenfrüchten, überwiegend aus Sojabohnen und Kichererbsen. In ein Einmach- oder anderes großes Glas von zirka $1 1/2$ l schüttet man zirka eine Tasse gewaschene Mungo-Sojabohnen und dazu 3 bis 4 Tassen Wasser, über Nacht wirken lassen.

Morgens in ein Sieb schütten, mit warmem Wasser waschen. Bohnen, die kein Wasser aufgenommen haben, entfernen.

Die Bohnen in ein gereinigtes Glas ohne Wasser zurückschütten. Mit einer luftdurchlässigen Gaze aus Baumwolle oder Kunststoff verschließen, am besten mit einem Gummiring. Das Glas umstülpen, auf der einen Seite etwas unterlegen, so daß Luft in das Glas gelangt und das Wasser abtropfen kann.

Abends die Bohnen nur zirka 15 min im lauwarmen Wasser wässern, dabei sollten sie gut mit Wasser bedeckt sein. Danach abgießen, waschen und wieder in das umgestülpte Glas geben. Sobald die Keime zu Sprossen werden, sollte man beim täglichen Spülen im Sieb (zweimal) darauf achten, daß sie nicht abbrechen.

Koste die Sprossen jeden Tag und esse sie, wenn sie am feinsten schmecken, bei uns ist dies meistens zwischen dem 5. und 7. Tag. Am letzten Tag sollte man sie direkt ans Licht, am Besten in die Sonne stellen, damit sie viel Sonnenenergie aufnehmen und die zarten Blättchen kräftig grün werden.

Die kleinen Samenkörner wie Luzerne, Kresse, Senf usw. streut man einfach auf ein feuchtes Tuch in einen großen Flachteller und befeuchtet es jeden Tag, sie wachsen darauf wie in der Erde.

Es gibt sicherlich noch mehrere Methoden, auch mehrstöckige Keimgeräte. Dies ist eine Anregung aus eigener Praxis, jeder findet, wie in allem, seine Art.

Um schädliche Bakterienbildung zu vermeiden, waschen wir die Zuchtgläser und Teller nach jeder Ernte mit kochendem Wasser ab.

Das Einweichwasser ist sehr energie- und mineralreich, wir trinken es, man kann es auch zum Dünsten verwenden oder Zimmerpflanzen damit gießen.

Ich esse Sprossen und Keime am liebsten roh und ohne Zutaten. Hin und wieder macht meine Frau auch mal eine feine Salattunke dazu.

Viele empfehlen das kurze Blanchieren der Sprossen, besonders der Sojasprossen, wegen angeblicher Giftstoffe.

Das muß jeder selbst herausfinden.

Weizengras

Elefanten, Pferde, Rinder, Schafe, Ziegen, die schnellen Gazellen und viele weitere Tiere ernähren sich fast nur vom Gras.

Auch der Mensch hat früher Gräser gekaut, unter anderem auch das junge Weizengras.

Dies wurde in jüngster Zeit ernährungswissenschaftlich entdeckt. Manche Forscher wurden vorübergehend zu ausschließlichen »Weizengrasfressern«, als sie entdeckten, was diese unscheinbaren Halme enthalten an Mineralien, Vitaminen, Spurenelementen, Enzymen und sogar 20 – 22 Prozent hochwertigem Eiweiß mit allen lebenswichtigen Aminosäuren.

Ein japanischer Forscher entdeckte im Weizengras ein einzigartiges Enzym, das angeblich die Fähigkeit besitzt, die Reparatur geschädigter DNA-Moleküle (Träger unseres genetischen Codes) anzuregen. Bisher kannte man kein Mittel, weder natürlich noch chemisch, zur Anregung der DNA-Reparatur, also eine große Entdeckung in dem kleinen Halm.

Junges zartes Weizengras kann man fein geschnitten zum Salat essen oder wie Schnittlauch zum Beispiel mit Quark oder Butterbrot.

Größere Halme kann man kauen, bis sie entsaftet sind, die unverdaulichen Grasfasern werden anschließend ausgespuckt.

Für Schwerkranke kann man den Saft mit einer Pflanzenpresse gewinnen.

Weizengras hat heilende und stark entgiftende Eigenschaften, bis hin zur Ausleitung von Schwermetall-Ablagerungen aus unserem Organismus. Deshalb sollte man bei Schwachen und Kranken mit kleinen Mengen beginnen, um starke Entgiftungsreaktionen zu vermeiden.

Für Schwerkranke empfehle ich dreimal täglich zirka 5 ml Saft mit Wasser verdünnt, zirka 1 Stunde vor dem Essen. Nach Verträglichkeit täglich steigern, bis etwa dreimal täglich 50 bis 100 ml.

Man kann das Gras im Garten, aber auch in Schalen auf dem Fensterbrett wie Kresse wachsen lassen.

Mensch, weide dich gesund, wie das liebe Vieh!

Obst und Wildfrüchte

Die verschiedenen Vorstellungen vom Paradies, vom Garten Eden, haben meistens eines gemeinsam, daß es ein Obst-Paradies ist. Von Gemüse und Getreide ist nicht die Rede. An Sträuchern, Bäumen und Stauden wachsen die Früchte der ganzen Welt. Der glückselige Paradies-Bewohner braucht nicht mehr zu arbeiten. Er lebt nur von sphärischen Klängen und Obst mit »paradiesischem« Aroma, das er einfach überall pflücken kann. Wie auch immer das Paradies aussehen mag, es hat schon eine Bedeutung, daß es in den meisten Vorstellungen einer subtilen, vergeistigten Lebensform das Obst als höchstes, ja sogar meistens als einziges Lebensmittel gibt. Durch die zunehmend geistig-mentale Tätigkeit der Menschen nimmt der Obstkonsum ständig zu. Obst ist leicht und schnell verdaulich, wirkt durch seine subtilen Energien und Aromastoffe erfrischend und belebend auf Seele, Gehirn und Nerven. Seine hochwertigen Frucht- und Traubenzuckerarten liefern dem Muskel rasch Energie, da sie schon im Mund direkt in die Blutbahn aufgenommen werden.

Das Obst ist besonders reich an Vitaminen und Mineralstoffen aller Art. Manche warnen vor dem hohen Fruchtsäuregehalt des Obstes. Die Fruchtsäure ist nach meiner Erfahrung nur dann schädlich, wenn das Obst noch nicht reif ist. Fruchtsäuren wirken allgemein anregend auf den Verdauungstrakt und die Abwehrkräfte sowie belebend auf allen Ebenen. Alle Obstsorten bestehen überwiegend aus Flüssigkeit, aber seine Gerüstsubstanz, das Zellbaumaterial – auch Zellulose genannt –, ist zwar nicht verdaulich, hat aber als Ballaststoff eine wesentliche Bedeutung zur Entgiftung und Anregung der Darmtätigkeit. Das bisher Gesagte gilt auch für alle Wildfrüchte. Unsere Obstsorten waren früher auch einmal Wildfrüchte.

Die Bezeichnungen »Obst« und »Frucht« haben schon manchen etwas verwirrt. Jedes Obst ist die Frucht einer meist mehrjährigen Pflanze, aber nicht jede Frucht ist Obst. Die Südfrüchte werden im allgemeinen zum Obst gezählt, aber immer als Früchte bezeichnet. Auch die Nüsse werden zum Obst gezählt, aber nicht als solches bezeichnet. In anderen, mir bekannten Sprachen gibt es diese Begriffsverwirrung in bezug auf die

Früchte nicht. Wie dem auch sei, die Vielzahl der Früchte auf diesem kleinen Planeten ist sehr groß.

Die Früchte, das Obst, die Wildfrüchte und Beeren sind nach den Blüten das Schönste und Verlockendste, was die Natur an Form, Farbe und feinsten Aromen hervorbringt. Bei dieser vielfältigen Pracht ist es verständlich, daß die »Orangen in Nachbars Garten« mehr verlocken als die altbekannten Äpfel im eigenen Garten. Besonders im heutigen Kommunikations-Zeitalter und bei unserem derzeitigen Wohlstand, wo man »alle« Früchte dieser Welt schon quasi im Supermarkt um die Ecke bekommt.

Wir können diese Exoten hin und wieder mal kosten, sollten aber im allgemeinen bei den Früchten des Landes bleiben (siehe dazu das Kapitel »Geographische Aspekte der Ernährung«). Die Früchte unseres Landes sind der Ausdruck von Kräften und Wesen, die uns hier mehr helfen als die Südfrüchte. Der Baum der Erkenntnis in der Mitte des Gartens Eden war ein Apfelbaum. Durch den Verzehr eines Apfels (symbolisch gesehen) fiel der Mensch in die Grobstofflichkeit. Wenn uns der Apfel das eingebrockt hat, müßte er uns auch wieder da heraus helfen. Ich bin in den Tropen Südamerikas aufgewachsen und habe die wunderbaren Früchte dieses Kontinents genossen, auch die der anderen Länder, besonders die Indiens und natürlich die Früchte Europas. So fein sie alle sind, ich könnte leicht auf sie verzichten, nur der Verzicht auf den Apfel würde mir schwerfallen. Nach meinem Empfinden nimmt der Apfel eine zentrale Stellung unter den Früchten ein. Schiller sagte, daß allein der Duft der Äpfel in seinem Schreibpult ihn zu geistigem Schaffen anrege. Mir geht es ähnlich. Ich empfehle jedem »geistig Schaffenden«, zwischen den Mahlzeiten einen bis drei Äpfel zu essen, anstatt Kaffee zu trinken, wie dies leider in sehr großen Mengen in den Büros üblich ist. Auch beim Pausenbrot der Schulkinder ist der Apfel wichtig, hier würden ein bis zwei Äpfel, auch ohne Brot, genügen, oder nur ein Stück trockenes Brot oder eine Handvoll Körner dazu. Wer den Tag mit einem bis zwei Äpfeln anfängt, fühlt sich frischer. Der Apfel hat die stärksten Kräfte, die ich bisher unter allen Früchten erleben durfte.

Leider werden bei uns fast jedes Jahr tonnenweise Äpfel vernichtet, weil keiner sie haben will. Dafür werden aber tonnenweise Orangen eingeführt. Ausgerechnet im Winter, wo die Menschen frieren, essen sie eine tropische, kühlende Frucht. Nur nebenbei bemerkt, der massive Export exotischer Früchte schadet den Ursprungsländern meist mehr, als daß er ihnen Nutzen bringt. Dazu kommt noch, daß die riesigen Monokulturen meistens ausländischen Konzernen gehören, die Menschen und Böden rücksichtslos ausbeuten. Also hilft keiner diesen armen Ländern, indem er Kiwis, Orangen und Bananen ißt. Letztere ist als Exportware besonders ungesund, da sie wegen des langen Transportes sehr grün geerntet und künstlich gereift wird.

Mit Früchten verhält es sich wie mit Menschen. Nicht die makellose, glänzende Oberfläche bestimmt den wahren Wert der Frucht, sondern die Reife. So wie der Mensch nur bei Gott wirklich reif wird (Ich bin der Weinstock, ihr seid die Reben – Johannes 15.5), so können die Früchte nur an Staude, Strauch, Stock und Baum richtig reifen. Die Reifung auf natürlichem Boden ist das wichtigste Kriterium für echte Qualität. Wenn dazu noch liebevoll pflegende, hegende und erntende Menschen kommen, dann sind die Kräfte, die wir durch solches Obst geschenkt bekommen, unermeßlich.

Verzehr

Auf vielen Buchumschlägen wird mit gefüllten Obstschalen gelockt, daß einem allein bei der Betrachtung des Bildes das Wasser im Mund zusammenläuft. Wenn man dann das Buch aufmacht, sind nur noch Rezepte und Bilder von zerschnittenen, zerkleinerten, zerhackten, zerscheibelten, zermanschten Früchte in allerlei unmöglichem Mischmasch darin. Gerade eine Frucht wie ein Apfel lädt dazu ein, seine harmonische Form zu betrachten, zu ertasten, zu streicheln oder wenigstens darüber zu streichen, seine Farben zu betrachten, seinen Duft zu genießen. Dies erleben wir nur in seiner ganzen Form, nicht, wenn wir ihn zerhackt, als Mus, möglichst noch in irgendeiner Soße, vor uns haben. Wenn wir in dieses schöne Gebilde mit Freude und Dankbarkeit hineinbeißen, dann beginnt das wunderbare Erlebnis der Einverleibung. Dies ist mein höchster Genuß beim Verzehr aller Pflanzenformen und Früchte. Aber ich genieße sie auch hin und wieder zerkleinert, als Saft, Marmelade, Mus oder gerieben mit Soße oder Sahne. Der Verzehr der ganzen Form sollte jedoch im Vordergrund stehen.

Äpfel werden in unserer Familie das ganze Jahr über am meisten verzehrt. Sie sind auch lange lagerfähig. Danach kommen Birne und das Obst der jeweiligen Jahreszeit.

Wildfrüchte pflücken wir überwiegend selbst. Himbeeren, Brombeeren, Walderdbeeren, Preißelbeeren, Heidelbeeren, Hollunder und Schlehen. Es gibt natürlich noch viele mehr, aber diese essen wir fast jedes Jahr, wenn sie in unserer Umgebung wachsen. Dazu kommen noch Gartenbeeren wie Johannisbeeren, Stachelbeeren, Erdbeeren und Himbeeren. Frisch schmeckt jedes Obst, jede Frucht am besten. Aber den höchsten Stellenwert sollte die ganze Form behalten. Essen wir sie so oft wie möglich ganz. Durch reine Obstkuren kann man die Beziehung zu den verschiedenen Sorten selbst am besten finden. Im allgemeinen sollte mengenmäßig jedoch das Gemüse an erster Stelle stehen. Viele Menschen vertragen nur wenig Obst. Dies muß letztendlich jeder für sich selbst herausfinden.

Säfte

Säfte bräuchten wir eigentlich nicht, wenn jeder einen Garten Eden hätte, in dem all die kostbaren Früchte wachsen würden und wir sie reif vom Baum oder Strauch essen könnten. Wildfrüchte oder Obst, an Strauch oder Baum gereift, in ihrer ganzen Form zu essen wäre die natürlichste Art, diese kostbaren Gaben der Natur in uns aufzunehmen. Es ist also besser, in einen Apfel hineinzubeißen, langsam Bissen für Bissen zu kauen, einzuspeicheln, Aroma und Duft zu genießen, als ein Glas Saft aus fünf bis sechs Äpfeln zu trinken. In jeder Frucht oder Pflanzenzelle sind, außer der Vielfalt an lebenswichtigen Stoffen, auch hochwertige Lebensenergien eingeschlossen. Durch die Zerstörung der Zelle werden die in jeder Frucht unterschiedlichen Energien freigesetzt und verlassen ihre Trägersubstanz. Die Abstrahlung dieser Energien von der geöffneten oder zerstörten Zelle vollzieht sich in unterschiedlichen Zeiträumen, von Sekunden bis zu Tagen. Wenn wir also eine Frucht essen, wird ihre Energie von Anfang an in unserem Organismus freigesetzt. Bei der Saftherstellung durch mechanische oder enzymatische Prozesse werden die Energien außerhalb des menschlichen Organismus freigesetzt. Erfahrene Safthersteller vermeiden durch rasche und schonende Verarbeitung der Früchte weitgehend Energieverluste.

Da aber kaum einer einen Garten Eden besitzt und für die meisten Menschen heutzutage an Baum oder Strauch gereiftes Obst oder gar Wildfrüchte überhaupt nicht erreichbar sind, gewinnen Wildfrüchte-, Obst- und Gemüsesäfte als Nahrungsergänzung immer mehr an Bedeutung; in einzelnen Fällen sogar als Hauptlebensmittel, z.B. beim Saftfasten, bei bestimmten Krankheiten, für manche alte Menschen und einzelne Ausnahmen, die wie Bienen überwiegend von diesem köstlichen Nektar leben.

Früchte sind kostbare, energiereiche Lebensformen in höchster Vollendung. Daher ist es wichtig, beim Verarbeitungsprozeß zu flüssigen Lebensmitteln die darin enthaltenen Energien weitgehendst zu bewahren. Weiterhin ist darauf zu achten, daß die Säfte keine Fremdstoffe enthalten, vor allem keine künstlichen. Besonders ist darauf zu achten, daß sie frei sind von zusätzlichem Zucker. Ist bei bestimmten Früchten Zucker zur Erhaltung nötig, sollte dies nur ganzer Rohrzucker sein und so wenig wie möglich. Eine Alternative wäre Honig, Birnen- oder Feigendicksaft als Zusatz. Die Früchte sollten möglichst aus naturgemäßem Anbau stammen und reif geerntet sein. Einige Safthersteller erfüllen all die genannten Bedingungen für die Herstellung eines wertvollen Fruchtsaftes. Das sind vor allem die Säfte, die man in verantwortungsbewußt geleiteten Reformhäusern und Naturkostläden bekommt. Ebenso gilt dies auch für Gemüse- und Wildkräutersäfte.

Säfte können *ohne* Zuckerzusatz schonend sterilisiert werden. Eine weitere Möglichkeit der Obst-Flüssigkonservierung *ohne* Zusatzstoffe ist das Eindicken durch Wasserentzug. Solche Dicksäfte sind jahrelang ohne Zusätze haltbar, allein durch die Konzentration ihres eigenen Zuckers. Am bekanntesten ist der Birnendicksaft, den es schon lange in Reformhäusern und Naturkostläden gibt. Dieser ist zum Süßen von Gebäck und Speisen, besonders für Kinder sehr empfehlenswert. Alle eingedickten Säfte sollten zum Trinken mit Wasser verdünnt werden.

Vorteile der Säfte:

Im allgemeinen werden die Früchte zur Saftherstellung ganz reif geerntet, was beim Tafelobst wegen des Transportes selten der Fall ist. Säfte sind lange haltbar und besser lagerfähig. Für Saft- und Fastenkuren, für Kranke und Flaschenkinder, für Reise, Wandern, Bergtouren, Expeditionen etc. sind sie besonders geeignet. Säfte sind weitgehend aufgeschlosssen und daher für den Körper leicht verwertbar. Dies ist besonders für kranke und geschwächte Menschen wichtig. In Form von Saft kann man mehr Früchte, Gemüse oder Wildkräuter zu sich nehmen, als wenn man sie ganz essen würde. Dadurch gewinnen wir für unseren Organismus eine höhere Konzentration der in den jeweiligen Früchten und Kräutern enthaltenen Zuckerarten, Mineralien, Spurenelementen, Vitaminen, Farbstoffen, Bitterstoffen, Gerbstoffen, ätherischen Ölen usw.

Säfte sind ein Genuß zu jeder Jahreszeit und feinste Getränke mit der größten Geschmackspalette. Unverdünnte Säfte sollte man nicht nur als Getränk betrachten, sondern auch als flüssige Nahrung. Vor allem unverdünnte Säfte sollten mehr »gegessen« als getrunken werden, auch hier gilt das Sprichwort: »Flüssige Nahrung essen, feste Nahrung trinken.« Es ist ja auch ein Genuß, einen feinen Saft im Mund zu kosten, bevor man ihn hinunterschluckt. Sobald er in der Speiseröhre ist, schmecken wir ihn ja nicht mehr. Besonders die stark konzentrierten Wildfrucht- und Heilpflanzensäfte sollte man mit Wasser verdünnen.

Für die Fastenkuren und die Heilnahrung spielen die Heilpflanzen-, Wildfrüchte-, Obst- und Gemüsesäfte eine zunehmende Rolle. In kaum einer anderen Zubereitungsform finden wir die Nähr- und Heilkräfte so gut und frisch erhalten wie in einem Saft. Die erfahrenen Safthersteller beherrschen die Kunst, den »flüchtigen Fruchtgeist« rasch in eine Flasche zu bannen, damit er dem dient, der sie wieder öffnet. Ein weiteres Eingehen auf die Nähr- und Heilwerte einzelner Säfte sowie deren organ- und krankheitsbezogenen Indikationen würde den Rahmen dieses Buches sprengen. Diesbezügliche Buchempfehlungen findest Du am Ende des Buches.

Nüsse und Schalenfrüchte

Nüsse

zählen zur Urnahrung des Menschen, sie sind geballte Energie- und Nährstofflieferanten. Nüsse sind reich an vollwertigem Eiweiß, sie übertreffen darin jede andere pflanzliche Nahrung, außer der Sojabohne. Dieses hochwertige Eiweiß befindet sich in den Nüssen in einem harmonischen Gleichgewicht mit anderen wertvollen Nährstoffen. Ebenso hochwertig und ausgewogen ist ihr Fettanteil. Auch der Mineralstoffgehalt der Nüsse ist bedeutend höher als bei den meisten anderen Früchten. Kalium, Schwefel und Phosphor stehen dabei an erster Stelle. Ebenfalls enthalten Nüsse alle lebenswichtigen Vitamine in hohem Maße, außer Vitamin C.

Das Angebot an Nüssen aus allen Ländern der Erde ist bei uns sehr groß. Ich gehe nur auf die ein, die mir selbst im Alltag als Mittel zum Leben dienen.

Die Mandeln

stehen das ganze Jahr über bei uns an erster Stelle. Neben dem bereits geschilderten nährstofflichen Reichtum wohnen den Mandeln ordnende, stärkende und heilende Kräfte inne, deren Wirkung ich besonders in den Augen und der Leber empfinde. Vielleicht sprach man deshalb früher von den schönen Mandelaugen asiatischer Frauen.

Ich esse oft nur Mandeln und Äpfel; immer häufiger empfehle ich diese hochwertige Heilkost als 3- bis 14-Tage-Kur mit erstaunlichem Erfolg. Mindestens sieben Mandeln am Tag kann ich jedem empfehlen, der sie gerne ißt. Vorsicht mit bitteren Mandeln. Diese enthalten Blausäure und sollten nur von Sachkundigen bei bestimmten Erkrankungen dosiert verordnet werden.

Die Haselnuß

steht bei den meisten Kindern in Form von Nußmus an erster Stelle. Unsere Kinder essen sie überwiegend in ihrer ursprünglichen Form, aber auch bei ihnen steht sie unter den Nüssen an erster Stelle. Da ich sie nicht so häufig esse, ist mir ihr Wesen weniger bekannt. Auf alle Fälle scheint sie Kinder zu lieben und ihre gesunde Entwicklung zu fördern.

Die Walnuß

ist meine Lieblingsnuß; leider gibt es sie nur einige Monate im Jahr. Die Walnuß sieht in ihrem Inneren einem menschlichen Gehirn ähnlich. Dies drückt ihr Wesen aus: Sie vermittelt uns Kräfte für unsere Denk-, Konzentrations- und Erkenntnisfähigkeit und stärkt unser Nervensystem in besonderer Weise. Bezeichnend für ihr Wesen ist auch ihre Herkunft: Sie stammt aus dem Himalaya – dem »Dach der Welt« (dem Haupt der Erde). Von dort stieg sie hinunter »zu dienen allen menschlichen Häuptern« und verbreitete sich über die ganze Erde.

Die Cashew-Nuß

aus Südamerika (ihr indianischer Name ist »Kaju«) ist streng genommen keine Nuß. Sie bildet das untere Anhängsel der apfelähnlichen Kaju-Frucht. Ihrer Form nach ist sie den Nieren ähnlich, zu denen sie wahrscheinlich auch einen Bezug hat. Ich esse sie selten, daher habe ich auch keine nähere Erfahrung mit ihr.

Die Paranuß

kommt ebenfalls aus Südamerika, sie wird auch Brasilnuß oder Amazonenmandel genannt. Die runden Fruchtkapseln des Brasilnußbaumes enthalten die Paranüsse als Samen. Bei Nervenschmerzen und Nervenentzündungen (Neuralgien und Neuritiden) essen pflanzenkundige Einheimische unter anderem vermehrt Paranüsse. Diese lindern die Schmerzen und fördern die Heilung. Im stofflichen Sinne kann man diese Heilwirkung auf ihren hohen Gehalt an B-Vitaminen zurückführen.

Durch ihren außerordentlichen hohen Fettgehalt werden sie schnell ranzig, daher bekommt man bei uns selten einwandfreie, wohlschmeckende Paranüsse.

Die Kokosnuß

In Südamerika, besonders in der Karibik, trinken die Einheimischen die erfrischende und nährreiche Kokosnußmilch im frühen Milchstadium der Frucht und essen das erst dünn gebildete, zarte, schlüpfrige Fruchtfleisch.

Das schwerverdauliche feste »Nußfleisch« des späteren Reifestadiums (Spätlese) wird aus der harten Schale gelöst, in kleine Stücke gebrochen und tonnenweise nach Europa eingeschifft.

Diese alten, trockenen Kokosnußstücke waren einst begehrte Rohstoffe für die Fettindustrie. Dieser wurde bekannt unter dem indischen Namen »Kopra«. Die Frachter, die diese damals sehr kostbare Ware nach Europa brachten, wurden als »Kopra-Schiffe« weltberühmt. Wie alle damaligen Frachter hatten sie sechs bis zwölf Passagierkabinen. Keiner wird jemals die dreiwöchige Überquerung des Atlantik auf einem Kopra-Schiff vergessen. Die Schiffe waren alle voller, von uns Menschen als »Ungeziefer« bezeichneten Lebewesen, insbesondere eines schwarzen Käfers, den man den »Koprakäfer« nannte. Dazu kamen noch Skorpione, Spinnen, graue Steinkäfer und viele mehr. Häufig auch Mäuse und kleine Schlangen, die die Mäuse in den Koprasäcken aus Sisal jagten. Diese gefüllten Säcke lagen meistens wochenlang zuhauf in den Kokosplantagen aufgetürmt. Was sich da in den Tropen alles einnistet, kann man schwer aufzählen. Diese Koprasackbewohner verbreiteten sich während der Fahrt über das ganze Schiff. Man traf das bunte kleine Völkchen überall: in den Motoren und Getrieben, in der Koje, in den Kleidern und täglich als Beilage im Essen. Diese Schiffe konnten selten eine andere Fracht transportieren, da es nie gelang, sie ganz zu reinigen. Wieviel Chemie benötigt wird, um die Kokosstücke zu reinigen, bevor daraus Kokosraspeln, -fett oder -riegel gemacht werden, kann man sich vorstellen. Wie schon gesagt, ist die Kokosnuß in diesem Spätstadium im allgemeinen nicht empfehlenswert.

Die Erdnuß

kommt ebenfalls aus Südamerika. Als ich noch dort lebte, war sie die Nußart, die ich am häufigsten verzehrte. Ich hatte das Gefühl, sie stärkt das Gefäßsystem und den Kreislauf. Hier in Europa esse ich sie selten. Geröstet und gesalzen wird sie leider maßlos und meist unbewußt in großen Mengen so nebenbei verschlungen.

Nüsse sollte man besonders gut kauen und erst schlucken, wenn nur noch Flüssigkeit im Munde ist.

Alle Nußarten ergeben in Verbindung mit Obst eine hervorragende und vollständige Mahlzeit. Dabei esse ich meist nur eine Nußsorte mit Äpfeln.

Süchtige Fleisch- und Fleischprodukt-Esser können durch vermehrten Nußverzehr ihre Sucht leichter überwinden. Dabei sind die Nüsse als Nahrungsmittel nicht nur ein vollwertiger Fleischersatz, sondern sie übertreffen dieses.

Schalenfrüchte

Sonnenblumenkerne

durchsonnen unseren Organismus. Die Sonnenblume stammt aus Süd- und Mittelamerika. Den ganzen Tag lang dreht sie ihren »Kopf« ständig der Sonne zu, um ja keinen Strahl Sonnenenergie und Segen zu versäumen. Die gelbleuchtenden Blütenblätter, der gelbe Fruchtkorb und die darin gebetteten schwarzen Samen ermöglichen die optimale Aufnahme und Speicherung der Sonnenkräfte wie bei kaum einer anderen Frucht.

Jeder einzelne Kern, in Dankbarkeit und Liebe gegessen, schenkt uns eine Fülle an ordnender, harmonisierender, reinigender, stärkender und heilender Sonnenkraft.

Kürbiskerne

sind strenggenommen gar keine Schalenfrüchte, aber sie gehören zu den wichtigen Kernen der Alltagsnahrung. Jeder Mann über Vierzig sollte zur Pflege seiner Prostata täglich eine Handvoll Kürbiskerne essen. Ich bevorzuge die großen geschälten Kerne aus dem Naturkostladen oder Reformhaus. Kürbiskerne stärken die Nieren, die Harnleiter, die Blase und die Prostata, sie wirken auch heilend auf diese Organe.

Von alters her werden Kürbiskerne als Wurmmittel gebraucht (siehe dazu Darmparasiten). Darüber hinaus haben sie einen hohen Nährwert.

Die Kürbispflanze stammt ebenfalls aus Südamerika.

Die Pistazienkerne

sind nach meinem Empfinden große Energiespender mit besonderem Nährwert und sollten keineswegs so nebenbei »geknabbert« werden.

Sesamsamen

sind ebenfalls sehr nahrhaft und zählen zu den ältesten Gewürzen der Erde. Sie reinigen und stärken das Gefäßsystem. Ich esse Sesamkerne besonders gerne, da wir in Südamerika Sesam angebaut haben.

Pinienkerne

wirken reinigend, belebend und stärkend, besonders auf das Nervensystem. Es gibt davon genauso viele Sorten, wie es verschiedene Pinien-Baumarten auf der Erde gibt.

Die Edelkastanie

kann man auch als ein kleines Brot bezeichnen; die Früchte des legendären Brotbaumes in Südamerika schmecken ähnlich.

Sie ist stark basenüberschüssig und daher besonders gut für Rheuma- und Gichtkranke geeignet. Sie enthält wenig Kochsalz und ist daher für Nierenkranke, aber auch für Herz- und Kreislaufkranke empfehlenswert.

Aufgrund ihrer leichten Verdaulichkeit eignet sie sich als Aufbaukost für alle geschwächten und kranken Menschen.

Kindern und alten Menschen, die nicht mehr kauen können, empfehle ich Kastanienmehlsuppe oder -brei. Man kann damit auch Pfannkuchen backen.

Ich esse Kastanien am liebsten geröstet als »Maroni«.

Bucheckern

Die Buche ist eine Verwandte der Edelkastanie. Sie liefert nur alle sieben bis zehn Jahre eine reiche Samenernte.

In den Hungerjahren der Nachkriegszeit waren die Bucheckern sehr begehrt. Der Buchengeist sah anscheinend die Not der Menschen, er durchbrach seinen mehrjährigen Ertragszyklus und schenkte den Menschen jedes Jahr eine reiche Ernte.

1947 war die Not am größten, aber auch die Bucheckernernte war so groß, wie kein Mensch sie jemals zuvor und auch nicht danach erlebt hatte.

Am besten ißt man sie geröstet wie die Maroni. Ich esse sie am liebsten roh, aber manchen wird es beim rohen Verzehr größerer Mengen übel.

Bei allen Kernen ist ein gründliches Kauen ebenso wichtig wie bei den Nüssen.

Milch

ist das vollkommene Lebensmittel. Dies kann jeder ohne wissenschaftliche Analyse daran erkennen, daß alle jungen Tiere und Menschen in der ersten Phase ihres Erdenlebens ausschließlich von dem köstlichen weißen Saft ihrer Mütter leben.

Auf Grund dieser Tatsache lehnen viele Menschen die Milch als Lebensmittel für Erwachsene ab. Sie sagen, es sei eindeutig von der Natur so eingerichtet, daß sie nur für das junge Leben bestimmt sei. Aber der Mensch ist ein freies Geistwesen, das sich zu Gedeih oder Verderb über die Naturgesetze erheben kann.

Die Menschen, die Milch und Milchprodukte als Nahrungsmittel ablehnen, handeln sicherlich auf anderen Gebieten auch wider die Natur. Ein weiteres häufiges Argument gegen den Milchkonsum: Diese würde dem Jungtier, bei der Kuhmilch dem Kalb, geraubt. Dies ist eine ernste Anklage gegen Landwirte, die kein Gefühl für die naturgemäßen Bedürfnisse ihrer Tiere haben und die Kälber zu früh von der Mutter wegnehmen, oder die gar so grausam sind und die armen Kälbchen von Anfang an nicht zu ihrer Mutter lassen und sie mit minderwertigen Ersatzmitteln ernähren. Sie tun dies, um einen möglichst hohen Verdienst zu erzielen. Aber es ist geschäftlich gesehen ein Irrtum, denn dafür sind ihre Kosten für Tierarzt und Medikamente um so höher. Solche rein wirtschaftlich orientierten »Milchfabriken« gibt es leider sehr viele, und wir Milch- und Milchprodukte-Konsumenten unterstützen somit bewußt oder unbewußt das Leid der Tiere.

Aber jeder, der den Konsum von Milchprodukten aus diesem Grund ablehnt und diese Landwirte mit negativen Gedanken und Urteilen belegt, richtet aus einer ganzheitlichen Sicht noch größeren Schaden an als der Milchtrinker, denn er sät Disharmonie, Haß und letztendlich Krieg.

Gott sei Dank gibt es aber noch viele Landwirte, die ihre Tiere lieben und sie demzufolge auch naturgemäß betreuen. Da jede gesunde Kuh weit mehr Milch produziert, als ihr Kalb braucht, und noch weit über dessen Säuglingszeit hinaus, ist also auch in einer tiergerechten Milchwirtschaft viel Milch für den Menschen übrig – Milch von »glücklichen« Kühen.

Ich versuche, *jeden* Menschen so anzunehmen, wie er ist, nicht wie er meiner Meinung nach sein sollte. Gegen Mißhandlung von Mensch, Tier und Natur in umfassendem Sinne kann man mit Liebe und Verständnis für den »bösen Täter« viel mehr erreichen als mit seiner Bekämpfung. Jeder muß früher oder später die Konsequenzen seiner Worte, Gedanken und Taten tragen.

Wer aus seiner inneren Harmonie heraus keinerlei Verlangen nach Milch oder Fleisch sowie nach Milch- oder Fleischprodukten hat, wird auch ohne sie gut, gesund und ohne jegliche Mangelerscheinungen leben. Mängel treten nur auf, wenn man mit seiner Art der Ernährung Werturteile verbindet.

Wie schon gesagt, die Milch ist das vollkommene Lebensmittel. Im Milcheiweiß sind alle essentiellen Aminosäuren enthalten. Die Milch enthält ein Kohlenhydrat, den Milchzucker, der unter anderem auch die Mikroorganismen im Darm unterstützt. Das gut bekömmliche Milchfett schmilzt bereits bei Körpertemperatur. Die Milch enthält, abhängig von den Futterbzw. Weideverhältnissen, alle nötigen Mineralstoffe in einer leicht aufnehmbaren Form und in einem zueinander gut abgestimmten Mengenverhältnis. Insbesondere Kalzium und Phosphor sind wichtig für Aufbau und Erhaltung von Knochen und Zähnen. Die Milch ist auch sehr reich an Vitaminen. Sie ist in bezug auf Säure-Basen wie das Blut: ca. 80 Prozent basisch und 20 Prozent sauer, das ideale Gleichgewicht.

Wenn wir das Wesen der Milch betrachten, entdecken wir auch etwas Pflanzliches an ihr. Deshalb sehe ich sie nicht als rein tierisches Lebensmittel, sondern mehr als leichte Pflanzenmetamorphose im tierischen und menschlichen Organismus. Die völlige Verwandlung der Pflanze ins Tierische kann ich nur im Fleisch erkennen, aber keineswegs in der Milch. Deshalb erlebe ich die lakto-vegetarische Kost als sehr harmonisch. Die Milch ist keineswegs ein Fleischersatz für Halb- oder Pseudo-Vegetarier, wie sie leider oft von reinen Vegetariern bezeichnet wird. Die gesunde Rohmilch hat ganz gewaltige Kräfte. Sie schützt Mensch und Tier vor schädlichen Strahlen (deshalb trinken u.a. Schweißer viel Milch), neutralisiert Gifte im Organismus, wirkt harmonisierend und heilend.

Milch von Kuh, Schaf, Ziege und Stute sind die allgemein bekannten Arten in unseren Breiten.

Wasserbüffelmilch ist in Indien und ganz Asien stark verbreitet, aber auch in Süditalien. Bei uns bekannt durch die berühmte Mozzarella di Buffala, das ist der weiße Käse, der auch für die feinste Pizza verwendet wird. Schafsmilch ist besonders gut für die Leber. Ziegen- und Stutenmilch stärken die Abwehrkräfte. Voraussetzung dafür ist aber, daß die Tiere auf natürlichen Weiden frei ihre Nahrung suchen können. Da sollten neben den verschiedenen Gräsern noch allerlei Heil- und Beikräuter wachsen, die die Tiere gerne fressen und auch bei Gesundheitsstörung suchen. Wir haben in Südamerika für unsere freilaufenden Tiere keinen Tierarzt und keine Medikamente gebraucht. Durch die Gräser- und Kräutervielfalt einer natürlich wachsenden Wiese entsteht eine Milch von höchster Qualität und feinstem Aroma.

Durch starke Stickstoffdüngung werden bestimmte Gräser gefördert. Die feineren Gräser und die Heilkräuter, mit Ausnahme des Löwenzahns, werden unterdrückt, ebenso eine Vielfalt an Pflanzen, die mit ihrem Blütenstaub und Nektar Schmetterlingen die Nahrung liefern. So werden die Wiesen zu einem einseitigen Grasbestand getrieben. Die Milchproduktion wurde durch Beigaben von allerlei Kraftfutter seit den dreißiger Jahren auf das Doppelte gesteigert, und man will sie noch weiter steigern. Das ist aber keine Milch im Sinne der Natur mehr, sondern ein künstlich erzeugtes Massenprodukt. Leider kennen die wenigsten Konsumenten die natürliche Milch mit ihrem Aroma. Wie auf allen Ernährungsgebieten ist auch hier die Geschmacksempfindung schon denaturiert.

Wie schon gesagt, gibt es Gott sei Dank immer mehr Bauern, die ihre Tiere lieben und sie naturgemäß betreuen. Bei so einem Bauern holen wir unsere Milch – Milch von glücklichen Kühen.

Naturbelassen, roh, leicht erwärmt, so genießen wir sie. Milch sollte man *essen* und nicht einfach wie Wasser trinken. Man sollte sie Schluck für Schluck gut und lange im Mund genießen und einspeicheln oder löffelweise süppeln. (Siehe in meinem »Fastenbuch« das Kapitel »Milch-Brot-Kur«.)

Wer auf dem Land wohnt, sollte die Rohmilch beim Bauern holen und sie beim Erwärmen nicht über 42° erhitzen.

Wer auf Milch aus dem Geschäft angewiesen ist, sollte versuchen, Vorzugsmilch zu bekommen. Dies ist nichterhitzte und unbehandelte Rohmilch, die unter amtlicher Überwachung direkt vom Bauern an den Handel geliefert wird. Wobei die Gesundheit der Kühe, die Beschaffenheit der Milch, die Abfüllung und Verpackung, Stall, Milchraum, Personal usw. laufend überprüft werden.

Außer der Vorzugsmilch gibt es im Handel nur erhitzte Milch. Davon ist die pasteurisierte Vollmilch mit natürlichem Fettgehalt die beste. Wer gerne Milch trinkt und Milchprodukte ißt, sollte von den Produkten, die im Handel sind, folgendes wissen: Jede Art von Hitzeeinwirkung über 42° verändert und denaturiert die Milch, das Milcheiweiß wird dadurch zum Teil gesundheitsschädlich. Deshalb sollte besonders der Kranke keine denaturierten Milchprodukte zu sich nehmen.

Die heute meist angewandte Form der Milcherhitzung ist das sogenannte Pasteurisieren als Kurzerhitzung auf 71° bis 74°C oder die Hocherhitzung auf 85°C. Eine weitere ist die Ultrahocherhitzung auf 150°C für 2,4 Sekunden. Die so erhitzte Milch wird als H-Milch (haltbare Milch) verkauft. Sie enthält keine vermehrungsfähigen Keime mehr und somit auch kein Leben. Also ist sie wie ein großer Teil der Industrienahrung kein Lebensmittel mehr, sondern ein »totes« Mittel. Ein weiteres Verfahren, das in der Milchwirtschaft häufig angewendet wird, ist die Homogenisierung: Die Milch wird mit hohem Druck (250 Atmosphären) durch Düsen gepreßt, die feiner sind als die Fettkügelchen der Milch. Dabei zerplatzen diese und werden gleichmäßig verteilt, so daß die Milch keine Rahmschicht mehr bilden kann.

Sauermilch

entsteht durch das natürliche Sauerwerden der Vollmilch. In den Molkereien erfolgt die Säuerung durch Milchsäurebakterien-Kulturen. Die Sauermilchsorten sind entweder flüssigsämig, also trinkfähig, oder eingedickt. Nach Herstellungs- und Bakterienart nennt man sie auch Dickmilch, Setzmilch, Gestöckelte, Langmilch oder Schwedenmilch.

Buttermilch

ist die Flüssigkeit, die bei der Verbutterung von Milchrahm (Sahne) übrigbleibt. Die Molkereien dürfen unter dieser Bezeichnung 10 Prozent Wasser oder 15 Prozent Magermilch hinzufügen. Bei der Bezeichnung »Reine Buttermilch« sind diese Zusätze nicht erlaubt.

Kefir

ist eine durch Hefepilze, genannt Kefirknöllchen, veränderte Sauermilch. Einige ernstzunehmende Darmflora-Forscher lehnen den Kefir für unsere Darmflora ab. Ich selbst habe keine Erfahrung damit.

Joghurt

wird mit verschiedenen Milchsäure-Gärungsbakterien hergestellt. Das Angebot ist sehr groß, entsprechend der Geschmackspalette: vom Feinsten bis zu den scheußlichsten Panschereien mit Chemie und Tapetenkleistergeschmack.

Ich empfehle Biogarde, Bioghurt und Sanoghurt. Damit möchte ich nicht sagen, daß es nicht auch andere Marken mit dieser Qualität gibt, mir sind derzeit nur die genannten bekannt.

Der Mensch ist ab dem Säuglingsalter im allgemeinen nicht mehr auf Milchverdauung eingestellt. Daher ist eine gute Sauermilch für die meisten bekömmlicher und leichter zu verdauen als Vollmilch.

In den Sauermilch-Erzeugnissen sind zwei Arten von Milchsäure enthalten: die linksdrehende D(-) und die rechtsdrehende L(+). Dies bedeutet, daß das Licht bzw. der Lichtstrahl in der einen Säure nach links, in der anderen nach rechts abgedreht wird. Anatomisch gesehen ist unser Magen-Darm-Trakt in einer Rechtsspirale angelegt, physiologisch und energetisch ist er bis in die Darmflora hinein auch rechtsdrehend tätig. Deshalb ist auch die rechtsdrehende Milchsäure die geeignetere für unseren Körper. Ich glaube, die meisten Sauermilchprodukte sind heutzutage rechtsdrehend, man achte auf das entsprechende Zeichen.

Milch-Mischprodukte

Auf diesem Gebiet kommt die wachsende chemische Farb- und Aroma-Palette zur Geltung. Sicherlich gibt es Hersteller, die echte Früchte verwenden, aber ich rate jedem, der Verlangen nach irgendeiner Frucht-Sauermilch oder Joghurt-Kombination hat, sich selbst die Früchte in Sauermilch, Sahne, Quark oder Joghurt zu mischen.

Käse

gehört zu den ältesten und beliebtesten Nahrungsmitteln der Menschheit.

Schon die Sumerer von der Stadt Ur, zwischen Euphrat und Tigris, haben vor 6000 Jahren Käse gegessen. Die Römer, Griechen und Germanen hatten auf ihren Eroberungszügen Käse dabei. Im Mittelalter lebten die Mönche mancher Klöster überwiegend von Brot, Käse und Wein, auch heute noch eine sehr gut schmeckende Trias.

Käse wird weltweit hauptsächlich von Kuhmilch hergestellt, aber auch von Schafs- und Ziegenmilch, in einigen Ländern von Büffelmilch. Die Käseherstellung beruht auf dem einfachen Prinzip der Milchgerinnung. Dabei scheiden sich (wie bei der Blutgerinnung) die festen Bestandteile von den flüssigen. Die Römer nannten die festen Teile »coagulum formatum« (geformtes Gerinsel), daher kommt die italienische bzw. die französische Bezeichnung für Käse: formaggio bzw. fromage. Das Milchwasser nennen wir Molke. Dieses »geformte Gerinsel« haben wir früher in einem Leinentuch oder Säckchen aufgehängt, damit die Molke weitgehend abtropfen konnte. Somit hatten wir durch die natürliche Milchsäuregerinnung einen guten Frischkäse. In Venezuela nannte man ihn »quajada« (»Geronnene«), in Deutschland Quark, G'stöckelte, Topfen, Bibeleskäs usw.

Dies ist nach wie vor, nach meinem Gefühl, die natürlichste und gesündeste Käseart. Man kann daraus auch kleine Käse formen und sie in der mit Meersalz leicht gesalzenen Molke einige Tage aufbewahren. Frischer Quark schmeckt hervorragend auf Brot, zu Kartoffeln und Gemüse, auch angemacht mit Leinöl oder allerlei Frischkräutern. Auf dieser ersten Stufe der Milchgerinnung bauen allerlei verschiedene Herstellungsverfahren der über 4000 Käsesorten in der Welt auf.

Käse wird überwiegend aus erhitzter Milch hergestellt; auch bei der Herstellung der meisten Rohmilch-Käsesorten wird die Milch kurzzeitig erhitzt. Danach erfolgt die Gerinnung, entweder mit Milchsäurebakterien oder mit Lab-Enzymen aus den

Mägen der Kälber, Lämmer oder Zicklein. Heute benutzt man auch von Mikroorganismen gebildete Lab-Enzyme, jedoch werden Säure- und Labgerinnung meistens kombiniert angewendet. Die geronnene Masse nennt man Käsebruch. Dieser wird mit Messern oder Drähten zerkleinert, damit die eingeschlossenen Molkereste noch austreten können. Je härter der Käse werden soll, desto intensiver muß der Käsebruch zerkleinert werden. Der zerkleinerte Bruch wird dann in Formen gepreßt und in ein Salzbad gelegt Dies liegt je nach Käsesorte zwischen Stunden und Tagen. Danach wird der Käse gelagert, und es erfolgt der Reifungsprozeß, der je nach Käsesorte Tage, Wochen und Monate, sogar bis über ein Jahr dauern kann. Die länger gelagerten Käse sind die Alt-Käsesorten. Die Löcher im Käse entstehen durch Gase, die von verschiedenen Mikroorganismen gebildet werden. Die Vielfalt der Käsesorten entsteht durch allerlei Herstellungsvarianten und Zutaten, wobei auch hier chemische Stoffe in zunehmendem Maße verwendet werden.

Käse ist sehr reich an Eiweiß und Fett. Daher sollte der Verzehr auch *sehr* mäßig sein, sonst »verstopft« der Käse Haut und Haare. Man kann dies besonders an den Hautporen der Nasenflügel sehen: Bei übermäßigem Käsekonsum werden sie verstopft mit einem nach Käse riechenden Talg, an dessen Geruch man sogar die überwiegend konsumierte Käsesorte erkennen kann. Dies geschieht durch den käseüberlasteten Lymphstrom am ganzen Körper. Der übermäßige Käse-Esser riecht aus allen Poren nach Käse. Haarausfall wird u.a. auch durch zuviel Eiweiß, besonders in Form von Käse und Eiern,, verursacht. Alle Käsesorten haben einen hohen Kalziumgehalt, aber auch Phosphor und Vitamin A.

Die meisten Käsesorten haben leider einen hohen Natriumgehalt. Da die meisten Menschen zuviel Salz konsumieren, wäre es gut, wenn Käse weniger Salz enthielte. Schmelzkäse sollte man wegen des hohen Salzgehaltes ganz meiden.

Ein alter, erfahrener Kollege rät seinen Patienten, täglich eine Messerspitze eines französischen, in Höhlen gereiften Roquefort auf der Zunge zergehen zu lassen. Seinen Patienten und ihm selbst tut diese kleine Dosis des Penicillinum-roqueforti-Schimmels, laut seiner Aussage, sehr gut. Wer gerne Käse ißt, wird schon den richtigen für sich finden. Ich selbst esse gerne natürlichen Quark und hin und wieder einen guten Hartkäse.

Sahne

Der Rahm der Milch, Vorstufe der Butter, ist ebenso ein hochwertiges Fett wie die Butter.

Am besten ist die Sahne von der naturbelassenen Rohmilch – Süß- oder Sauerrahm, je nach Bedarf und Geschmack. Auch hier gilt Maßhalten als oberstes Gebot. Milchfett ist von Natur aus emulgiert, d.h. es besteht aus lauter kleinen, fein verteilten Fettkügelchen, die angeblich ohne enzymatische Aufspaltung (korpuskulär) vom Organismus resorbiert werden können. Deshalb wird gerade die Sahne von vielen bei Verdauungsstörungen dem Pflanzenöl vorgezogen. Ich persönlich habe da andere Erfahrungen gemacht: Bei einer Kost, deren Fettanteil aus reinem kaltgepreßtem und naturbelassenem Öl besteht, fühle ich mich allgemein leichter, als wenn ich diesen Fettbedarf nur in Form von Butter und Sahne zu mir nehme. Dies kann auch von dem Eiweiß der Butter und der Sahne herrühren. Dazu kommt noch, daß das Fett zwar in Form einer Emulsion vorliegt, aber die einzelnen Fettkügelchen sind, laut Ernährungswissenschaftler, mit einer Membran umgeben, die vorwiegend aus Eiweißsubstanzen besteht.

Besonders bei Patienten mit Leber-Galle-Beschwerden konnte ich feststellen, daß sie die reinen Pflanzenöle besser vertragen als die Milchfette. Jeder reagiert anders, deshalb sollte jeder selbst herausfinden, welches Fett für ihn am bekömmlichsten ist. Ich fühle mich mit ca. zwei Dritteln Pflanzenölen, einem Drittel Butter, Käse und gelegentlich etwas Sahne sehr wohl.

Butter

»Bei uns ist alles in Butter, und es läuft alles wie geschmiert.«

Vielleicht liegt es daran, daß wir alle sehr gerne und oft gute Pflanzenöle und gute Butter essen. »Es ist alles in Butter« ist ein sehr alter Volksspruch, der offensichtlich die Harmonie und die Ordnung dieses komplexen und vielseitigsten aller Fette ausdrückt. Schon in der ayurvedischen Medizin (ca. 3000 Jahre alte indische Heilkunst) gilt die Butter als wichtiges Lebens- und Heilmittel für allerlei Krankheiten. Die Butter ist sehr bekömmlich und leicht verdaulich. Sie hat das breiteste Fettsäure-Spektrum aller Fette und Öle.

Bisher hat man 76 verschiedene Fettsäuren in der Butter gefunden, dazu enthält sie die Vitamine A, C, E, K und Karotin, weiterhin ca. 50 Prozent ungesättigte und 50 Prozent gesättigte Fettsäuren und ca. 200 bis 450 Milligramm Cholesterin. Es ist aber ein Irrtum, die Butter wegen ihres hohen Anteils an gesättigten Fettsäuren und an Cholesterin als ungesund zu bezeichnen. Naturbelassene Pflanzenöle sind zwar cholesterinfrei, aber auch sie enthalten zwischen 7 und 25 Prozent gesättigte Fettsäuren. Auch diese werden vom Organismus in geringem Maße gebraucht. Die Qualität eines Nahrungsmittels kann man nicht aus seiner chemischen Analyse ableiten, sondern nur aus seiner (möglichst naturbelassenen) Ganzheit. In dieser Hinsicht ist das Fett einer guten Sauerrahm- oder Bauernbutter von höchster Qualität.

Augen auf beim Butterkauf! Die beste ist die Landbutter, auch Bauernbutter genannt. Sie wird aus nicht erhitztem Sauerrahm hergestellt. Wer solche nicht bekommt, sollte eine gute Sauerrahm-Butter kaufen, z.B. »Deutsche Markenbutter«. Sie ist zwar aus erhitzter Sahne bzw. Rahm hergestellt, aber diese wurde nachträglich gesäuert und einen Tag lang gereift; dadurch kommt wieder Leben in die Butter. Süßrahm-Butter und Molkerei-Butter sind minderwertigere Handelssorten.

Von allen mir bekannten Handelsklassen ist die Demeter-Butter aus dem Naturkostladen oder dem Reformhaus die beste. Sicherlich gibt es in diesen Geschäften, je nach Gebiet, auch noch andere Sauerrahm-Butter aus der biologischen Landwirtschaft ohne Futter- und Arzneimittel-Rückstände.

Noch eine Schlußbetrachtung zum Thema Fette bzw. Öle:

Leider sieht man allzuoft allein in den Fetten die Ursache der Arteriosklerose und anderer Störungen des Fettstoffwechsels. Aber weder die Butter noch irgendwelche anderen tierischen Fette und das in ihnen enthaltene Cholesterin und die gesättigten Fettsäuren verursachen Herzinfarkt oder Arteriosklerose, wenn sie Teil einer ausgewogenen Vollwertkost sind. Sie können aber diese Erkrankungen begünstigen, wenn sie bei einer falschen Ernährung im Übermaß verzehrt werden. Damit die Fette richtig verwertet werden können, braucht unser Organismus mindestens die doppelte Menge an Kohlenhydraten dazu. Daher sollte die Zusammensetzung etwa folgendermaßen aussehen:

65% Kohlenhydrate

25% Fett

10% Eiweiß

Die Voraussetzungen für einen gesunden Stoffwechsel liegen in einer harmonischen Seele und in einer natürlichen, ausgewogenen Ernährung, die alle Stoffe enthält, die für den gesunden Ablauf der Stoffwechselprozesse nötig sind. Fehlen einige wichtige Stoffe oder ist ihr Verhältnis zueinander einseitig verschoben und disharmonisch, so kommt es zu Stoffwechselstörungen, die unter anderem dazu führen können, daß der Organismus mit dem Fettabbau und -umbau nicht mehr fertig wird und es zu Cholesterin- und anderen Ablagerungen kommt.

Ich empfehle in erster Linie kaltgepreßte und naturbelassene Pflanzenöle, vor allem Sonnenblumen- und Leinsamenöl. Wem sie schmeckt, der ergänze seinen Fettbedarf auch mit guter Butter, möglichst von »glücklichen« Kühen eines naturnahen Hofes.

Für mich ist ein gutes Vollkornbrot mit einem dicken Butteraufstrich ohne weitere Zutaten ein Hochgenuß. Die Butter vermittelt mir eine ausgleichende mütterliche Kraft.

Fleisch

»Der Mensch hat selbst genug Fleisch, Blut und Knochen von der Natur erhalten, daher braucht er nicht fremde Körperteile zu verzehren.« Aussage eines Yogi

Fleisch ist für einen großen Teil der Menschheit, insbesondere für die Bürger der Industrienationen, zur selbstverständlichen Alltagskost geworden. Unter den verschiedenen Ernährungsforschern und Ernährungslehrern, aber auch in den verschiedenen Religionen, ist Fleisch das umstrittenste Nahrungsmittel.

Die modernen Fleischesser belügen sich selbst am meisten in bezug auf Art und Herkunft ihrer Fleischkost. In der Regel kauft der Mensch ja keinen ganzen Tierleib, mit Ausnahme von Fischen, Geflügel oder Hasen. Meistens sieht und kauft er nur Teile eines Tierleibes und zu allerlei Formen verarbeitete Tierleiber (Wurstwaren, Schinken, Dosenfleisch usw.), an denen die ursprüngliche Form und Herkunft überhaupt nicht mehr erkennbar ist. Somit hat der allgemeine Fleischesser, im Gegensatz zum Jäger und zum Metzger, keine bewußte Beziehung zu dieser Speise. Wenn jeder dem Tier, das er essen will, selbst die Kehle durchschneiden müßte, dann gäbe es wahrscheinlich weniger Fleischkonsum.

Er ist sich meistens nicht bewußt und möchte es auch nicht wahrhaben, daß er Teile von Tierleichen ißt. »Fleisch- oder Wurstessen« klingt ästhetischer, als »Tierleichen« essen. Aber wenn wir den toten Körper eines Menschen als Leiche bezeichnen, dann ist ein toter Tierkörper ebenfalls eine Leiche. Wenn wir Fleisch essen, sollte uns dies bewußt sein.

Wenn man Fleisch braucht, sollte man es nur dann essen, wenn ausreichend Zeit zur Verdauung vorhanden ist, siehe dazu das Kapitel »Die Verdauung«. Früher gab es für den Armen höchstens an den Feiertagen Fleisch, für den Bürger am Sonntag, heute essen viele täglich Fleisch. Laut Statistik wird heute zehnmal mehr Fleisch gegessen als vor hundert Jahren. Durch die Zunahme der gesundheitsbewußten Menschen ist der Fleischkonsum allgemein wieder abnehmend.

Auch die Wissenschaftler und Ärzte, die noch vor zehn Jahren nicht viel vom Thema »Ernährung als Krankheitsursache«

wissen wollten, sehen heute in der Eiweißmast durch hohen Fleisch- und Wurstkonsum die Ursache für die steigenden sogenannten Zivilisationskrankheiten.

Immer mehr Wissenschaftler und Ärzte kommen zu dem Ergebnis:»Fleischlos lebt sich's besser!«

Es ist eindeutig bewiesen, daß mäßige Fleischesser und Vegetarier weniger erkranken als die ausgesprochenen Fleischesser, besonders an schweren Krankheiten. Unter den Vegetariern findet man selten Krebskranke, unter den Fleischessern sehr viele.

Leider herrscht bei den meisten Männern, besonders bei den Schwerarbeitern, noch immer die Meinung, die größte Muskelkraft entstehe durch den Fleischkonsum.

Da kann ich nur sagen, schaut doch selbst, wer die größte Muskelkraft hat, es sind die Grasfresser: Elefant, Nashorn, Pferd, Ochse usw.

In Indien habe ich nach meiner Erfahrung die stärksten Männer der Welt erlebt, mit Kräften, die sich auch der stärkste Europäer kaum vorstellen kann. Diese Menschen leben schon seit Generationen vegetarisch.

Fleisch ist sicher eine kräftige Nahrung, aber keineswegs die kräftigste.

Welche Fleischart

Wer Fleisch braucht, sollte darauf achten, daß er dies möglichst von gesunden, freilaufenden Tieren ißt. Alle Tiere aus den grausamen Stallmastzuchten sind allein schon dadurch krank, daß sie keine Bewegung haben und nie ans Sonnenlicht kommen. Um ihren frühen Tod durch Krankheit zu verhindern, werden sie vollgepumpt mit Antibiotika und anderen Medikamenten. Zur Dämpfung ihrer Verhaltungsstörungen bekommen sie Psychopharmaka und zur Beschleunigung der Mast Hormone und andere Mittelchen. Obendrein bekommen sie noch Beruhigungsmittel für den letzten grausamen Transport in die Massenvernichtungsanstalt Schlachthof. All das ißt der Mensch mit in den handelsüblichen Fleischarten und Fleischprodukten.

Das Schweinefleisch ist für den Menschen das ungesündeste aller Fleischarten. Ausgerechnet der Konsum dieses Fleisches erzeugt die größte Fleischsucht. Wer sich näher darüber informieren will, dem empfehle ich die kleine Broschüre von

Dr. H.-H. Recheweg »Schweinefleisch und Gesundheit«, Aurelia Verlag, Baden-Baden.

Das Fleisch von Rindern, Schafen, Ziegen, Geflügel, Wild und Fischen empfehle ich als bekömmlich für den Menschen, sofern die Tiere einigermaßen natürlich aufgewachsen sind.

Es gibt heute immer mehr naturgemäß arbeitende Landwirte, die auch Fleisch und Wurst (ohne Salpeter) von gesunden, auf dem Hof geschlachteten Rindern verkaufen. Bei Nachfrage kann man auf diese Weise auch Geflügel bekommen. Es gibt auch Metzger, die ihre Schlachttiere gesundheitskritisch einkaufen.

Lachse und Forellen aus den großen Fischzuchten sind zum größten Teil durch die unnatürliche Fütterung sehr gesundheitsschädlich.

Fische und Hühner sind auch aus Fleisch

Die toten Leiber (Leichen) von Fischen und Geflügel scheinen für die meisten Zeitgenossen aus einem bisher unerforschten Stoff zu bestehen, denn sie werden nicht dem Fleisch zugerechnet.

So manchem kranken Mitmenschen empfehle ich, seine Fleischgier zu überwinden und bis zur Genesung ohne Fleischverzehr zu leben. Viele atmen erleichtert auf, sobald sie diese Empfehlung schriftlich in der Hand haben: »Gott sei Dank haben Sie mir Fisch und Geflügel nicht verboten, davon darf ich doch wenigstens einmal am Tag essen, oder?« Meine Antwort darauf ist meistens dieselbe: »Ich habe ihnen nichts verboten, sondern nur empfohlen. Aber sagen Sie mir, zählen sie Fische und Hühner zum Gemüse oder zum Getreide?« Nach einem Blick und Gesichtsausdruck, als hätte ich ihm die letzte Lebensfreude auch noch genommen, kommt bei manchem gestandenen, bayrischen Mannsbild die zaghafte Frage »Aber an Leberkas (Leberkäse) darf i scho noch essa? Des is doch a Kas (ein Käse), oder net? Wie? Doch ka Kas net (kein Käse nicht)?«

Dies sind typische Reaktionen übermäßiger Fleischesser, die versuchen, einer fleischlosen Kost durch allerlei Selbstbetrug zu entgehen. Selbst die Gläubigen haben das Gebot ihrer Kirche, am Freitag kein Fleisch zu essen, umgangen, indem sie den Fisch zum »fleischlosen« Tier erklärten. Jede List regt zu einer weiteren an, dies durfte der Missionar Pater Ambrosius in Afrika erleben. Er taufte den Stammeshäuptling Lumumba im Fluß und sagte zu ihm:»Ich taufe dich im Namen unseres Herren, ab heute bist du kein Heide mehr, sondern ein Christ, und sollst nicht mehr Lumumba heißen, sondern Johannes.« Anschließend gab er ihm einige Gebote, die er nun als Christ einhalten müsse, unter anderem, daß er freitags nur Fisch, aber kein Fleisch essen darf. Monate später kam Pater Ambrosius ausgerechnet an einem Freitag wieder ins Dorf. Johannes der Häuptling saß gerade beim Mahl, mit einer Hammelkeule zwischen den Zähnen. Auf die vorwurfsvollen Blicke seines Taufpaters erwiderte er schlau:»Das nix Hammel, ich Hammel in Fluß getauft und gesagt, ab heute du nix mehr Hammel, du jetzt Fisch.« Die Umgehung religiöser Ge- und Verbote haben die Menschen immer schon zum verrücktesten Selbstbetrug geführt, die orthodoxen Juden sind darin Weltmeister. Die schlauen Schwaben haben dazu ihre berühmten Maultaschen erfunden in denen sie das Fleisch unterm Gemüse verstecken, damit's der liebe Gott nicht sieht.

Die katholische Kirche hatte früher Fleischspeise-Verbote für alle Freitage, für Aschermittwoch, die Samstage der Fastenzeit sowie für die Vortage von Weihnachten, Pfingsten und Allerheiligen. Jede Jahreszeit hatte außerdem eine heilige Woche mit drei Fastentagen. Der Karneval ist ein katholischer Brauch (mit alten vorchristlichen Überlieferungen); das Wort kommmt von »Carne vale«, das bedeutet »Fleisch, leb wohl« – bis zum Osterfest. Auch Fas- oder Fastnacht bedeutet die lange Nacht des Fastens bis zur Auferstehung.

Die evangelische Kirche hat die Fastenzeit sowie jegliche Eßgebote von Anfang an abgeschafft.

Fleischessen kann zu einer Sucht werden wie Alkohol, Tabak, Kaffee und Zucker; meistens sind die Fleischsüchtigen auch süchtig nach diesen vier. Als fleischsüchtig bezeichne ich jene Menschen, die jeden Tag Verlangen nach Fleisch haben, sei dies nach Wurstwaren, Geflügel oder Fisch.

Nach meiner Erfahrung sind dies überwiegend die Schweinefleischesser.

»Die stimulierenden Eigenschaften, speziell des Fleischeiweißes, verleiten zu einer Überbewertung und einem Überkonsum.«

Prof. A. Fleisch (1946)

Das große Leid der Tiere

»Ein jedes Wesen scheuet Qual und jedem ist sein Leben lieb: Erkenn dich selbst in jedem Sein und quäle nicht und töte nicht.«

Erstes Tugendgebot des Gautama Buddha

Unvorstellbar sind die Ängste und das Leid der Tiere auf dem langen Transportweg in den Schlachthof, das Warten auf ihren Tod in den Schlachthofzellen, das Angstgebrüll derer, die zur Tötung abgeholt werden, der Geruch des Blutes und der Eingeweide der bereits geschlachteten Artgenossen.

Unsäglich ist das Leid der Tiere unter der brutalen, rohen Behandlung durch den Menschen, den die Tiere ja an sich lieben, aber der für die arme Kreatur kein Gefühl hat – es ist ja nur ein *Stück* Vieh. Man höre: ein Stück, also kein Ganzes. Ein Stück, von dem der Mensch behauptet, er würde es *produzieren*, nur um es zu konsumieren. Der Mensch erntet *alles*, was er sät.

Schon das Fleisch dieser armen, gepeinigten Tiere ist durch ihr Martyrium so vergiftet, daß diejenigen, die es einfach in sich hineinessen, krank werden.

Es sei denn, sie segnen es und essen es in Dankbarkeit. Noch besser, indem man die Leiden dieser geschlachteten Kreaturen bewußt durch ihr Fleisch aufnimmt und sie dem Erlöser Jesus Christus weiterreicht. Somit ist wieder ein Bruchteil Leid von dieser Erde erlöst, befreit, um sich in leichteren Dimensionen weiterzuentwickeln.

Wie anders sieht es doch mit jenen Tieren aus, die noch nach alter Weise in einem persönlichen Mensch-Tier-Bezug und vielleicht sogar liebevoll aufgezogen worden sind. Dann wird es auf dem Hof geschlachtet oder von einem Metzger abgeholt, der das Tier auf den »Opfer-Tod« vorbereitet, indem er ihm liebevoll zuredet und es dann, so paradox dies klingen mag, mit Herz tötet.

Alle Erfahrungen und Gefühle der Tiere sind, wie beim Menschen, in sein ganzes Wesen eingeprägt, also auch in seinem Fleisch und werden mitverzehrt. Brat- und Kochprozesse können diese Informationen vielleicht mindern, aber nicht zerstören.

Ein kleines Beispiel: Als ich von Südamerika (wo ich aufgewachsen bin) nach Deutschland zurückkehrte, war ein besonders kalter Winter. Da schenkte mir jemand eine Seehundpelzmütze. Jedesmal, wenn ich diese auf meinen Kopf setzte, bekam ich nach kurzer Zeit Kopfweh. Ich ging der Sache nach, indem ich die Mütze aufsetzte und mit starken Kopfschmerzen meditierte. Das heißt, ich habe mein eigenes Denken ausgeschaltet und mich ganz in das Wesen dieses Schmerzes versenkt. Plötzlich sah ich mit den Augen des jungen Seehundes einen kräftigen Mann mit gespreizten Beinen über mir stehen, in seinen weit nach oben gestreckten Händen hatte er einen Baseballschläger fest umklammert, sein Gesicht war drohend, brutal und wutverzerrt. Ich dachte, ich stürbe vor Angst. Der Schläger sauste nieder, mein Schädel krachte, ein großer Schmerz traf mein ganzes Wesen. Kurz darauf spürte ich, wie durch eine Nebelwand, wie der arme kleine Seehund noch bei lebendem Leibe enthäutet wurde, dann langsam in seiner blutenden Nacktheit qualvoll verendete. Die Schmerzen, die das arme Tier durchmachte, waren unbeschreiblich. All diese Erfahrungen wurden in allem gespeichert, was zu ihm gehörte, wie eben diese Mütze aus seinem Pelz. Weder die Gerbung noch alle anderen Verarbeitungsprozesse, auch nicht der Zeitablauf, konnten diese gespeicherten Schmerzen löschen.

Der Lammfellmantel, den ich auch in jenem Winter bekam und täglich anhatte, bereitete mir keinerlei Beschwerden. Das war mir ein Beweis, daß die Schafe, deren Fell ich trug, bei ihrer Tötung nicht oder nur wenig gelitten haben.

So unterschiedlich kann Töten und Schlachten sein.

Leben will reifen

Der Geist, der in jeder irdischen Lebensform (Mineral, Pflanze, Tier und Mensch) wohnt, braucht die Erfahrung des Werdens, Reifens und Sterbens. Der Reifeprozeß ist für die Metamorphose des Sterbens von besonderer Bedeutung. Der Tod ist die höchste Intensität des Lebens und für alle Wesen die größte und eindruckvollste irdische Lebens- bzw. Seinserfahrung.

Steine, Erde, Pflanze, Tier und Mensch streben durch die Reifung zur »Ernte« – zur Auflösung, zur Verwandlung ihrer irdischen Daseinsform. Aus christlicher Sicht kann man sagen, daß die ganze »gefallene« Schöpfung ihren Karfreitag durchleiden muß, bevor sie die Erlösung, die Auferstehung im Geiste erleben darf.

Die pflanzlichen Lebensmittel, insbesondere Getreide und Obst, werden am Ende ihres Reifungsprozesses geerntet. Sie haben ihre irdische Entwicklung zum großen Teil abgeschlossen und würden auch sterben, wenn wir sie nicht äßen. Die Pflanzenseele kann ihren Kreislauf von Werden und Sterben meistens schließen (vollenden), auch wenn wir ihr noch so viel Leid durch unnatürliche Anbauweise mit allerlei Giften und Gentechnologie zufügen.

Bei den Tieren sieht dies leider anders aus, sie werden meistens sehr jung geschlachtet, weit vor ihrer Reifung. Wenn ein junges Tier durch uns Menschen getötet wird, bricht seine Entwicklung jäh ab. Das junge Tier ist dabei in einer Phase höchsten Lebensdranges. Die irdische Äußerung und Entwicklung dieser unreifen Seelen-Energie wird schlagartig und gewaltsam unterbunden; dies hat Konsequenzen nach dem Gesetz von Ursache und Wirkung. Stell Dir vor, ein junger Mensch wird in seiner Sturm-und-Drang-Zeit für den Rest seines Lebens gefesselt und geknebelt, welch furchtbare Aggressionen entstehen – und stauen sich in ihm gegen denjenigen, der ihn daran hindert, seinen Lebensdrang in Wort und Tat zu äußern.

Weltweit werden täglich Millionen junger Tiere getötet. Der Energiestau ist gewaltig, er sucht sich anderweitig zu entladen. Die Ernte dieser »Tötungsart« ist ungeheuerlich. Hierbei fällt mir die Mahnung Tolstois ein: »Solange es Schlachthäuser gibt, wird es Schlachtfelder geben.«

In Indien erzählte mir ein Yogi über die Konsequenz dieses Tieretötens folgendes: »Mensch und Tier lebten einst in Harmonie zusammen. Eines Tages wollte der Mensch sein wie Gott – über alles herrschen. Er begann, seine kleinen Brüder, die Tiere, zu töten und fand Lust am Verzehr ihres Fleisches. Bald darauf entwickelte er Neid, Eifersucht und Haß und tötete seinen Menschen-Bruder. Mit den gleichen Waffen, Pfeil, Speer und Messer, mit denen die Menschen begannen, immer mehr Tiere zu töten, töteten sie auch ihre Mitmenschen. Dann fingen sie an, Tiere nur zum Töten zu züchten und schlachteten sie massenweise. Im gleichen Maße begannen sie, Menschen zum Töten auszubilden und töteten sich massenweise. Das Menschen-Massen-Töten nannten sie »Schlachten«, wie das Schlachten der Tiere. Die Tötungsorte der Tiere wurden Schlachtstätten genannt, die der Menschen Schlachtfelder.

Später bauten die Menschen Käfige und Massengefängnisse, um die Tiere zu mästen, dann bauten sie Menschentötungskäfige: Panzer, U-Boote, Kampfflugzeuge, aber auch Menschenkonzentrations- und Vernichtungslager.«

Die zunehmende Perfektionierung der Tiertötung wirkt sich immer parallel auf die Menschenvernichtung aus. Als die erste Massenschlachtmaschine für Schweine und Geflügel in Betrieb genommen wurde, fielen kurz darauf die Atombomben auf Hiroshima und Nagasaki. Soweit die Erzählung des alten Yoga-Meisters, ein Aspekt, über den es sich zu meditieren lohnt.

Wer ein Tier tötet und jeder, der dessen Fleisch ißt, übernimmt die Verantwortung für die Weiterentwicklung der Tierseele. Wer im Sinne der Naturvölker, aber ganz besonders im Erlöser-Geiste Jesu Christi, ein Tier schlachtet und/oder dessen Fleisch ißt, leitet die Tierseele auf eine höhere Bewußtseinsstufe. Alle Naturreiche sehnen sich nach einer liebevollen Vereinigung mit dem Menschen, nicht nach egoistischer Ausbeutung, brutaler Zerstörung und grausamer Mißhandlung.

Wer das Fleisch der Tiere ohne seelische Verbindung zu ihnen, nur zum Eigennutzen verzehrt, in dem lebt die Eigenart des Tieres weiter. Diese tierischen Kräfte wirken bis in die menschlichen Zellstrukturen hinein.

Ich habe schon viele Schweinefleischesser behandelt, deren Haut einer Schweinsschwarte ähnlicher war als einer Menschenhaut. Auch an ihrem Gesichtsausdruck kann man sie erkennen.

Wer die Tiere nicht auf eine höhere Seelenebene führt, wird durch ihren Verzehr auf die Tierseele-Ebene heruntergeholt.

Die Schweinsschwarte und der entsprechende Gesichtsausdruck können durch seelische Reifung und entsprechende Kostumstellung völlig verschwinden.

Bei den Menschen kann man in bezug auf ihre Ernährung im allgemeinen ähnliche Merkmale wie bei den Tieren beobachten: Überwiegende Fleischesser haben eine starke, unangenehme Ausdünstung, sind unruhiger, ungeduldiger, leichter reizbar und aggressiver als die überwiegend vegetarisch lebenden Menschen. Die einen ähneln mehr den Raubtieren, die anderen den Weidetieren.

Fleischnahrung ist Luxus

In Anbetracht der Hungersnot in den armen Ländern ist der unmäßige Fleischkonsum in den Industrienationen unverantwortlich. Große Mengen an Futtermitteln für diese Fleischmast werden aus den armen Ländern importiert. Die großen Flächen guten Ackerlandes, auf denen das Futter für die europäischen Masttiere angebaut wird, fehlen den Ländern meistens zum Anbau ihrer eigenen knappen Grundnahrungsmittel.

Angesichts der rasant wachsenden Weltbevölkerung sollte man auch bedenken, daß die gleiche Landfläche, die 12 fleischessende Menschen zum Leben brauchen, ausreicht, um zirka 160 vegetarisch lebende zu ernähren.

Wir leben immer noch, als wären wir der Nabel der Welt.

Entstehen und Vergehen

Dieses Essen-und-Gegessen- bzw. Gefressen-Werden, ist wie der Tanz des Shiva, ein ständiges Schöpfen und Zerstören, das Stirb und Werde im anscheinend grausamen Kreislauf der Schöpfung. Am Ende werden auch wir von Gott »verspeist« – einverleibt.

Je weiter wir uns von dem emotionalen Aspekt dieses Geschehens entfernen, desto mehr erleben wir es in den großen Zusammenhängen von Ursache und Wirkung. Aus dieser Sicht ist selbst die grausame Massentierhaltung und Schlachtung die gesetzmäßige Konsequenz einer Ursache.

Diese Tatsache entbindet uns jedoch keineswegs der Verantwortung für diese Grausamkeit.

Aussagen berühmter Menschen zum Töten und Essen von Tieren

»Die vermeintliche Rechtlosigkeit der Tiere, der Wahn, daß unser Handeln gegen sie ohne moralische Bedeutung sei, daß es gegen die Tiere keine Pflichten gäbe, ist geradezu eine empörende Roheit und Barbarei. Erst, wenn jene einfache und über alle Zweifel erhabene Wahrheit, daß die Tiere in der Hauptsache und im wesentlichen ganz dasselbe sind wie wir, ins Volk gedrungen sein wird, werden die Tiere nicht mehr als rechtlose Wesen dastehen. Es ist an der Zeit, daß das ewige Wesen, welches in uns, auch in allen Tieren lebt, als solches erkannt, geschont und geachtet wird.«

Arthur Schopenhauer (1788-1860)

»Gott sagte zwar, herrscht über die Fische im Meer, über die Vögel unter dem Himmel und über alles Getier, das auf Erden kriecht; aber wo und seit wann bedeutet denn ›herrschen über die Untertanen‹ sie totschießen und ihnen das Fell über die Ohren ziehen, oder sie einfangen, in Käfigen fett machen und sie dann aufessen? Heißt herrschen nicht, weise regieren und gütig lenken und leiten, was unter einem ist?« *C. A. Skriver*

»Liebe die Tiere, liebe jegliches Gewächs und jegliche Dinge! Wenn Du alles liebst, so wird sich Dir das Geheimnis Gottes in allen Dingen offenbaren, und Du wirst schließlich alle Welt mit Liebe umfassen!« *F. M. Dostojewski, russ. Dichter (1821-1881)*

»Die Zahl der Vegetarier würde sicher ins Unermeßliche sich steigern, wenn der gebildete Mensch die Tiere, derer er sich als Nahrung bedient, selbst schlachten müßte.«

Christian Morgenstern (1871-1914)

»Wer die Opfer nicht schreien hören kann, nicht zucken sehen kann, dem es aber, sobald er außer Seh- und Hörweite ist, gleichgültig ist, daß es schreit und zuckt, der hat wohl Nerven, aber – Herz hat er nicht.«

»Meiner Überzeugung nach wird auch einst die Zeit kommen, wo niemand sich wird mit Leichen nähren wollen, wo niemand mehr sich zum Schlächterhandwerk bereit finden wird. Wie viele unter uns gibt es schon jetzt, die niemals Fleisch äßen, wenn sie selber das Messer in die Kehle der betreffenden Tiere stoßen müßten!« *Bertha von Suttner, Pazifistin (1843-1914)*

»Wie weit sind solche Menschen, die Tiere töten können, noch von einem Verbrechen entfernt?«
Pythagoras (um 582-496 v.Chr.)

»Vom Tiermord zum Menschenmord ist nur ein Schritt und damit auch von der Tierquälerei zur Menschenquälerei.«

»So lange es Schlachthöfe gibt, wird es Schlachtfelder geben.«
Tolstoi (1817-1875)

»Gibt es nicht andere Nahrungsmittel, ohne daß man Blut gebraucht? Heißt es nicht, die Menschen zur Grausamkeit ermutigen, wenn man ihnen gestattet, den Tieren das Messer in das Herz zu stoßen?«
Denis Diderot, frz. Philosoph der Aufklärung (1713-1784)

»In Europa und den USA essen die Menschen viel Fleisch und immer große Portionen. Wir Japaner essen dagegen wenig Fleisch und nur in kleinen, ästhetischen Portionen. Die unreine, scharfe Ausdünstung durch das viele Fleischessen macht sich bei der äußerst delikaten Produktion der Mikrochips deutlich bemerkbar. Wir haben deshalb nur 5 Prozent Verluste durch diese Unreinheit, Europa und die USA dagegen 40 Prozent.«
Aussage des Direktors des Mikrochip-Herstellers Mitsubishi.

»Es wird ein Tag kommen, an dem die Menschen über die Tötung von Tieren genauso urteilen werden, wie sie heute die eines Menschen beurteilen. Es wird die Zeit kommen, in welcher wir das Essen von Tieren ebenso verurteilen, wie wir heute das Essen unseresgleichen, die Menschenfresserei, verurteilen.«
Leonardo da Vinci (1452-1519)

»Wer über das gewöhnliche Leben hinaus will, der scheut blutige Nahrung und wählt nicht den Tod zu seinem Speisemeister.« *Joseph Görres, kath. Schriftsteller (1776-1848)*

»Ich bin sowohl Vegetarier als auch leidenschaftlicher Antialkoholiker, weil ich so besseren Gebrauch von meinem Gehirn machen kann.« (Über 2000 angemeldete Patente!)
Thomas Alva Edison (1847-1931)

»Ich bin (im Jahre 1907) ein sogenannter Vegetarier seit 1881. Seit mehr als einem Vierteljahrhundert lebe und arbeite ich ohne Fleisch, Fisch, Geflügel, Kaffee, Tee, Tabak und Alkohol.

Hat ein Beefsteakesser eine höhere Leistungsfähigkeit? Ich glaube, er hat eine niedere. – Abstinenz – Enthaltsamkeit? In diesem Sinne bin ich kein Abstinent und kein Asket, sondern ein Genießer. – Mir riet allerdings der Arzt einmal: ›Essen Sie Fleisch, sonst müssen Sie sterben.‹ Ich tat keins von beiden.«
George Bernard Shaw, Dramatiker (1856-1950)

»Meiner Ansicht nach würde die vegetarische Lebensweise durch ihren rein körperlichen Einfluß auf das Wesen des Menschen und auf das Los der Menschheit einen sehr günstigen Einfluß haben.« *Albert Einstein (1879-1955)*

»Die religiöse Ehrfurcht vor dem, was unter uns ist, umfaßt natürlich auch die Tierwelt und legt dem Menschen die Pflicht auf, die unter ihm stehenden Geschöpfe zu ehren und zu schonen.« *Johann Wolfgang von Goethe (1749-1832)*

»Tierschutz ist Menschenschutz. Wir schützen durch ihn die Menschenseele vor Verrohung.« *Markus Schwantje*

»Wer einen Ochsen schlachtet, ist eben als der einen Mann erschlüge.« *Jesaja (738-699 v.Chr.)*

»Bedenke, daß ein Gott in Deinem Leibe wohnt – und vor Entweihung sei der Tempel stets verschont.« .
Friedrich Rückert, Dichter (1788-1866)

»Was erwarten wir von einer Religion, wenn wir das Mitleid mit den Tieren ausschließen?« *Richard Wagner (1813-1883)*

»Wahrlich, kein Tier gibt es und keinen Vogel, der mit seinen Schwingen fliegt, die nicht Völker wie ihr wären... Alsdann werden auch sie zu ihrem Herrn versammelt.«
Mohammed Sure 6/38 aus dem Koran (570-632)

»Euer Magen werde nicht zum Friedhof der Tiere.«
Mohammed

»Wahre menschliche Kultur gibt es erst, wenn nicht nur die Menschenfresserei, sondern jeder Fleischgenuß als Kannibalismus gilt.« *Wilhelm Busch (1832-1908)*

Zucker

Aus einer bestimmten Perspektive kann man sagen, daß unser Kohlenhydratstoffwechsel der Zuckerversorgung des Blutes dient. Das Insulin, ein Hormon aus den sog. Langenhans-Inseln der Bauchspeicheldrüse, ist der »oberste Zuckerverwalter« in unserem Organismus. Das Blut transportiert den Zucker zu den Muskeln und den Nerven, wo er als Hauptenergiequelle gebraucht wird. Jener Zucker, den diese momentan nicht benötigen, wird in der Leber als Glykogen gespeichert, wo er auf Abruf sofort zur Verfügung steht. Leber und Muskeln sind unsere größten Zuckerspeicher. Durch diese Regelung kreist immer eine konstante Zuckermenge in unserem Blut (Blutzuckerspiegel).

Die Seele ist eng mit dem Zucker verbunden. Dies kann man leicht an den Bewußtseinsstörungen bei Schwankungen des Blutzuckerspiegels erkennen. Zucker ist nur *einer* der vielen Teile einer Kohlenhydratstruktur, sei es ein Getreidekorn, eine Frucht oder eine Wurzel. Zucker ist *ein Teil* eines Ganzen und sollte nur – in diesem natürlichen Verband aller einzelnen Teile – als Ganzes dem Körper zugeführt werden. Wie es die Natur vorgesehen hat, sollte der Zucker am Ende eines Stoffwechselprozesses stehen.

Die Pervertierung dieses ur-natürlichen Hauptenergie-Erzeugungsprozesses kann nicht auf Dauer ohne schwere Schäden für die Gesundheit praktiziert werden.

Die meisten Menschen wollen den reinen Zucker gleich am Anfang haben – im Mund seine Süße kosten. Nicht die natürliche Süße einer Birne, eines lange gekauten Vollkornbrotes oder eines Honig- oder Ursüße-Gebäcks. Nein! Sie wollen die Süße jenes chemisch reinen Industrieproduktes Zucker. Dieser gehört jedoch nur in einer ganz bestimmten Form als Endprodukt eines langen Prozesses ins Blut. Keineswegs aber in den Mund, Magen und Darm. Dort richtet er in dieser isolierten Form nur Schäden an – gewaltige Schäden für den ganzen Organismus. Damit er körpergerecht verarbeitet werden kann, muß unser Organismus Vitamine und Mineralstoffe einsetzen, die der isolierte Zucker aber nicht mit sich bringt, ähnlich wie beim Weißmehl. Der Organismus wird gezwungen, unter anderem seine anderweitig benötigten Vitamin- und Mineralreserven abzubauen. Dies ist aber von der Natur nicht so geplant, infolgedessen ist der menschliche Organismus darauf nicht eingestellt. Die unheilvolle Kombination von Zucker und Weiß- bzw. Graumehl nimmt in der heutigen Allgemeinkost einen breiten Raum ein. Die Folgen davon kann man schon bei den ständig kränkelnden Kindern sehen, mit ihrer geschwächten Abwehr, den Katarrhen, der Bronchitis, den Mandel- und Ohrenentzündungen, Hautausschlägen, der Karies, Parodontose, Kiefermißbildung usw.

Mit den Jahren und Jahrzehnten entwickeln sich allerlei chronische Erkrankungen, die immer häufiger in Krebs und AIDS enden. Diese isolierte Kost begünstigt unter anderem auch die Entstehung der Kinderlähmung. Dies bezieht sich allerdings nur auf den rein stofflichen Aspekt der Erkrankungen. Es gibt Menschen, die ihr ganzes Leben lang Zucker und Weißmehl gegessen haben und ein hohes Alter ohne Krankheit erreichten. Es kommt immer auf die Harmonie von Körper, Seele und Geist an. Auch jene Zeitgenossen, die sich *ganz* dem Luzifer – dem Zucker verschrieben haben, werden nach meiner Erfahrung in ihrem irdischen Dasein nicht krank (eine ausführliche Erklärung dazu findest Du in meinem Krebsbuch).

Sobald der Zucker ins Blut gelangt, brauchen wir zu Regulierung, »Umbau«, Speicherung und erneutem Abbau des Zuckers das Hormon Insulin. Dieser Regel-»Mechanismus« ist jedoch genausowenig wie der gesamte Organismus nicht auf die Zufuhr isolierten Zuckers eingestellt. Dabei ist auch die Zuckermenge immer größer als im natürlichen Verband der Stoffe. Um diese Zuckermenge zum Schutz des Organismus rasch abzubauen, schüttet die Bauchspeicheldrüse übernatürlich große Mengen Insulin ins Blut. Da sie diese isolierten Zuckermengen anscheinend nicht genau berechnen kann, gelangt oft zu viel Insulin ins Blut, was einen zu schnellen Zuckerabbau bewirkt. Dadurch kommt es trotz der vorher überhöhten Zufuhr zu einem Zuckermangel im Blut (Unterzucker), der durch ein oft aggressives, vermehrtes Verlangen nach Zucker wieder behoben werden will.

Auf diese Weise kann ein Teufelskreis entstehen, bei dem irgendwann die überforderte Bauchspeicheldrüse kein Insulin mehr produzieren kann. Dann haben wir die Zuckerkrankheit, deren Name ja schon die Ursache, wenigstens im stofflichen Bereich, benennt.

Die Zuckerkranken und jene, die es nicht werden wollen, frönen ihrer Süßigkeitssucht mit Süßstoffen, von denen Cyclamat etwa die 10fache und Sacharin etwa die 400- bis 500fache Süßkraft des Zuckers haben. Diese zwei Chemiestoffe gibt es zum Teil rein, meistens aber kombiniert unter den verschiedensten Handelsnamen. Sie sind auch in vielen künstlichen Nahrungsmitteln und Getränken enthalten, besonders in Diätmitteln. Da Süßstoffe keine Kalorien enthalten, werden sie auch von vielen benutzt, um »Kalorien zu sparen«. In Zukunft wird der Rohr- und Rübenzucker wahrscheinlich ganz vom Markt verschwinden. In einer afrikanischen Pflanze wurde eine Substanz entdeckt, die angeblich 100.000mal süßer ist als Zucker. Die Industrie ist bereits dabei, sie biotechnologisch über Mikroorganismen zu gewinnen.

Wer mich fragt, dem rate ich ab von diesen »Zuckerattrappen«, sie schaden u.a. der Leber.

In der ca. 5000 bis 7000 Jahre alten indischen Ursprache Sanskrit wurde die natürliche Süße als Sachar bezeichnet. Im späteren Latein hat man dieses Urwort übernommen und daraus das Wort Sacharum gebildet.

Wir unterscheiden heute chemisch drei Zuckerarten:

- Monosacharide: Traubenzucker (Glukose) und Fruchtzucker (Laevulose), letzterer kann ohne Insulin von den Zellen aufgenommen werden;
- Disacharide: Rohr-, Milch- und Malzzucker;
- Polysacharide: Stärke, Dextrin, Zellulose und Gummi.

Achtung vor dem sogenannten »versteckten« Zucker in allerlei Industrieprodukten, so z.B. in der Marmelade bis zu 50 Prozent, Kompott und Mus bis zu 30 Prozent, Säfte, Limos, Cola etc. 20 bis 40 Prozent (das sind 2 bis 3 Eßlöffel Zucker in einer 0,3-Liter-Flasche), in vielen Milchspeisen, Fruchtjoghurts, Speiseeis und in 100 g Schokolade 25 bis 35 Prozent Zucker.

Da die Erkenntnis der Gefährlichkeit des Industriezuckers für die Gesundheit allmählich auch zu den breiten Bevölkerungsschichten durchsickert, versuchen die Süßigkeitenhersteller, den Fabrikzuckergehalt ihrer Produkte mit allerlei Tricks zu tarnen. Viele nutzen die wachsende »Mangelhysterie« und werben mit Vitamin- und Mineralstoffzusätzen. Es ist pervers, wenn auf Packungen mit zahn- und gesundheitszerstörenden, künstlich gefärbten Zuckerbonbons, mit ebenso künstlichem Geschmack, etwa geschrieben steht: »Angereichert mit Vitamin C, besonders gut für Ihr Zahnfleisch und gegen Erkältungen.«

Auch stehen auf den Packungen immer mehr für die Allgemeinheit noch unbekannte Zuckerbezeichnungen wie Glukose, Sacharose, Glukosesirup, Dextrine, Maltose, Fruktose und Traubenzucker.

»Milder Kinderjoghurt mit Traubenzucker«: Immer wieder fallen die Menschen auf derartige Werbeslogans herein. Durch seinen süßen, für viele betörenden Geschmack ist Zucker zum weltweit größten und wichtigsten Genußmittel geworden. Durch Süßung mit Zucker kann man jeden noch so ausgelaugten, ja sogar verdorbenen Stoff zum Genußmittel verwandeln. Zucker ist ein lusterzeugender Verführer mit schier unbegrenzten Möglichkeiten.

Übrigens, Menschen, die viel Zucker essen, haben kaum Verlangen nach Roh- und Vollwertkost. Sie vertragen diese auch meistens nicht. Leider fängt dies oft schon in frühester Kindheit an. Immer wieder höre ich die beruhigenden Worte: »Wir gebrauchen nur noch braunen Rohrzucker.« Dieser ist jedoch auch nicht viel besser als der weiße Zucker.

Sowohl das Zuckerrohr als auch die Zuckerrübe, aus denen der *raffinierte* Zucker hergestellt wird, sind gute, vollwertige Lebensmittel. Neben wertvollen Vitaminen, Mineralstoffen, Säften, Fasern usw. enthalten sie ca. 15 bis 20 Prozent Zucker. In einer derartigen harmonischen Verbindung und mit anderen vollwertigen Lebensmitteln verzehrt, schadet dieser Naturzucker weder den Zähnen noch der Gesundheit in irgendeiner Weise. Im Gegenteil, ich habe viele Menschen in Südamerika und in Indien erlebt, die ihr Leben lang Zuckerrohr kauten und leuchtend weiße Zähne hatten und auch sonst gesund waren. Die natürliche Süße finden wir bei uns in vielen Früchten, besonders in den süßen Birnen, aber auch im Getreide, wenn wir es lange genug kauen, besonders im gemälzten.

Honig

Die intensivste natürliche Süße hat der Honig – eingefangener Sonnenschein. Honig ist ein besonderes, durch die Bienen veredeltes Lebenselixier. Den alten Griechen war er eine Götterspeise. Die feine und würzige Geschmackspalette des Honigs, je nach den Blüten, von denen er stammt, ist unvergleichlich. Ebenso reich sind seine unterschiedlichen Farben und verschiedenen Konsistenzen.

Honig ist reich an Kohlenhydraten, Enzymen, antibakteriellen Stoffen (Inhibine), Vitaminen und Mineralstoffen. Im allgemeinen enthält er mehr als 180 natürliche, wertvolle Substanzen. Honig ist rundum gesund und schmeckt wunderbar. Wie kann man da noch weißen Zucker essen?

Andere Süßmittel

Weitere gesunde und vollwertige Süßmittel sind: Birnendicksaft, »Ursüße« mit allen Stoffen des Zuckerrohrs, schwarze Zuckerrohr-Melasse (darauf achten, daß es nicht das Abfallprodukt der Rohrzucker-Industrie ist, sondern die vollwertige Melasse), Zuckerrüben-Sirup, Topinambur-Sirup und Ahornsirup. Letzterer ist für mich nach dem Honig das feinste Süßmittel. Milchzucker ist zwar kein Vollwertprodukt und nur schwach süßend, aber bei Bedarf, sinnvoll eingesetzt, leistet er gute Dienste, besonders für die Darmflora.

Vordergründig betrachtet erscheint es unverständlich, daß jemand angesichts einer derartig geschmacksreichen, vielfältigen Süßmittelpalette noch den ständig gleichermaßen fad und doch penetrant schmeckenden Fabrikzucker essen mag. Wenn man jedoch die seelischen Hintergründe ein wenig kennt, dann werden die Ursachen dieser Weißzuckersucht klar. Diese sowie viele andere »Seuchen« haben wir, die weiße »Herrscherrasse«, in der Welt verbreitet.

Das chemisch reine, isolierte Industrieprodukt Zucker ist das menschliche Produkt, in dem unser egozentrisches, von Gott getrenntes Wesen am deutlichsten zum Ausdruck kommt. In diesem Produkt unseres isolierten Denkens manifestieren sich viele unserer Eigenschaften:

218

Wir wollen am liebsten schon am Anfang haben, was uns erst am Ende eines Prozesses, einer Evolution auf natürliche Art zufallen würde. Wir wollen alles möglichst gleich haben (Naoismus), deshalb schaffen wir es uns künstlich. Der isolierte Zucker hat konservierende Eigenschaften, er versetzt Lebensmittel in eine fast unbegrenzte »Starre«. Er »tötet« sie, mumifiziert sie (Marmelade und Berge von Süßigkeiten auf dieser Welt). Auch wir wollen unsere geliebte Materie: Körper, Kleider, Wohnung, Haus, Auto, Geld usw. erhalten, konservieren. Wir sind isoliert vom Ganzen – von Gott.

Andererseits ist die Süße höchster Ausdruck Gottes in allen Lebensmitteln. Ich erlebe immer wieder Menschen, die ihr Leben auf Gott ausgerichtet haben, aber viele ihrer menschlichen Eigenschaften isoliert als negativ betrachten, gegen sie kämpfen und sie verdrängen, anstatt diese »verlorenen Seelenkinder« liebevoll anzunehmen und in die Harmonie der Ganzheit zurückzuführen – Religio = religare = Religion. Diese Menschen bekommen oft einen Heißhunger nach Süßigkeiten, nach Gott, den sie nicht erleben können, solange sie noch Teile ihres Wesens verdrängen oder gar verteufeln. Für sie wird der Zucker zum Stellvertreter Gottes. In meiner Yoga-Zeit habe ich viele »Verdrängungsmeister« kennengelernt, insbesondere in bezug auf ihre Sexualität, die große Mengen an »zähneziehenden« Süßigkeiten aßen. Sowohl in den indischen Ashrams als auch in den europäischen Klöstern erlebte ich viele zuckersüchtige Mönche. Verlangen nach Zucker ist Sehnsucht nach menschlicher und göttlicher Liebe.

Zucker – die »gefährlichste Droge«

Wir Menschen sind ständig hungrig und auf der Suche nach anderen Menschen, unterschiedlichen Erlebnissen und allerlei Dingen. Jedesmal, wenn wir ein Ziel erreicht haben, sehnen wir uns schon wieder nach dem nächsten. Nach jeder Mahlzeit folgt wieder der Hunger, nach jedem Trinken der Durst.

In Wirklichkeit suchen wir, meist unbewußt, hinter allem die absolute Harmonie, die allumfassende Liebe, die höchste Lust, die größte Süße – wir suchen Gott!

Zucker wirkt in hohem Maße sättigend und befriedigend, aber nur für eine sehr kurze Zeit, wie alle Ersatzbefriedigungen. Dann erwacht erneut das Verlangen, die Lust nach Zucker – der vornehmen, isolierten, weißen, makellosen Hülse.

Zucker ist *das* Such(t)-Mittel der Welt!

Der chemisch reine, isolierte Zucker ist die gefährlichste Droge mit den meisten Anhängern bzw. Süchtigen auf der ganzen Erde. Die Abhängigkeit von Milliarden ahnungsloser Erdbewohner wird schon im Säuglingsalter mit dem fabrikzuckergesüßten Nuckelflascheninhalt gesichert.

Das Drogen-Problem mit Heroin, Kokain und anderen Drogen eskaliert zu einem der größten Weltprobleme. Dies geschieht in erster Linie nicht wegen der gesundheitsschädlichen Wirkung dieser isolierten Konzentrate – manche Arzneimittel sind viel gefährlicher –, sondern wegen des Drogenverbots.

Das Verbot zwingt den Süchtigen, sich seinen Stoff illegal zu beschaffen. Dadurch liefert die sogenannte »gesunde« Gesellschaft diese Kranken ihren Ausbeutern und letztlich ihren Henkern aus. Der illegale Drogenhandel ist zum grausamsten und bestorganisierten Verbrechen weltweit ausgebaut worden. Die Drogen-Milliarden beherrschen mittlerweile den internationalen Kapitalmarkt.

Würde man die gesundheitsschädliche Droge Zucker plötzlich verbieten, dann würde das Ausmaß dieser Sucht sichtbar: Jeder zweite Weltbürger müßte zum Kriminellen werden, um sich den Stoff seiner Sehnsucht zu beschaffen. Dann würde die Öffentlichkeit endlich erfahren, daß die mächtigen Drogen-Mafias mit ihren Millionärsbossen Zwerge sind neben den Weltzucker-Monopolen mit ihren Zucker-Milliardären. Dieses Zuckerimperium funktioniert weltweit besser als die untereinander rivalisierenden Drogenorganisationen, die das Tageslicht scheuen müssen.

Schon lange vor den Petroleum-, Kokain- oder Heroin-Bossen haben sich die Zucker-Bosse sozusagen »die Welt unter den Nagel gerissen«. Sie haben ihren Zuckerabsatz anscheinend bis zur Apokalypse gesichert. Die Regierungen und die Medien bekämpfen zwar allerlei Süchte, nur die größte – die Zuckersucht, die fördern sie mit allen Mitteln.

Der »große Verführer« wacht, damit ihm ja keiner verlorengehe!

Alkohol – Bohnenkaffee – Schwarztee

Alkohol

Durch den maßlosen Alkoholkonsum wurde und wird das Gemeinschaftsleben weitgehend, zum Teil grausam, pervertiert. Fast jedes Fest, ob aus sozialem, religiösem oder politischem Anlaß, wird zur Sauforgie mit dem alle »verbindenden« Alkohol-Geist. »Sauf-Olympiaden« wie das Münchner Oktoberfest werden zum internationalen Symbol einer Stadt.

Einige Tausende Drogensüchtige sind alarmierend, aber ca. 10 Millionen »offizielle« und ca. weitere 20 Millionen »inoffizielle« Alkoholiker sind für ein Volk, das das Saufen zum Statussymbol erhoben hat, normal. Es ist erschreckend, wie auch schon Jugendliche untereinander mit den Alkoholmengen prahlen, die sie saufen, von Trinken kann dabei nicht mehr die Rede sein.

»Trinken wir miteinander«, »Kommst du noch auf ein Glas vorbei?«, »Wir müssen mal wieder einen draufmachen« und viele ähnliche Einladungen sind anscheinend üblicher unter den Menschen als die Einladung zu einem Gespräch, einer gemeinsamen Meditation oder einem Gebet. Der Geist des Alkohols ist wohl der größte »Gemeinschaftsgeist« geworden.

Andererseits liefert uns dieser »große«, von vielen angebetete Alkohol-Geist jedes Jahr mehr und mehr Verkehrstote und viele andere alkoholbedingte Gewaltverbrechen und grausame Morde. Eine bestimmte Menge Alkohol, die jeweils individuell verschieden ist, befreit (enthemmt) die grausamste aller Bestien – die menschliche.

Angesichts dieser und vieler anderer schrecklicher Aspekte des Alkoholkonsums gibt es immer mehr Menschen, die den Alkohol als Getränk strikt ablehnen.

Schon am Anfang dieses Jahrhunderts gab es viele prominente Alkoholgegner, von denen ich hier einige zitiere:

Albert Schweitzer (Nobelpreisträger, 1875 – 1965):

Alkoholische Getränke sind im Warenhandel unser größtes Absatzprodukt; gesellschaftlich sind sie unser *größter* Verbrecher; moralisch und religiös sind sie unser *größter Feind!*

Abbé Pierre (»Vater der Pariser Obdachlosen«), geb. 1912:

Der Alkohol tötet nicht bloß, er wirkt *Schlimmeres:* er *entwertet.* Er entwertet nicht nur den, der sich seinen Exzessen ausliefert, er entwertet auch die anderen durch die heimtückische und unheilbare Ansteckung, die *Vererbung!*

Fridtjof Nansen (norweg. Staatsmann und Nordpolforscher, 1861 – 1930):

Meiner Ansicht und Erfahrung nach ist es eine vollständig falsche Behauptung, daß alkoholische Getränke in einem kalten Klima *notwendig* seien. Sie sind nicht nur nicht notwendig, sondern sie sind absolut *schädlich!*

Prof. Emil Abderhalden (Halle, Zürich, 1876 – 1950):

Das Wissen um die Folgen des Alkoholismus verpflichtet zur Tat! Sie kann für die verantwortungsbewußten Menschen nur die *völlige Ablehnung* des Alkoholgenusses sein!

Prof. Gustav von Bunge (Basel, 1813 – 1878):

Den Vorwurf der Askese weise ich zurück! Ich behaupte, ein Mensch, der auf die alkoholischen Getränke vollständig verzichtet, entbehrt **gar nichts, er gewinnt** an Lebensglück und Lebensfreude! – Die Verführer sind nicht die Unmäßigen ... Die Verführer sind die Mäßigen! Und solange die Verführung nicht aufhört, wird auch die Unmäßigkeit mit ihren Folgen: Krankheit, Wahnsinn, Verbrechen, nie und nimmer aufhören! – Wir dürfen zweitens nicht vergessen, wieviel durch das *Beispiel* erreicht wird ... Deshalb wird das Beispiel angesehener Personen tausendmal mehr ausrichten als alle Vernunftgründe und alles Predigen! ... **Die Herren, welche mit der Zigarre im Munde sich hinter den Schoppen setzen und über die Lösung der sozialen Frage philosophieren, die Herren sind nicht ernst zu nehmen! Die werden die soziale Frage nicht lösen!** – Unsere Hoffnung richtet sich **auf die abstinente Jugend, die begriffen hat, daß sie an sich selbst beginnen soll!**

Otto von Bismarck (deutscher Reichskanzler, 1815 – 1898):

»Das Bier macht faul, dumm und impotent ...«

Im Laufe meines Lebens lernte ich sehr viele Menschen kennen, die jede Art von Alkoholaufnahme in den menschlichen »Körper-Tempel« ablehnten. Auch ich gehörte ca. 20 Jahre lang dazu. Seit ca. 11 Jahren genieße ich hin und wieder ein Glas

Wein oder ein Glas Bier, und ich erlebe, wie es meinem Körper und meiner Seele guttut. Geringe Mengen Alkohol zur rechten Zeit am rechten Ort lockern die »Fesseln« der Seele im Körper und machen uns wahrnehmungsfähiger für Seele und Geist. Als solches Kult-ur-gut dient der Weingeist dem Menschen schon seit gut 6000 Jahren. In den ältesten Schriften der Menschheit finden wir Hinweise auf die besondere Rolle des Weines im geistigen und religiösen Leben der Menschen. Allerdings immer mit der Ermahnung, das rechte Maß einzuhalten.

»In vino veritas« zu deutsch: »Im Wein ist (die) Wahrheit« und »Prosit!« zu deutsch: »Es möge nützen.« Beide als Trinksprüche bekanntgeworden, haben ihren Ursprung keineswegs in Trink- oder gar Saufgelagen, sondern in geistigen Erlebnissen mit dem Wein.

Bei einem großen Teil aller Kulthandlungen in der Menschheitsgeschichte spielt Alkohol oder eine andere Pflanzendroge bis zum heutigen Tage eine wichtige Rolle, um die Verbindung mit der Geisterwelt zu erlangen.

Jesus hat seinen Nachfolgern im Wein des Abend- oder Liebesmahls das Vermächtnis seines Blutes – der Wahrheit – hinterlassen.

Es gibt Menschen, die selbst vor dem geringen Alkoholanteil in 3mal täglich 10 Tropfen einer pflanzlichen Urtinktur Angst haben. Diese beruhige ich mit dem Hinweis, daß auch bei der normalen Gärung im Darm etwas Alkohol entsteht. Ich hatte auch schon Patienten, die aufgrund übermäßigen Konsums von rohen Getreidemischungen und Obst eine eigene Schnapsbrennerei im Darm hatten. Diese hatten verständlicherweise die größte Angst vor Alkohol und waren, zum eigenen Schutz, fanatische Antialkoholiker. Ihre Alkoholvergiftung konnte man deutlich an der bläulichen Haut, besonders an der Nasenfärbung, erkennen. Jeder zusätzliche Schluck hätte sie wahrscheinlich umgebracht. Sie lebten in einem fröhlichen, unbewußten Dauerrausch. Es war nicht möglich, ihnen ihren Zustand bewußtzumachen.

Alkohol ist ein sehr subtiles Heil- und Lebensmittel, besonders der Wein. Durch den Gärungsprozeß findet eine Verwandlung und Befreiung statt. Der Geist wird von der irdischen Schwere befreit und gelangt zur höchsten Wirksamkeit. Dies haben heilkundige Menschen zu allen Zeiten geschätzt und haben den Alkohol in der individuell entsprechenden Dosierung als Heil- und Lebensmittel zum Wohle ihrer Mitmenschen eingesetzt.

Bohnenkaffee

»Die Bohnen liegen vorn«, las ich neulich als Schlagzeile in einer Zeitung, darunter stand: »Kaffee ist das Lieblingsgetränk der Deutschen. Neun von zehn Erwachsenen trinken ihn regelmäßig – im Schnitt 164 Liter im Jahr. Selbst Bier mit 146 Litern sowie Milch, Erfrischungsgetränke und Mineralwasser bleiben dahinter zurück. Mit 550 000 Tonnen Rohkaffee im Wert von über 5 Milliarden DM war die Bundesrepublik im Jahr 1991, nach den USA, zweitgrößter Kaffeeimporteur der Welt.«

Kaffee, einst »Gehirnnahrung« der Journalisten und Intellektuellen, ist zum Volksgetränk Nr. 1 geworden. Die meisten Menschen, besonders in den Betrieben, Büros und Geschäften, leben überwiegend von denaturierter, meist »toter« Industrienahrung. Meistens ist auch der Anteil von Kartoffelprodukten, die ja auch in ihrer natürlichen Form den »Geist beschweren«, sehr groß. Woher sollen die Menschen bei einer derartigen Fehlernährung Kraft und Frische für die Arbeit schöpfen? Vom großen Geist? Diese Leitung ist meistens noch blockiert. Also bleibt nur noch der Kaffee, der große Muntermacher, weltweit. Ich glaube, die gesamte Weltwirtschaft würde zusammenbrechen, wenn man den Menschen schlagartig ihre Lieblingsdroge entzöge.

Die Frische, die man durch den Kaffee erlangt, ist nur eine Art Vorschub (Kredit) von Nervenkraft. Der Kaffee treibt nur die an sich müden und erholungsbedürftigen Nerven zu erhöhten Leistungen an. Sobald seine Wirkung nachläßt, fällt auch die Leistung ab. Anstatt dem gestreßten System endlich Ruhe zu gönnen, folgt der nächste Peitschenhieb. Oft begleitet von Zigaretten und Zuckergebäck, hinterher ein alkoholisches Getränk, dann haben wir das gefährlichste Drogenquartett beieinander, mit dem sich leider schon der größte Teil der Menschheit durch ein unzufriedenes und freudloses Dasein peitscht. Dieses Leben auf »Kräftepump« hat die logische Konsequenz aller Kredite: irgendwann muß die Rückzahlung erfolgen, mit Zinsen und Zinseszinsen, ob wir wollen oder nicht – die Währung heißt »Gesundheit«.

Kaffee ist eine »spezielle« Gehirndroge, daher wird eine seiner über 300 bisher bekannten Substanzen, das Koffein, zur Linderung von Kopfschmerzen gebraucht. Kaffee stimuliert unser zentrales Nervensystem auf eine ganz besondere Weise, er beschleunigt und erleichtert alle Denkprozesse. Kaffee »lockert«, ähnlich wie Alkohol, die »Fesseln« der Seele im Körper. Kaffee erzeugt in der Regel keine Euphorie- oder Rauschzustände, die das Irdische verlassen wollen. Im Gegenteil, er fördert das logische, nüchterne Denken – die intellektuelle Klarheit.

Die Eigenschaften des Kaffees kommen in »Erfahrung in der Arzneykunst« von D. J. G. Zimmermann aus dem Jahre 1764 sehr deutlich zum Ausdruck: »Eine junge, schweizerische Dame, von welcher Johann Jacob Rosseau sagt, sie verbinde mit dem Kopf eines Leibniz die Feder eines Voltaire, schrieb mir einst, sie hätte ohne Kaffee den Verstand einer Auster.«

Hier liegt die große Gefahr des Kaffees für alle geistig Schaffenden. Anstatt den »Austern-Verstand« aus eigener Kraft zum »Leibniz-Kopf« zu trainieren, zwingt man den »Austern-Verstand« mit vier bis acht Tassen Kaffee am Tag zum künstlichen »Leibniz-Kopf«. Die Sehnsucht nach dieser »Denkspritze« hat der arabische Dichter Abd Al Qadir schon 1587 in folgendem Vers eines Gedichtes ausgedrückt: »O Kaffee, du löschest alle Sorgen, dich begehren alle, die studieren ...«

Schwarztee

hat durch seinen koffeinähnlichen Stoff Teein eine ähnlich aufpeitschende Wirkung, aber wirklich nur ähnlich, was diese Substanz betrifft. Beide sind völlig unterschiedliche Pflanzen und haben auch entsprechend unterschiedliche Wirkungen, die man aber nicht leicht definieren kann.

Der Kaffee ernüchtert, der Tee erleichtert, er regt mehr die Phantasie an als das logische Denken. Märchen und Fabeln werden mehr in den Tee- als in den Kaffeegesellschaften erzählt. Der Tee ist das Getränk der Künstler. »Steife« Menschen werden durch Tee lockerer, leichter. Nicht umsonst sind die Engländer die Teetrinker Europas. Sie trinken den Tee mit Milch, welche die für Magen und Darm schädlichen Gerbstoffe im Tee neutralisiert. Also, wenn Tee, dann schon auf die englische Art.

Besonders die Inder sind, vom Getränk her betrachtet, ein typisches Teetrinkervolk. Über die Asiaten und ihre Tee-Zeremonien kann ich nichts sagen, da ich sie zuwenig kenne.

In einer Berliner Konditorei, einem Literaten-Treffpunkt, schrieb Heinrich Heine, angeblich beim Teetrinken, ein Teegedicht. Zwei Verse daraus:

»Sie saßen und tranken am Teetisch und sprachen von Liebe viel.«

»Die Herren, die waren ästhetisch, die Damen von zartem Gefühl.«

Der Mensch ist ein freies Wesen. Es liegt allein in unserer Hand, ob wir Alkohol, Kaffee und Schwarztee zu unserem Heil oder zu unserem Verderben verwenden.

Man kann auch ein Brotmesser zum Töten gebrauchen, dies liegt aber weder in der Absicht des Herstellers noch in der des Händlers, der es verkauft.

Ein wenig Alkohol, Kaffee oder Tee zur rechten Zeit, am rechten Ort und in der richtigen Dosierung kann uns große Dienste leisten – für unsere Gesundheit, zur Steigerung der Lebensfreude und als Hilfe für unser geistiges Streben und Schaffen.

Kräuter- und Früchtetees

werden im Zeitalter von Kaffee und Alkohol immer beliebter. Alle Kräuter und Früchte und ihre Wirkung als Tee hier aufzuzählen, würde den Rahmen dieses Buches sprengen. Dafür gibt es genügend gute Kräuterbücher.

Die Meinung, Kräutertee sei eine zum Teil übelschmeckende Arznei, die man nur bei Erkrankungen trinke, ist leider weit verbreitet.

Man kann aus vielen Kräutern, Blüten, Samen, Beeren, Wurzeln, Rinden, Halmen und Früchten aufgrund ihrer Heilwirkungen, einzeln oder gemischt, sehr wirkungsvolle Reinigungs-, Ausleitungs- und Heiltees zubereiten. Dabei achtet man in erster Linie auf die Heilwirkung und als zweites auf den Geschmack. Man kann nicht jeden Heil-Kräutertee zu einem kulinarischen Hochgenuß machen. Wenn man aber unabhängig von einer Krankheit ein wohlschmeckendes, erfrischendes Getränk haben möchte, dann bietet uns die große Vielfalt der Pflanzen und Früchte, einzeln oder kombiniert, die köstlichsten Getränke überhaupt.

Die Kombinationsmöglichkeiten, die uns hier geboten sind, kann man in einem Leben kaum ausschöpfen. Du kannst Kräuter mit Kräutern mischen, ebenso mit Früchten, Säften, Schalen, Rinden, Samen und Gräsern. Du kannst die Tees würzen, z.B. mit Zimt, Anis, Nelken, Vanille usw., aber auch mit Chili, Muskat und Pfeffer. Du kannst sie süßen mit Honig, Ahornsirup, Ursüße, Birnendicksaft sowie mit allerlei süßen Säften.

In den Naturkostläden, Reformhäusern und auch zunehmend in speziellen Teeläden gibt es Tees aus der ganzen Welt. Mit etwas Experimentierfreude kann mancher Kaffee- und Teetrinker zum Kräuter-Früchte-Mischungsfan werden. Der argentinische Mate- und der afrikanische Massai-Tee als Einzeltee ist für Kaffee- und Teetrinker ein guter Einstieg in die coffein- und teeinfreie Genußwelt.

Einige Hinweise zur Teezubereitung

Für einen guten Tee ist wie für ein gutes Bier ein gutes Wasser erforderlich. Chlor und Kalk sind für den Geschmack besonders nachteilig.

Das erste kann man durch kurzes Aufkochen zum Teil eliminieren, den Kalk durch entsprechende Filter. Je lebendiger das Wasser (siehe das Kapitel über »Wasser«), um so feiner der Tee. Das Leitungswasser kann man auch mit einer Prise des Mineralstoffpräparates Biosmon (Reformhaus) aufwerten, dadurch schmeckt der Tee besser.

Das Wasser kurz vor dem »Brodeln« vom Herd nehmen und die Kräuter sofort überbrühen. Der Topf zum Wasserkochen sollte für nichts anderes verwendet werden. Ebenfalls die Teekanne, sie sollte immer Teekanne bleiben. Am besten aus unlasierter, gebrannter Tonerde, darin schmeckt der Tee am besten. Natürlich geht auch Glas und Porzellan. Wassertopf und Teekanne nie mit Spülmittel, sondern nur mit heißem Wasser auswaschen.

Kräuter, Gräser, Blätter und Blüten generell mit kochendem Wasser überbrühen und fünf bis zehn Minuten ziehen lassen.

Wurzeln, Rinden und Schalen sollten mit kaltem Wasser aufgesetzt werden, langsam zum Kochen bringen, je nach Art einige Minuten auf kleiner Flamme kochen und eventuell abschließend noch nachziehen lassen.

Zu Heilzwecken sollten Wurzeln, Rinden und Schalen über Nacht, am besten im Freien, in einem unlasiertem Tongefäß (Glas oder Porzellan) mit kaltem Wasser angesetzt werden. Morgens wird der Kaltauszug abgeseiht und das Auszugsgut mit frischem Wasser aufgekocht. Nach Abkühlung auf ca. 40°C können Kalt- und Kochauszug zusammengeschüttet werden. Ein Teil der Heilkräfte und der Substanzen geht über Nacht unbeschädigt in das Wasser über (noch besser tagsüber unter Sonnenbestrahlung, aber Heiltees werden eben am Tag und nicht in der Nacht gebraucht), der Rest geht durch die Erhitzung ins Wasser über. So gewinnen wir einen Auszug von höchster Wirkung.

Früchte und Samen können trocken oder frisch, je nach Art, überbrüht oder gekocht werden, mit oder ohne Einweichen.

Abschließend noch als kleine Anregung unsere »wachsende« Frühjahrsfrischkräuter-Teemischung: Als erstes sind Löwenzahn und Brennesseln da, so ab Mitte März, je nach Lage. Morgens werden sie als Tee gepflückt, mittags als Salat. Bald darauf folgen Schafgarbe und Wegerich. Etwas später Fichten- oder

Tannentriebe (nie oben an der Baumspitze, sondern nur seitlich pflücken) und Birkenblätter. Noch später kommt Zinnkraut hinzu. Auch Zitronenmelisse und Minze aus dem Garten. Die frisch gepflückten Kräuter überbrühen und ca. fünf bis acht Minuten ziehen lassen, bis der Tee leuchtend grün ist. Kräuter abseihen, bevor der Tee braun wird.

Übrigens, geschlürft oder mit Strohhalm getrunken, erhöht den Genuß und die Heilwirkung von jedem Getränk. Schmatzen fördert ebenso die Geschmacksentfaltung.

Nahrungsergänzungsmittel

Wer in Harmonie mit Gott und der Schöpfung in einem natürlichen Lebensrhythmus lebt, braucht sicherlich keine Zusätze zu seiner natürlichen Kost.

Wer jahrelang auch nach Anbruch der Nacht noch tätig ist, der kann dem vorzeitigen Verschleiß seines überstrapazierten Organismus durch den sinnvollen Einsatz guter Nahrungskonzentrate und Nahrungsergänzungsmittel entgegenwirken. Bei Erschöpfungszuständen, Krankheiten, besonders bei schweren Erkrankungen wie Krebs und AIDS ist der gezielte Einsatz dieser Mittel oft von großer Bedeutung. Zum Teil sind diese Mittel enzymatisch aufgeschlossen, also vor-»verdaut« und werden schon über die Mundschleimhaut von den Lymph- und Blutbahnen aufgenommen; deshalb ist es wichtig, sie lange im Mund zu lassen, bevor man sie schluckt.

Das Verlangen nach dem »Zaubertrank« – nach jenem Fabel-Fläschchen, das »alles« enthält, ist in unserer gestreßten Leistungs- und Ewig-jung-bleiben-Wollen-Gesellschaft groß. Dies wird von vielen Geschäftemachern ausgenutzt, die zum Teil unnütze bis gesundheitsschädliche Mittel auf den Markt bringen, welche man heute in jedem Supermarkt kaufen kann.

Gute Nahrungsergänzungsmittel wie Säfte, Elixiere und Konzentrate sind in jeder Hinsicht wertvolle Präparate, die man relativ leicht von dem billigen Gepansche unterscheiden kann.

Ernährung in der Schwangerschaft

Im allgemeinen ist eine gut ausgewogene, lakto-vegetarische Vollwertkost mit einem großen Rohkostanteil während der Schwangerschaft für das Kind und die Mutter das beste. Solltest Du jedoch ein Bedürfnis nach Fleisch haben, dann iß möglichst wenig und nur gesundes. Meide möglichst Salz, wegen der Wasseransammlung im Gewebe.

Die kieselreiche Hirse ist für den Körperbau des Kindes sehr empfehlenswert, besonders für Bindegewebe und Knochen, aber auch für die Mutter u.a. zum Schutz ihrer Zähne. Dinkel, Hafer, Gerste und Weizen sollten ebenfalls häufig gegessen werden. Wer eine Beziehung zu Südamerika hat, kann auch ein- bis zweimal wöchentlich eine Quinoa-Mahlzeit einnehmen. Möglichst wenig oder keine Kartoffeln essen, es sei denn, es besteht ein ausdrückliches Verlangen danach.

Von den Nüssen sind Walnüsse und Mandeln besonders empfehlenswert. Sie sollten täglich gegessen werden, ebenso Kürbiskerne und Sonnenblumenkerne, Getreide-, Soja- und Alfalfa-Keimlinge für das »keimende« Menschenleben, sooft sie schmecken.

Als Gewürze wirken Basilikum, Majoran, Fenchel, Kümmel, Dill und Anis verdauungs- und stoffwechselfördernd, Rosmarin durchblutungsfördernd. Täglich ein gestrichener Teelöffel Heilerde für den Aufbau des jungen Erd-Menschen, langsam und gut einspeicheln, ebenso zwei Eßlöffel trockene Haferflocken, am besten frisch gequetscht, lange einspeicheln – frisches Obst essen und reichlich trinken.

Für eine besonders gute Ernährung über Haut, Augen und Ohren sorgen. Dies bedeutet, täglich nackt an die frische Luft und Sonne gehen – Lichtdurchflutung – mit Sisalhandschuh und -gurt den ganzen Körper trockenbürsten. Den Blick an Schönem weiden, besonders an der Natur, aber auch an den Menschen und ihren Werken. Mit dem Gehör und der ganzen Haut harmonische, wohltuende Klänge aus der Natur sowie aus der reichen Musik- und Gesangssphäre »trinken«. Gönne Dir viel Zeit für alles und frage den kleinen Astronauten in Deinem Leib täglich nach seinen wahren Bedürfnissen und wie Du ihn am besten, nicht nur in bezug auf Ernährung, bei seiner »Erdenlandung« in Dir helfen kannst.

Ernährung während der Stillzeit

sollte ebenso hochwertig wie in der Schwangerschaft sein. Als stillende Mutter ißt und verdaust Du weiterhin auch für Dein Kind mit. Deine Milch, dieser kostbare Lebenssaft für Dein Kind, ist zwar ein Produkt Deines Organismus, aber deren Zusammensetzung ist abhängig von Deinen Gefühlen, Gedanken, Worten, Taten und von Deiner Ernährung. Im allgemeinen solltest Du alles besonders gut kauen und einspeicheln sowie blähende Speisen meiden.

Blähungen des Kindes werden u.a. durch blähende Speisen der Mutter verursacht, vor allem aber durch seelische Störungen wie Unruhe, Hektik, Konzentrationsmangel beim Stillen usw. Mutter und Kind sollten bei Blähungen Fenchel-, Kümmel- und Gänsefingerkraut-Tee trinken. Dazu rechtskreisende Leibmassage mit Melissen-, Majoran-, Kümmel- und Fenchelöl (Melissenöl comp. Firma Wala).

Vor allem solltest Du in Ruhe essen, alles gründlich kauen und einspeicheln, dann gibt es keine »blähenden« Speisen mehr.

Beim vorzeitigen Nachlassen der Milchproduktion solltest Du in erster Linie an seelische Ursachen wie Sorgen, Verstimmungen, Ärger, Belastungen usw. denken oder an schwere Arbeit mit den Armen. Du kannst die Milchbildung durch vermehrtes Trinken fördern. Dill als Gewürz oder Tee wirkt stark anregend auf alle Drüsen, auch auf die Milchbildung. Kümmel- und Holunderblütentee schluckweise über den Tag trinken. Es gibt auch Milchbildungstee im Reformhaus oder Naturkostladen. Gut sind auch Möhren, Sauerkraut, Wildkräuter, besonders Löwenzahn, Brennessel, Wegerich und Schafgarbe sowie verdünnte Wildfrucht- und Obstsäfte. Manche Frauen »schwören« auf Hacker-Nährbier (ohne Zuckerzusatz), andere auf ein Gläschen Sekt als Anregung für die Milchproduktion.

Dies sollen nur einige Anregungen für die Ernährung während der Schwangerschaft und Stillzeit sein. In diesem wichtigen, lebensformenden Zeitraum sollte das persönliche Empfinden und Bedürfnis auch in bezug auf die Ernährung *über* jeder Empfehlung und jeder Regel stehen.

Kinderernährung

Bauen wir ein Haus, so achten wir darauf, daß es auf einem soliden Fundament steht und verwenden nur hochwertiges Material in der richtigen Zusammensetzung. Was nützt ein noch so gut gebautes Haus, wenn das Fundament mangelhaft ist, brüchig wird und irgendwann absackt, dann bricht das ganze Haus zusammen.

Im übertragenen Sinn ist unsere Kindheit das Fundament unseres irdischen Lebens. Dieser Vergleich »hinkt« zwar, denn der Mensch kann sich sein Leben lang erneuern, auch körperlich. In gewisser Hinsicht aber können wir die Kindheit schon als eine Art »Lebensfundament« betrachten, auch in bezug auf die Ernährung.

Kurz nach der Befruchtung des Mutter-Eies durch den Vater-Samen treten wir als energetisches Geist-Seele-Wesen in dieses winzige Gebilde hinein und nisten uns in der Gebärmutter ein. In diesem Moment beginnen wir, die ersten Mittel für unser irdisches Leben aufzunehmen. Neun Monate lang entnehmen wir den mütterlichen Körpersäften das Baumaterial für unseren Erdenleib. Hier beginnt unsere Abhängigkeit von der Mutter und ihre Verantwortung für uns. Nur wenn sie sich gesund und vollwertig ernährt, können wir ihrem Körper die entsprechenden Stoffe für einen gesunden Körperbau entnehmen. Ernährt sie sich falsch und mangelhaft, erleiden wir von Anfang an Mangel (siehe »Ernährung in der Schwangerschaft«).

»Der Mensch lebt nicht vom Brot allein.« Dieser Satz gilt schon von Anfang an. Jeder Gedanke, jedes Gefühl unserer Mutter sowie die Eindrücke aus ihrer Umgebung prägen und nähren uns. Besonders wohltuend ist es, wenn die Mutter in der Natur ist und zu dieser eine tiefe Beziehung hat. Läßt sie dann noch die Sonne auf ihren nackten Bauch scheinen, ist diese Lichtdurchflutung ein Hochgenuß für das Kind im Mutterleib. So ein Sonnenbad ist höchste Nahrung für alle Zellen, besonders für die Knochenbildung. Deshalb ist es wichtig, daß die Mutter keine Kunstfaserkleidung trägt, zu dieser gehört auch die Nylonstrumpfhose. Die Kunstfasern verhindern weitgehend wichtige Einstrahlungen aus der Natur und dem Kosmos sowie die Verbindung mit denselben. Kunststoffkleidung schließt Mutter und Kind einerseits in eine Art »Thermosflasche« ein, andererseits in eine Art Faradaykäfig, in dem kein Energieaustausch stattfindet. Dadurch entstehen sehr disharmonische, gesundheitsschädliche Energiefelder.

Licht- und Klangwellen sind höchste Nahrung für das Kind, das ja aus einer immateriellen Welt kommt. Harmonische, klassische Musik (Bach, Beethoven, Brahms, Bruckner, Mozart, Tschaikovsky, Smetana, Händel, Haydn, Schubert und andere) sollten dem kleinen Erdenbürger öfters geboten werden. Musica viva (Konzertbesuch) wäre natürlich am besten. Musik »aus der Konserve« ist auch gut, aber möglichst keine Synthesizer-Musik.

Richtet sich die Mutter im Gebet, in der Meditation auf Gott aus, dann fließt auch dem Kind höchstes »Lebensmittel« aus der Urquelle des Lebens zu. Die tiefe Verbindung zum Kind auf allen drei Seinsebenen (Körper, Seele, Geist) ist sehr wichtig, um seine wahren Bedürfnisse zu erfahren. Dies erfordert tägliche Übung von Anfang der Schwangerschaft an. Noch besser wäre es, wenn wir es wie manche Naturvölker machen würden. Sie laden die Seelen aus dem Jenseits zur Menschwerdung auf der Erde ein. Dadurch treten sie schon vor deren Einverleibung mit ihnen in Verbindung. Nach diesen ersten neun Monaten Erdenleben beginnt durch die Geburt eine neue Art der Lebensmittel-Aufnahme.

Säuglings-Ernährung: Stillen

Die Muttermilch ist das vollkommene Lebensmittel aller Säugetiere und Menschen, sie wird vom Kind fast vollständig verwertet; deshalb kann es vorkommen, daß ein Säugling tagelang keinen Stuhlgang hat. Säugen, Stillen ist kein durch eine Flasche ersetzbares Milchgeben. Das Menschenkind hat nach seiner Geburt, mehr als jedes Tier, ein sehr tiefes Bedürfnis, an der Mutterbrust zu saugen und nicht an einem Gummigebilde.

Die Geburt aus der mütterlichen Geborgenheit in die zum Teil bedrohliche Außenwelt erleben viele Kinder als schmerzhafte Trennung, als Aufhebung oder gar Zerstörung einer vielschichtigen Einheit. Häufiger Hautkontakt mit der Mutter, auch unmittelbar nach der Geburt, sowie das Saugen an ihrer Brust mildern das Geburtstrauma.

In der heutigen Zeit sollte ein Kind mindestens sechs Monate lang nach seiner Geburt täglich über Stunden Hautkontakt mit der Mutter haben, langsam auch mit dem Vater. Stillen kann man auch als Rest der Totalversorgung im Mutterleib betrachten. Nicht nur im Sinne der stofflichen Ernährung, sondern auch als Kommunikation über die Haut und über die Milch. Alle Gefühle, Stimmungen und Gedanken der Mutter werden vom Kind aufgenommen, ganz besonders beim Stillen. Achten sie deshalb auf ruhige und harmonische Stillzeiten.

Das Aufeinander-Einspielen, wie es beim Flaschegeben nicht erforderlich ist, läßt jene enge Mutter-Kind-Beziehung entstehen, aus deren Geborgenheit sich das Kind auf das Leben in dieser Welt einstellen kann. Diese Zeit ist maßgebend für das ganze Leben. Dieser Spannungsabbau, die körperliche Stimulation durch das Saugen, der Hautkontakt, das schöne Gefühl, für sein Kind Nahrung zu haben, all das bewirkt eine tiefe Befriedigung der Mutter, die wieder voll auf den Säugling übergeht. So entsteht eine Partnerschaft, in der beide Teile geben und nehmen. Dadurch entsteht die erste soziale Beziehung, deren Struktur von zentraler Bedeutung ist für die Prägung des Charakters und der Persönlichkeit als Erwachsener. Unsicherheit, Ängste und Aggressionen beruhen oft auf einer gestörten Mutter-Kind-Beziehung zu Beginn des Erdenlebens, von der Zeugung bis zu den ersten selbständigen Schritten.

Erst wenn das Kind durch Erfahrung gelernt hat, daß seine Grundbedürfnisse befriedigt werden, kann es beginnen, sich aus dem Narzißmus zu lösen und dazu übergehen, seine Aufmerksamkeit auf seine Umwelt zu lenken. Brustkinder erfahren die intensivste Befriedigung aller Bedürfnisse und können sich deshalb früher, leichter und besser einem Du zuwenden.

Auch für die Frau, die monatelang das Kind in sich getragen hat, bedeutet die Geburt des abrupte Ende einer Einheit. Dies muß sie überwinden und gleichzeitig mit den Anforderungen fertig werden, die sie nun als Mutter erfüllen muß. Dieser Trennungsschmerz wird durch das intensive körperlich-seelische Stillerlebnis weitgehend gemildert. Die Einheit bleibt länger erhalten. Beide können sich langsam voneinander lösen. Die Intensität des Still-Kontaktes erleichtert es der Mutter, das Kind als Teil ihrer selbst anzunehmen, aber es gleichzeitig als individuelles Wesen zu akzeptieren und zu respektieren, was für die spätere Beziehung von immenser Bedeutung ist. Stillende Frauen sind mütterlicher, ruhiger, ausgeglichener. Sie strahlen mehr Wärme und Zufriedenheit aus und sind auch von Anfang an sicherer und natürlicher im Umgang mit ihren Kindern.

Das Saugen an der Mutterbrust fördert auch eine gesunde Ausbildung der Schädelstruktur. Das Kind wird mit einer Rücklage des Unterkiefers geboren. Durch das Saugen an der Brust muß auch der Unterkiefer eine enorme Arbeit leisten (bei der Flasche nicht), durch die er nach vorne entwickelt wird. Dadurch wird vieles bewirkt: die richtige Zahnstellung (der richtige Biß), Mund- und Nasenraum werden vergrößert, dies begünstigt unter anderem die Atmungsfähigkeit sowie die Resonanz der Stimme, auch die Halswirbelsäule wird aufgerichtet, was u.a. eine bessere Kopfdurchblutung bewirkt.

Stillen, trotz Schadstoffbelastung der Milch?

Alles spricht für das Stillen, dagegen die heute zum Teil hohe Schadstoffbelastung der Muttermilch. Dies sollte aber keine Mutter vom Stillen abhalten, denn die Vorteile für das Kind überwiegen bei weitem die Nachteile. Die Vorenthaltung der schadstoffbelasteten Muttermilch erspart dem Kind keineswegs die Konfrontation mit unserer heute schwer belasteten Umwelt, die ja ein Abbild unserer Innenwelt ist. Diese wichtige erste Außenwelt-Lebensetappe an der Mutterbrust, mit all seinen energetischen und stofflichen Komponenten, geben dem neu angekommenen »Weltenwanderer« die Kraft, sich mit *seiner* Epoche und der entsprechenden Umwelt – die er letztlich selbst gesucht hat – auseinanderzusetzen.

Schon im Mutterleib wird das Kind, je nach Verschlackung und Stimmungslage der Mutter, mit der stofflichen und energetischen Situation der Welt konfrontiert, in die es hineingeboren wird. Die belastete Milch ist dann nur noch eine Steigerung dieser Erfahrung. Durch entsprechende Lebenseinstellung und Ernährung (siehe Kapitel »Die seelisch-geistigen Aspekte der Lebensmittelaufnahme«) kann eine Mutter die Schadstoffbelastung ihrer Milch weitgehend verringern.

Sollte eine Frau aus schwerwiegenden Gründen nicht stillen können, so sollte sie versuchen, ihrem Kind wenigstens die Vormilch zu geben, das Kolostrum, auch bekannt als »Milch für die ersten Lebenstage«. Diese hat eine besondere Bedeutung für das Kind, u.a. zur Stimulierung des Immunsystems.

Brustmahlzeiten

Während seiner Entwicklung im Mutterleib hat das Kind fast fortwährend Nahrung von der Mutter bekommen. Es gab keine festen Mahlzeiten. Nach anfänglich häufigerem Stillen ist es besser für Kind und Mutter, einen Rhythmus für die Brustmahlzeiten zu finden. Bewährt hat sich der 4-Stunden-Rhythmus: 6 – 10 – 14 – 18 – 22 Uhr, bei Bedarf anfangs auch noch 2 Uhr nachts (oder eventuell 6 – 9 – 12 – 16 – 19 – 22 Uhr – 1 Uhr). Je nach Kind kann man dann nach zwei, drei, vier bis sechs Wochen auf fünf Stillzeiten reduzieren.

Am besten ist es, wenn Mutter und Kind ihren eigenen Rhythmus finden, aber es sollte ein Rhythmus sein – nicht zu jeder beliebigen Zeit stillen. Auch für einen Säugling sind Verdauungspausen wichtig.

Stilldauer

Wenn möglich, mindestens drei bis vier Monate, höchstens sechs bis sieben Monate. Wenn die Zähne kommen, ist das ein Zeichen natürlicher Entwicklung vom »Säuger« zum »Beißer«.

Ich habe Frauen kennengelernt, die ihr Kind mehrere Jahre gestillt haben, besonders in Indien und Südamerika. Bei Indianern und anderen Naturvölkern ist dies oft der Fall. Dies kann zu starker Abhängigkeit führen, die bei unserer Lebensweise für Mutter und Kind problematisch werden kann. Nicht selten betrachten die Kinder dann die Mutterbrust als ihr Eigentum.

Licht- und Frischluft-Nahrung

Vergiß nicht, Deinem Kind Luft- und Sonnenzeit zu geben. Dies ist für seine gesunde Entwicklung äußerst wichtig, u.a. für die gesunde Knochenbildung (Rachitisprophylaxe). Durch Beton, Glas und viele andere Baustoffe werden wesentliche Strahlen aus dem Kosmos abgehalten. Deshalb ist es wichtig, von Anfang an, spätestens ab der dritten Woche, das Kind täglich ins Freie zu bringen; anfangs etwa eine halbe Stunde und langsam steigern auf mindestens zwei bis drei Stunden täglich. Je nach Jahreszeit, im Sommer am besten den ganzen Tag im Freien lassen. Dabei ist zu beachten, daß keinerlei Kunststoff-

Kleidung oder -Decken die Einstrahlung behindern. Das Kind sollte warm, aber nicht zu warm (Fehler aller Mütter) angezogen sein. Sobald es die Witterung erlaubt, das Kind auch unbekleidet lassen, in einer windstillen Ecke.

Bedenke, daß wir ohne Kleidung geboren werden, also auch in den kühlen Jahreszeiten das Kind mit viel Einfühlungsvermögen kurz nackt im Freien lüften, am besten an Deiner nackten Haut.

Diese Lüftungszeiten sind wichtige Lebensvermittlungszeiten über die Haut. Ist der Aufenthalt im Freien nicht so leicht möglich, sollte dies eben am offenen Fenster geschehen. Auch durch den dicht bewölkten Himmel erreichen uns die kosmischen Strahlen im Freien. Bei Bedarf kann man bei Lichtmangel die Aufnahme desselben durch die Einnahme verschiedener Pflanzen und Mineralien verbessern, wie z.B. Johanniskraut, Apatit, Phosphor (Fa. Weleda) usw. Dafür ist es ratsam, einen ganzheitlich denkenden Arzt oder Heilpraktiker zu konsultieren.

Zusätzliche Ernährung zur Muttermilch

ist im allgemeinen in den ersten drei bis vier Monaten nicht nötig. Leider wird dies sehr oft von jungen unsicheren Müttern praktiziert, aus Angst, ihr Kind bekäme nicht genügend Milch. Sollte dies wirklich der Fall sein, dann versuche, Deine Milchproduktion zu steigern, indem Du einmal ein bis zwei Tage gar nichts mit den Armen machst, also keinerlei bzw. wenig Arbeit, vor allem nichts heben oder tragen (außer das Kind). Nimm Dir viel Zeit für Dich und Dein Kind. Leg Dein Kind häufiger an die Brust. Massiere Deine Brust sanft mit etwas Öl, am besten Milchbildungsöl von der Firma Weleda. Baue Ängste und Sorgen ab, lasse innerlich alles los, auch Dein Kind, atme locker durch, bis in das Becken hinein. Werde *frei* und freue Dich, dann werden Ströme des kostbaren Lebensaftes aus Deinen Brüsten fließen.

Trinke genügend, bei Bedarf auch Milchbildungstee (siehe »Ernährung während der Stillzeit«).

Die Muttermilch ist zwar anders als die Nahrung im Mutterleib, aber das Kind empfindet sie nicht als etwas Fremdes, weder stofflich noch energetisch. Die Muttermilch verstärkt die

Verbindung zwischen den beiden und wird vom Kind als ein Teil dieser Einheit empfunden. Wenn diese Beziehung harmonisch ist, wird die Muttermilch auch sehr leicht verdaut.

Wenn die Muttermilch nicht mehr ausreicht, dies ist im allgemeinen im vierten Monat der Fall, dann fängt man mit dem »Zufüttern« an. Damit beginnt die Konfrontation des Kindes mit Fremdstoffen, deren Aufnahme und Umgestaltung bzw. Assimilierung einen großen Energieaufwand erfordert. Diese Lebensmittel bringen auch ganz andere Informationen mit sich als die Muttermilch. Die richtige Auswahl dieser ersten »fremden« Lebensmittel ist von großer Bedeutung für die künftige Prägung der Geschmacksrichtung und somit für die Gesundheit des Kindes.

Auf dem Nahrungsmittel-Markt gibt es ein großes Angebot an Muttermilchersatz-, Säuglings- und Kleinkinder-Fertignahrung. Oft in sehr verführerischen, werbewirksamen Verpackungen mit Abbildungen von strahlend gesunden Säuglingen und Kleinkindern. Stofflich enthalten diese Mittel scheinbar alles, was das Kind braucht, aber Leben ist in diesen denaturierten, künstlich zusammengesetzten Industrieprodukten kaum noch enthalten. Die Hersteller meinen es anscheinend besonders »gut« mit den Kindern, da sie die meisten Produkte mit Unmengen Vitaminen und Mineralstoffen »anreichern«.

Das Überangebot dieser feinsten Stoffe mit Schlüsselfunktionen schadet dem Organismus.

Leider entscheidet sich immer noch die Mehrzahl der Mütter für diese künstliche Nahrung. Wer das Vertrauen zu Gott, zu sich selbst und die Verbindung zur Natur verloren hat, vertraut einer schönen Verpackung mit ernährungswissenschaftlichen Informationen und der eindrucksvollen Aufzählung der Inhaltsstoffe mehr als einem schlichten Getreidekorn.

In Reformhäusern und Naturkostläden gibt es mittlerweile auch schon ein großes Angebot an Säuglings- und Kinderfertignahrung aus naturgemäßer »Land-kultur« (Landwirtschaft), schonend und weitgehend naturbelassen zubereitet. Diese kann man fast alle unbedenklich verwenden, wenn die Zubereitung von Frischkost nicht möglich ist, besonders auf Reisen.

Das Getreide als Urnahrung der Menschheit ist das erste zusätzliche Lebensmittel, das ein Kind bekommen sollte. Ganz be-

sonders in dieser Zeit der Allergien sollte man Kinder stufen-
weise an die Aufschließung dieses gewaltigen Energiedepots
heranführen. Am besten beginnst Du mit Getreidebrühe aus
Weizen, Dinkel, Gerste oder Hafer aus biologischem Anbau, die
am besten folgendermaßen zubereitet wird:

Die ganzen Getreidekörner werden kurz gewaschen und
über Nacht (nicht länger als acht Stunden) eingeweicht, wenn
möglich mit gesonntem und pranisiertem Wasser (siehe Was-
ser-Kapitel). Am Morgen einen Teil des Wassers in ein anderes
Gefäß gießen. In diesem Wasser, das man als »Kaltauszug« bezeichnet, sind schon wertvolle Energien und Informationen aus
dem Getreide enthalten. Den anderen Teil mit dem Getreide
läßt man langsam kochen, bis die Körner weitgehend ausgelaugt sind. Dieser »Heißauszug« wird von den Körnern abgeseiht, und sobald er auf ca. 42°C abgekühlt ist, kann man ihn
mit dem Kaltauszug vermischen. Somit haben wir einen hochwertigen, leicht verdaulichen, flüssigen Getreideextrakt, dessen
Wert wir noch erhöhen können, wenn wir am Abend beim Einweichen, in der Frühe und nach Fertigstellung segnend die
Hände darüber halten. Diesen hochwertigen Getreide-Lebens-
saft können wir einem Kind schon von seinem zweiten Tag an
in der Außenwelt geben, falls es nicht gestillt werden kann. Mit
diesem Ursaft bekommt das Kind die beste Ernährungsgrund-
lage aus dem für ihn neuen Erfahrungsreich der Natur.

Es kann diese Gabe noch besser aufnehmen, wenn wir ihm
erzählen, wie das kleine Korn in die warme Mutter Erde gelegt
wird, wie sich das Leben in ihm zu regen beginnt, die harte
Schale sprengt und in das Erdreich hineinwächst, in die Tiefe
und in die Höhe.

»Eines Tages streckt es endlich sein Köpfchen neugierig aus
der Erde und erlebt die ersten direkten Sonnenstrahlen. Nun er-
blickt es eine Vielzahl seinesgleichen. Das Körnchen in der Erde
ist schon längst gestorben, die alte Form zerfallen, an die Erde
zurückgegeben. Der Halm wächst mit vielen, vielen anderen
der Sonne entgegen, begleitet von vielen Gräsern, Kräutern und
Blumen. Unzählige Regenwürmer, Ameisen, Insekten und allerlei Getier arbeiten emsig bei Tag und bei Nacht. Viele Zwerge
und andere lustige kleine Gesellen sowie eine wunderbare Fee
hegen, pflegen und hüten das Feld, und der liebevolle Bauer

hilft allen, ihre Aufgabe zu erfüllen. Bald reifen die goldenen Körner, geladen von Sonnenenergie.«

»Wenn der Wind durch die unzähligen Ähren streift, dann rollen Wellen durch das goldene Meer und die Lichtwesen der Sonnenstrahlen tanzen über die Felder hinweg.«

So ähnlich kannst Du die Ernährungsanfänge deines Kindes begleiten, erzähle ihm die Geschichten aller Lebensmittel, die Du ihm gibst.

Wenn Du ab dem vierten Monat mit dem »Zufüttern« beginnst, versuche es gleich von Anfang an mit dem Löffel, auf diese Weise haben manche Kinder nie nach einer Flasche oder einem Schnuller verlangt. Sie haben sich von Anfang an daran gewöhnt, daß nur an der Mutterbrust gesaugt und alles andere gelöffelt wird. Möglichst mit einem Holzlöffel anfangen. Wenn das Kind den Löffel verweigert, greift man eben zur Flasche. Man sollte aber nur Flaschensauger benutzen, die das Kind zum Vorschieben des Unterkiefers bewegen (Nuk). Das Loch im Gummisauger soll gaumenwärts gerichtet sein, damit die Nahrung über die ganze Gaumenfläche fein verteilt wird. Dies regt Geschmackssinn und Speicheldrüsen an. Das Loch des Saugers sollte klein sein, damit die Kiefertätigkeit durch das kräftige Saugen (wie an der Brust) gefördert wird.

Wir bleiben jetzt beim Zufüttern im vierten Monat. Wenn das Kind diesen Getreidesaft gut verträgt, gehen wir zu passiertem Getreideschleim über. Wird dieser ebenfalls gut vertragen, dann kannst Du Deinem Kind das volle Getreidekorn auf drei verschiedene Arten zubereiten:

Die einfachste und schnellste Form:

1. Das Getreide jeweils frisch vor dem Gebrauch so fein wie möglich mahlen. Danach fein sieben, damit keine gröberen Teile und vor allem keine Steinkörnchen von der Mühle in den Brei gelangen. Wenn zeitlich möglich, 10 bis 30 Minuten in handwarmem Wassser einweichen. Danach langsam zum Kochen bringen und ca. 5 Minuten kochen, anschließend 10 bis 20 Minuten nachquellen lassen. Biete es dem Kind dünnflüssig mit den Löffel an (am besten Holzlöffel), lehnt es ihn ab, dann gib es ihm mit der Flasche. Bei Bedarf leicht süßen.

2. Zur besseren Aufschließung, besonders des Zuckergehaltes, wird das Getreide ca. eine Stunde lang bei 60° bis 80° C im

Ofen gedarrt. Es wird auf Backbleche gestreut (die Körner dürfen dabei nicht übereinander liegen) und mit Wasser besprengt. Man kann auf Vorrat darren. Danach verfährt man wie bei Beispiel 1, nur daß die Einweichzeit des Mehls auf 1 bis 3 Stunden und die Nachquellzeit auf 30 bis 60 Minuten verlängert werden.

3. Noch bessere Aufschließung des Getreides erreicht man durch Keimen vor dem Darren (Mälzen), wobei die Keime keineswegs lang sein dürfen, nur gerade aufgebrochen.

Sollte das Kind zwar den Getreidesaft vertragen, aber nicht die Zubereitung mit dem ganzen Korn, dann gebe ihm wieder einige Tage den Saft, damit sein Organismus sich auf das Getreide länger vorbereiten kann. Versuche es mit Hafer, Hirse oder Dinkel. Das Getreide möglichst weitgehend aufschließen durch Keimen, Darren und lange Einweich- und Nachquellzeiten. Versuche auch die verschiedenen Süßmittel: Honig, Ursüße, Ahornsirup, Birnendicksaft einzeln nacheinander.

Falls Dein Kind das Getreide selbst in der Saftform nicht verträgt und etwa Durchfall davon bekommt, dann probiere es mit Hirse (glutenfrei). Nach drei bis vier Monaten probiere es wieder mit Hafer, Gerste, Dinkel und Weizen. Das »Zufüttern« sollte man möglichst mit dem Grund-Lebensmittel Getreide beginnen. Energetisch und stofflich ist dies die beste Grundlage. Früher hat man gekochtes Getreide in ein dünnes Tuch gebunden und den Kindern zum »Zutzeln« (Saugen) gegeben, dies geschieht auch heute noch in manchen entlegenen Gegenden z.B. in den Anden, Indien, Tibet, China und Rußland.

Gemüse

Nach einigen reinen Getreidetagen oder -wochen erweitert man das Menü des Muttermilch-Kindes mit Gemüse. Am besten fängt man mit der altbewährten gelben Rübe (Möhre, Karotte) an. Die Kindernahrung sollte, wie schon gesagt, nur von einer naturgemäßen Landkultur (Landwirtschaft) stammen, dies ist bei der gelben Rübe besonders wichtig, da sie vieles anzieht und die belastete Erde reinigt. Nach einigen Tagen pürierter Möhren- und Getreidekost kann man mit anderen Gemüsesorten abwechseln. Am besten mit der roten Beete beginnen. Diese beiden farbintensiven Wurzeln sollten die Kinder, aber auch die Erwachsenen, oft essen. Danach folgen je nach Jahreszeit: Brokkoli, Blumenkohl, Kohlrabi, Brennessel, Melde, Spinat, Mangold, Schwarzwurzel, Pastinake, Fenchel, Kürbis, Zucchini und Gurken. Jedes Gemüse sollte einzeln gegeben werden und möglichst drei Tage lang. Eine gutausgewogene einfache Kost ist besonders am Anfang des Lebens wichtig. Das Gemüse sollte schonend und mit sehr wenig Wasser gegart werden, am besten im Römertopf. Mindestens bis zum achten Monat sollte es püriert gegeben werden, das Garwasser, falls vorhanden, dazugeben, da es Vitamine und Mineralien enthält.

Man kann dem Gemüse auch einige Tropfen Sonnenblumenöl (kaltgepreßt und naturbelassen) dazugeben; Butter erst nach dem Abstillen.

Wegen der Geschmacksentwicklung und der Auseinandersetzung mit den verschiedenen Energien in den jeweiligen Lebensmitteln ist es wichtig, daß wir dem Kind alles einzeln geben, damit es eingehend wahrnehmen und erfahren kann

Rohkost

können wir ab dem 6. bis 7. Monat dem Gemüse fein zerkleinert in geringem Maße beigeben. Immer nur die gleiche Sorte, d.h. der Möhre gibt man nur rohe Möhren dazu und der roten Beete eben nur rote Beete. Kindern, die nicht gerne Gemüse essen, kann man dies oft schmackhaft machen, indem man ein Stück baumreifen Apfel mit einer Glasreibe fein reibt und unter das Gemüse mischt.

Obst

Ein am Baum gereifter, süßer Apfel im Paradies (Lichtwelt), er war der symbolische Anfang dieser grobstofflichen Welt. Auch für den heutigen »Weltenwanderer« ist der reife, süße Apfel eine gute Einstieghilfe in diese Welt. Als nächstes kann man dem Kind auch reife süße Birnen geben. Andere Obstsorten würde ich dem Kind in seinem ersten Lebensjahr in diesem Gebiet der Erde nicht geben.

Süßen

sollte man niemals mit dem isolierten Kohlenhydrat Weißzucker, sondern nur mit vollwertigen Mitteln, die neben dem Zucker auch reich an Mineralien und Spurenelementen sind. Der Honig steht an der Spitze aller Süßmittel, man sollte ihn aber nur in kleinsten Mengen geben und nur Blütenhonig, der Waldhonig ist zu stark. Der Sirup (Melasse) der Zuckerrübe ist sehr bekömmlich, besonders der von Demeter (Reform-haus/Naturkostladen), bei diesem ist der leicht bittere Nachge-schmack nicht so stark, denn diesen mögen die Kinder nicht. Nach meiner Erfahrung schmeckt den Kleinen der mit Sonnen-energie geladene Vollrohrzucker aus den Tropen am besten. Diesen gibt es bei uns als geraspelten Zuckerhut (raspao) oder unter den Bezeichnungen Ursüße und Sucanat im Naturkostla-den und Reformhaus.

Der übliche braune Rohrzucker im Handel ist auch weitge-hend entmineralisiert, daher nicht geeignet. Ein weiteres, feines Süßungsmittel ist der kanadische Ahornsirup. Des weiteren gibt es Malzextrakt, also Getreidezucker. Milchzucker wirkt leicht abführend. Birnendicksaft und andere Obstdicksäfte haben zuviel Fruchtsäure für den Säugling. Für etwas Verdau-ungsträge eignet sich auch das Feigenwasser zum Süßen. (Fei-gen abends zerkleinern und über Nacht einweichen.) Die Sucht nach Süßem ist die größte Sucht der Welt. Die Nahrungszufuhr prägt schon die Geschmacksbildung.

Deshalb sollte man besonders beim Süßen darauf achten, daß die Süße den Eigengeschmack der gesüßten Lebensmittel nicht verdrängt, sondern immer sehr dezent im Hintergrund bleibt.

Abstillen

mit Getreide-Milchbrei, die Milch erst nach dem Kochen dem Brei beimischen und zusammen etwas nachquellen lassen. Bei Bedarf auch Gemüsebrei mit dem Getreidebrei mischen. Voll-kornbrotrinde und kleine ganze Möhren zum Beißen geben. Das Kind nicht zum Löffel zwingen, aber sanft hinführen. In dieser Zeit – Loslassen der Brust, Kind loslassen usw., – sollte man besonders auf die seelischen Eßbedürfnisse des Kindes achten und bereit sein, viele Kompromisse einzugehen.

Kuhmilch

ist nach der Muttermilch die vollwertigste und natürlichste Nahrung. Im allgemeinen sollte sie – besonders im Allergie-Zeitalter – nicht zu der Muttermilch gegeben werden. Viele Kinder verkraften anscheinend nicht beide »Muttersäfte« zu-sammen, obwohl man es ihnen zunächst überhaupt nicht an-merkt. Erst nach Monaten oder gar einem Jahr äußert sich eine Eiweißallergie, meistens nur auf Milcheiweiß. Am besten ist Milch von gesunden und glücklichen Kühen, von einem naturgemäß bewirtschafteten Hof, mit Menschen, die die Tiere wirklich lieben. Die Milch sollte nur auf Körpertemperatur erwärmt werden und löffelweise geschlürft und *eingespeichelt* werden, damit sie gut verdaut werden kann.

Für Kinder mit schwacher Verdauung ist es besser, wenn die Vollmilch leicht gesäuert wird. Wer keine Gelegenheit hat, die Milch beim Bauern zu holen, sollte versuchen, »Vorzugsmilch« zu bekommen, diese ist nicht erhitzt. Falls sie nicht zu bekommen ist, muß man leider die pasteurisierte (kurzerhitzte) Milch nehmen, jedoch auf keinen Fall H-Milch (siehe »Milch«-Kapitel). Auch Ziegen- und Schafsmilch ist gut für Kinder.

Lebensmittel aus der Flasche

Mütter, die nicht stillen können, brauchen sich deshalb keinerlei Vorwürfe zu machen. Die Mutter sollte ihr Kind auch an die Brust legen, wenn keine Milch kommt. Auch wenn das Kind vom ersten Tag an seine Lebensmittel mit dem Gummisauger aus der Flasche bekommt, sollte dies mit Haut-zu-Haut-Kontakt an der Brust geschehen. Aber, wie schon gesagt, möglichst das Kolostrum geben. Am ersten Tag nur Fencheltee geben, wie dies bei den meisten »Brustkindern« auch üblich ist. Am zweiten Tag beginnt man mit der »Flaschennahrung«. In den ersten 3 bis 7 Tagen kann man Vollmilch und leicht gesüßten Getreidesaft aus Weizen oder Hafer geben (zu gleichen Teilen mischen). Nach diesen Anpassungstagen ersetzt man den Getreidesaft durch Getreideschleim. Diese Mischung reicht für die ersten 3 bis 4 Monate.

Eine glutenfreie Alternative wäre Hirse- oder Buchweizenschleim, eventuell auch Mais. Reis empfehle ich allgemein nicht für Säuglinge in überwiegend kühlen Regionen. Eine weitere Alternative wäre das verdünnte Mandelmus. Bei »Flaschenkindern« kann man im allgemeinen etwas früher mit dem »Zufüttern« beginnen. Ab dem vierten Monat gibt man anstatt Getreideschleim das volle Getreide als dünnen Brei, mit der Milch vermischt.

Kleinkindnahrung

In der Regel verlangen Kinder ab dem achten Monat gröbere Speisen. Man gibt ihnen das gleiche Getreide und Gemüse wie bisher, nur gröber zubereitet, zum Teil auch ganze Stücke, damit sie daran knabbern können wie an Apfel, Birne, Möhre,

Zwieback und Brotrinde. Dieses genüßliche Knabbern ist auch eine richtige Hilfe beim Zahnen. Meistens essen die Kinder sehr gerne Brot. Nach all den Monaten mit Vollkornnahrung können die Kinder dies gut verdauen und vertragen auch das schwer verdauliche Roggenbrot. Dies fördert noch mehr ihre Verdauung. Eine Weizen-Roggen-Mischung ist leichter verdaulich. Falls Dein Kind dies schwere Brot nicht verträgt, vielleicht sogar mit Durchfall darauf reagiert, dann gib ihm das leicht verdauliche Dinkel-, Graham- oder Schlüterbrot.

Gib Deinem Kind anfangs das Brot ohne Aufstrich, damit es dieses kräftige Ur-Lebensmittel aller Völker nicht schon von Anfang an als bloßen Aufstrich- und Auflagen-Träger erlebt. Gib ihm täglich eine Messerspitze Luvos Heilerde ultrafein.

Gewöhne Dein Kind so früh wie möglich an Rohkost.

Kindergarten- und Schulkinder

sollten vor allem abends früh schlafen gehen, damit sie morgens von selbst frisch und munter aufwachen und genügend Zeit zu einem ruhigen Frühstück haben. Jedes zweite Kind ist heutzutage ein »Zappelphilipp«, ruhelos, unkonzentriert, unkoordiniert, mit einem Wort disharmonisch. Jedes dritte Kind hat zusätzlich eine oder mehrere Allergien. Diese nehmen ständig zu, man kann die Gegenwart als Allergie-Zeitalter bezeichnen. Die Ursachen für all dies liegen tief in der Seele jedes einzelnen und im kollektiven Miteinander. Die stets steigende Vielfalt der äußerlichen Dinge wecken im Menschen unzählige, nie zu deckende Bedürfnisse, treiben ihn zu immer mehr Leistung an, machen ihn ruhelos, schwächen sein Immunsystem. So wird er nach und nach gegen alles allergisch, weil er sich im Innersten seiner Seele nach der Einfachheit sehnt.

Wachstum kann man u.a. auch als einen Umwandlungs- und Verinnerlichungsprozeß aufgenommener Substanzen und Energien erleben. Die Ernährung ist besonders bei Kindern eine Auseinandersetzung von Körper und Seele mit den aufgenommenen Lebens- bzw. Nahrungsmitteln, die gewaltige Kräfte mobilisieren kann und dadurch den kindlichen Organismus stärkt. Je naturnaher die Lebensmittel, um so größer die Stärkung. Während des Wachstums sind die Beziehungen zwischen Innen- und Umwelt besonders intensiv, dadurch reagieren Kinder auch viel stärker auf toxische Belastungen als Erwachsene.

Daher meine Bitte, gebt den Kindern Lebensmittel aus einer naturgemäßen, liebevoll betriebenen Landkultur (Landwirtschaft).

Du kannst Deinem Kind zu einem guten Start auf seinem Erfahrungsweg auf dieser Erde verhelfen, wenn Du ihm möglichst lange eine einfache, gutschmeckende Vollwertkost gibst, mit möglichst viel Rohkost. Diese spendet Kraft und Ruhe, stärkt das Nerven- und das Immunsystem, gibt ihm Zeit, sich langsam auf die Stoffe dieser Erde einzustellen. Gib ihm täglich ein kleines Löffelchen Heilerde (trocken einspeicheln) und gewöhne das Kind früh an gesunde Bitterstoffe. Gib dem Kind öfters eine Enzian- und eine Kalmuswurzel zum Kauen, dies steigert die Abwehrkräfte und stärkt Blut- und Stoffwechsel. Gewöhne Kinder früh an den Geschmack eines guten Wildkräutersalates und an Wildkräuter-Gemüse. Bekommen Kinder von Anfang an oft trockenes Brot und trockene Haferflocken, dann entwickeln sie kräftige Speicheldrüsen und lernen etwas sehr Wichtiges für ein gesundes Leben: kräftiges Kauen und reichliches Einspeicheln. Auch Schulkinder sollten eine Messerspitze bis zu einem Teelöffel Heilerde trocken essen. Fleisch sollte man den Kindern nicht geben, es sei denn, sie haben ein ausdrückliches Verlangen danach (siehe dazu das Kapitel »Fleisch«). Kinder brauchen zwar mehr Eiweiß als Erwachsene, aber deshalb sollte man Kinder nicht mit Eiweiß mästen. Eine Überernährung ist genauso schädlich wie eine Unterernährung.

In den reichen, der Natur entfremdeten Industriegesellschaften betreiben die Menschen eine stoffliche Überernährung ihrer Kinder, vor allem an Eiweiß, Weißmehl und Zucker. Dadurch leiden die Kinder an echtem Lebensmittel-Mangel im energetischen Sinne. Eine gut ausgewogene Vollwertkost mit Getreide, Gemüse, Nüssen (Ölen), Obst, Milch und Milchprodukten enthält *alles*, was das Kind braucht.

Kinder sollten mit Freude essen, dazu müssen sie Appetit haben. Dafür wiederum ist der Hunger wichtig, denn er ist ein Teil des Appetits. Nur mit Appetit und Hunger gegessene Speisen werden auch richtig verwertet. Das bedeutet: keine Naschereien und sinnvolle Abstände zwischen den Mahlzeiten. Die meisten Kinder halten keine fünf Stunden zwischen den Mahlzeiten aus. Man kann sie an etwas Obst, eine Möhre und/oder ein Stück Brot als Zwischenmahlzeit gewöhnen. Das wäre auch

246

eine gute Pausenbrotzeit für Kindergarten und Schule, ebenso das Vollkornbrot mit Butter und Käse, wenn sie danach verlangen.

Salzen

Eine alte Küchenweisheit besagt: »Wer gut würzen kann, braucht kein Salz.« Dies ist bei Kindern besonders wichtig. Bis zum ersten Lebensjahr sollte man Kindern überhaupt kein Salz geben, danach sehr wenig. In einer gesunden Vollwertkost mit viel Rohkost sind genügend Salze enthalten.

Getränke

Es ist unglaublich, aber wahr: Viele Kinder kennen das Wasser nicht mehr als Getränk. Für sie ist Getränk ein Gepansche von gezuckertem und künstlich aromatisiertem Wasser, Farb- und Chemiestoffen. Auch der geliebte morgendliche Kaba ist ein ungesundes Zuckergetränk. Als Zutat zur Frühstücksmilch kann man Malzkaffee oder Karob (Brotfruchtbaum-Pulver aus Naturkostladen oder Reformhaus) nehmen.

Kinder sollten von klein an erfahren, daß ihr Organismus Wasser braucht, Wasser ohne Zusätze. Weiterhin sollten sie erfahren, daß reines Wasser am besten den Durst löscht. Man kann den Kindern auch verdünnte Obst- und Wildfruchtsäfte geben und viele andere gesunde Getränke (siehe dazu die entsprechenden Kapitel).

Im allgemeinen gedeihen Kleinkinder mit einer harmonischen, weitgehend naturbelassenen Vollwertkost, reich an Frisch- und Rohkost, am besten. Daher gilt all das, was ich in diesem Buch niederschreibe, auch für Kinder.

In der Buchempfehlung am Ende dieses Buches sind Titel einiger Bücher über Kinderernährung angegeben.

Die Umgewöhnung zur Vollwertkost

Bei Kindern, die jahrelang die übliche, denaturierte Kost gegessen haben, muß man eine Umgewöhnung zu einer naturgemäßen Vollwertkost langsam und mit sehr viel Einfühlungsvermögen durchführen. Kinder und alte Menschen ändern nicht gerne ihre Eßgewohnheiten, und mit gesundheitsbezogenen Argumenten kann man wenig erreichen. Man sollte nie eine Lieblingsspeise durch Vollwertzutaten verändern. Dies führt zu Enttäuschung und zu Ablehnung jeglicher Vollwertkost. Kinder sollte man am besten mit Neuem locken – neue, leckere Vollwertgerichte einfach ohne große Ankündigung als Überraschung servieren. Große Ankündigungen wecken Erwartungen und Kritikbereitschaft.

Eines sei am Ende dieses Kapitels noch gesagt: Zwinge Deine Kinder nicht zum Essen und bedenke, daß zarte Kinder weniger essen als robuste, vollblütige. Leider werden letztere allzuoft als Beispiel vor die zarteren gestellt, etwa mit den Worten: »Wenn du nicht genug ißt, wirst du nicht groß und stark.« Solche Äußerungen können bei sehr sensiblen Kindern u.a. zu Minderwertigkeitsgefühlen führen, und der Zwang zum Essen führt auch zu Blähungen, Bauchschmerzen und Verdauungsstörungen. Manche Kinder leben fast nur von »Luft und Liebe«, und es werden immer mehr, es sind die Kinder einer neuen Ära der Menschheit.

Die Ernährung des älteren Menschen

Wie schon öfters erwähnt, möchte ich mit diesem Buch meinen Mitmenschen weder einen Ernährungsplan noch eine Ernährungslehre geben, sondern ihnen helfen, ihre eigenen Lebens- und Heilmittel zu finden. Ein alter Mensch sollte sich im allgemeinen genauso vollwertig ernähren wie ein junger.

Der Mensch wird als geistiges Wesen in diese verdichtete, stoffliche Welt hineingeboren. Für seinen irdischen Aufgaben- und Erfahrungsweg baut er sich nach göttlicher Planvorlage einen hochkomplizierten Organismus. Zu Aufbau, Reparatur und Unterhalt desselben benötigt er hochwertige Stoffe und Energien, je nach dem Grad seiner Aktivitäten. Beim Bergsteigen erreichen wir irgendwann den Gipfel, die einen bleiben länger, die anderen weniger, aber alle gehen sie wieder hinunter, entweder denselben Weg, den sie gekommen waren oder einen anderen. Ähnlich ist es mit unserem irdischen Lebensweg. Irgendwann beginnt der Abstieg, nach der Evolution folgt die Involution. Wohl dem, der diesen Weg zum Tal genauso froh beschreitet wie den zum Gipfel.

Auf diesem langsamen Rückzugsweg aus dem Irdischen nehmen viele Körperfunktinen wie Hormonaktivtät, Grundumsatz, Wärmeproduktion und so manches mehr entsprechend ab. Demgemäß ist dann auch das Bedürfnis der Lebensmittel-Aufnahme. Ich kenne Menschen, die bis ins hohe Alter eine gute Verdauungskraft haben. Diese können ihre Eßgewohnheit, zwei oder drei Mahlzeiten am Tag zu essen, beibehalten. Wenn die Verdauungskraft nachläßt, dann kann man mehrere kleine Mahlzeiten am Tag probieren. Man sollte alten Menschen jedoch nicht grundsätzlich den Rat geben, fünf oder sechs kleine Mahlzeiten am Tag zu sich zu nehmen, denn damit sind sie, mehr als das grasende Rindvieh, für den wichtigen Rest ihres irdischen Daseins mit Nahrungsaufnahme beschäftigt. Dies wäre genau das Gegenteil des eigentlichen Lebenssinnes. Wenn ich heute als sehr aktiver Mensch meistens mit zwei Mahlzeiten am Tag gut auskomme, so hoffe ich, in höherem Alter, falls ich dies erlebe, nur noch mit einer Mahlzeit am Tag auszukommen. Für meine letzten Erdentage, falls ich die vorausahne, habe ich mir vorgenommen, zu fasten, um leichter aus dem irdischen

Mantel zu schlüpfen. Außerdem haben es meine Sargträger dann leichter.

Wer sich während des Lebens hin und wieder mit seinem Tod beschäftigt, lebt leichter und wird vom »Boandlkramer« nicht gar so jäh überrascht. Das ganze Leben ist ein Geben und Nehmen. Von der Erde haben wir die Stoffe unseres Körpers genommen. Es kommt der Tag, wo wir ihr unseren Körper zurückgeben. Lassen wir ihn möglichst nackt, in ein Tuch gehüllt, allerhöchstens noch in einer dünnen Bretterkiste, in die Erde legen.

Eine Bemerkung zum Abschluß: Viele alte Menschen trinken zu wenig.

Der Mensch ist das einzige Lebewesen,
das seine Nahrung weitgehend zerstört,
ehe er sie ißt.

Zubereitung der Lebensmittel

Seelisch-geistige Aspekte

Die Zubereitung unserer Lebensmittel zum Verzehr sollte eine heilige Handlung sein, denn nur dann kann die Speise Heil-Mittel sein, und zwar höchstes Mittel zur Heilung.

Der große Weise und Meister Konfuzius sagte: »Wenn ich spreche, dann spreche ich, wenn ich esse, dann esse ich ...«. Dieses *ganze* Tun ist bei der Zubereitung einer Mahlzeit besonders wichtig. Übe Dich in dieser konzentrierten Tätigkeit. Nicht nur das Essen, sondern auch die Zubereitung sollte zur Kontemplation und Meditation werden. Betrachte das Gemüse, das Getreide, die Kartoffeln, das Obst, aber auch das Fleisch mit Liebe und Dankbarkeit. Danke allen Naturwesen, die Dir durch ihre Daseinsform und mit ihren Energien dienen wollen. Betrachte und durchdringe alles mit Deiner Liebe und danke Gott, denn auch die Nahrungsmittel sind Äußerungen Seiner Liebe zu Dir. Du kannst auch zu Gott und den Naturwesen sprechen. Franz von Assisi sprach mit den Tieren, den Pflanzen, ja selbst mit den Steinen; auch ich pflege dies täglich – es ist einfach wunderbar. Du kannst auch bei Deiner Tätigkeit Gott und die Schöpfung mit Singen oder Summen loben und preisen. Alles, was wir bewußt ansprechen, offenbart uns sein Wesen. Wie wir die Dinge betrachten, so erleben wir sie. Auch der Mensch möchte angesprochen werden, um sich mitzuteilen. Lerne mit den Augen Deines Herzens zu sehen, und Du wirst erleben: Die Welt ist voller kleiner und großer Wunder. Dann verstehst Du, warum Goethe sagte: »Die Geisterwelt ist offen, aber Euere Herzen sind zu, es fehlen Euch Augen, sie zu sehen!« Ein auf Gott ausgerichteter Mensch ist ein Erlöser für die Natur, die ihm mit allem, was sie hat, dienen möchte, um durch ihn die Verwandlung ihres derzeitigen Seinszustandes zu vollziehen und so auf eine höhere Bewußtseinsebene zu gelangen.

Als nächstes versuche, Dich auf alle auszurichten, die die Speisen, die Du zubereitest, essen werden, egal ob dies nur einer ist oder ob es hundert Menschen sind. Durchdringe auch ihn oder sie mit Deiner Liebe, schicke ihnen liebevolle Gedanken. Wünsche ihnen, daß sie durch diese Speisen der Natur und Gott näher kommen mögen und die Speisen zu ihrem Heil dienen.

Praktisches Vorgehen

Grundsätzlich sollten alle Lebensmittel so schonend wie nur möglich zubereitet werden, d.h. ihre jeweiligen Formen und Zellstrukturen sollten so wenig wie möglich geändert oder zerstört werden.

Schon beim Waschen können Mineralstoffverluste entstehen, wenn wir Pflanzen, Früchte, Knollen und Wurzeln im normalen Leitungswasser waschen. Dieses ist meistens kein natürliches Quell- oder Brunnenwasser mehr, sondern ein biologisch wertloses, mit Chemie aufbereitetes Kunstprodukt, dem alle lebensnotwendigen Mineralstoffe und Spurenelemente mangeln. Die Lebensmittel werden durch ein derart totes Wasser ausgelaugt, je nachdem, wie lange sie darin liegen. Der osmotische Druck in den Pflanzenzellen wird durch Mineralstoffabwanderung in das Wasser ausgeglichen. Um dies zu verhindern, gibt es zwei Möglichkeiten: das Wasser durch das speziell dafür konzipierte Mineralstoffgemisch Biosmon (Reformhaus) aufzuwerten oder alles rasch unter fließendem Wasser zu waschen. Letzteres ist bei Lebensmitteln aus dem Handel nicht empfehlenswert, da sie auf diese Weise nicht gründlich gewaschen werden. Außerdem braucht man dazu auch viel mehr Wasser. Gerade die Lebensmittel aus dem Handel, an denen alles mögliche haftet, sollte man kurz in Biosmon-Wasser legen (ca. $1/2$ g auf $3\,1/2$ Liter Wasser), neben der Reinigung werden sie auch frischer. Wenn man Gemüse in Wasser kocht, ist es empfehlenswert, auch dieses Wasser aufzubereiten, damit die Auslaugung möglichst gering gehalten wird.

Rohkost

Daß man Rohkost am besten ganz ißt, habe ich im Kapitel über Rohkost beschrieben. Wenn man sie zerkleinert, sollte dies möglichst erst kurz vor dem Verzehr geschehen. Bei der Zellzerstörung durch die Zerkleinerung werden die ätherischen Kräfte freigesetzt. Die Geschwindigkeit, mit der diese wertvollen Seelenkräfte der Pflanzen ihre zerstörten Zellwohnräume verlassen, ist nach Art der Pflanzen unterschiedlich; bei der Zwiebel geschieht dies in 10 bis 30 Minuten, beim Knoblauch kann es Stunden dauern. Es ist abhängig vom Grad der Zerkleinerung der Gemüse; größere Teile enthalten mehr ganze Zellen als kleine. Anstatt einen fein zerkleinerten Rohkostsalat zu machen, kann man auch größere Stücke machen und beim Essen in eine feine Tunke tauchen.

Erhitzen

Erhitzen muß nicht gleich Kochen bedeuten, und Kochen ist nicht gleich kochen.

Es gibt Menschen, die fühlen sich in den Tropen bei Temperaturen von 50° im Schatten sehr wohl oder im Badewasser mit 45° oder in der Sauna zwischen 90 und 100 °C. Andere vertragen so viel Wärme (Hitze) nicht, ja einige können dabei auch sterben. Ebenso reagiert jede Pflanze ganz individuell auf Erhitzung, selbst die verschiedenen Teile einer Pflanze (Wurzeln, Blätter, Früchte, Samen) reagieren unterschiedlich.

Durch schonende, einfühlsame Erhitzung kann vieles aufgeschlossen werden ohne große Verluste, was ein schwacher Mensch in seinem Organismus aus der rohen Pflanze nicht mehr aufschließen kann. Des weiteren entstehen Verbindungen und dadurch neue, subtilere Substanzen und Kräfte, deren Erzeugung in unserem Körper aus verschiedenen Gründen nicht möglich ist, u.a. durch negative körpereigene Substanzen und Kräfte verhindert wird.

Dagegen wird bei nicht einfühlsamer Erhitzung, Ver- und Zerkochung oder -bratung das Leben zerstört, und es entstehen zum Teil giftige Substanzen. Milch beispielsweise sollte möglichst nicht über Körpertemperatur erhitzt werden. Bei Erhitzung über 41 °C können Eiweißveränderungen stattfinden, die nicht nur körperliche Störungen verursachen können, sondern auch Verhaltensstörungen, vor allem Aggressionen.

Ähnlich wie bei der Zerkleinerung der Rohkost verläßt die »Pflanzenseele« ihren Zell-Wohnraum, wenn es zu heiß wird. Die Temperaturhöhe, bei der dies geschieht, ist je nach Pflan-

zenart unterschiedlich, aber auch abhängig von dem Grad der
Liebe, mit der wir ein Lebensmittel durch Hitze zubereiten. Je
größer die Liebe, um so mehr Hitze wird vertragen – die Liebe
ist das größte Feuer und leidet nicht durch das Feuer.

»Sehe ich doch vier Männer
frei im Feuer gehen, und sie
sind unversehrt; und der
vierte ist gleich, als wäre er
ein Sohn der Götter.«
Ausruf des Königs Nebukadnezar
(aus der Bibel, Daniel 3.24)

Im allgemeinen sollte man 80° bis maximal 96 °C beim Erhitzen von Gemüse nicht überschreiten, also in der Regel nicht bis
zum Siedepunkt erhitzen. Die Farben der Lebensmittel sind ein
gutes Merkmal für das Maß der Erhitzung: Sobald die Farben
am intensivsten sind, sollte die Hitzezufuhr bzw. der Dünstprozeß beendet werden. Wenn die Farben blaß werden, verlassen
die Lebenskräfte die Pflanzenzellen; sie flüchten vor der Hitze
in den Äther. Dr. F. Popp hat diesen Vorgang durch seine
berühmten Photonenemissions-Forschungen wissenschaftlich
bewiesen. Es gelang ihm die Erfassung der Lichtpartikel (Lichtquanten, Photonen), die bei einer bestimmten Temperatur (je
nach Pflanzenart und Anbauweise verschieden) durch die ge-
schädigten Pflanzenzellmembranen strahlen (austreten, flüchten). Manche Pflanzenzellen verstrahlen nach der Verletzung
bzw. Öffnung der Zellmembrane in wenigen Minuten, andere
strahlen viele Stunden lang. Das Getreide strahlt selbst nach
einem kurzen Kochprozeß je nach Art oft tagelang; ebenso das
gebackene Vollkornbrot.

Man sollte nur so viele Lebensmittel erhitzen, wie bei einer
Mahlzeit verzehrt werden. In dem Gemüserest vom Mittags-
mahl, das abends aufgewärmt wird, sind kaum noch Lichtkräf-
te enthalten, am nächsten Tag schon gar nicht mehr. Das Getreide und einige wenige Gemüsesorten bilden eine Ausnahme, da
sie noch gegebenenfalls tagelang strahlen. Nach der ersten Erhitzung können wir jedoch die größte Intensität ihrer Lichtkräf-
te aufnehmen, deshalb sollte man auch hier das Aufwärmen
nicht zur Regel machen – also kein Kochen auf Vorrat.

Nach meiner Erfahrung ist das Dünsten von Gemüse ohne oder nur mit ganz wenig Wasser im »Römertopf«, bei 80 – 90° C im Backofen, die beste Form der Garung, die ich kenne. Da die Temperaturangaben am Schalter des Elektroherdes oft ungenau sind, empfehle ich ein Backofenthermometer.

Eine weitere »schonende« Form ist das krasse Gegenteil, nämlich die rasche Erhitzung der zerteilten Gemüsestücke unter ständigem Rühren in wenig Öl. Der erhitzte Ölfilm, der sich um die einzelnen Stücke legt, verschließt für bestimmte Zeit weitgehend die Zellen, wodurch sie kurz einer höheren Hitze ausgesetzt werden können. Nach diesem heißen Anfang sollte man mit weniger Hitze langsam garen. Für diese Art des Gemüsegarens haben manche Völker, besonders in Asien, einen speziellen Topf entwickelt (nur zum Gebrauch auf offenem Feuer). Es gibt verschiedene Formen, das Prinzip ist jedoch bei allen gleich: Unten ist er rund und läuft aufwärts nach außen hin etwas flacher werdend aus. Am tiefsten Punkt ist die Hitze am größten, dort wird immer wenig Gemüse (so daß kein Stück über dem anderen liegt) unter ständigem Rühren in etwas Öl erhitzt und sofort zu den weniger heißen Zonen des Topfes weitergeschoben. So werden die Gemüsestücke von der Mitte ausgehend allmählich bis zum Topfrand, der nicht mehr unter direkter Feuereinwirkung steht, gerührt und geschoben. Das Gemüse sollte am Ende auf alle Fälle noch bißfest sein.

Wer Gemüse in Wasser kocht, sollte auch das übrige Wasser hinterher trinken oder als Soße verwenden, da ein großer Teil der Mineralien aus dem Kochgut darin enthalten sind.

Die Zubereitung von Getreide habe ich im entsprechenden Kapitel bereits beschrieben.

Bei der Fleischerhitzung ist die ursprüngliche Form des Bratens am Spieß, des ganzen Tierleibes in seiner Haut bzw. in seinem Fell das beste. Danach dürfte das Garen im Römertopf kommen. Die nächstschonendste Zubereitungsform ist wahrscheinlich das Grillen oder das schnelle Erhitzen in der Pfanne, wodurch die Zellen weitgehend geschlossen werden und das Fleisch saftiger bleibt. Das Lufttrocknen oder Räuchern von gesalzenem Fleisch ist eine weitere altbewährte Form der Zubereitung.

Hitze-Quellen

Auf offenem Holzfeuer oder glühenden Holzkohlen zuberei-
tetes Essen schmeckt mir am besten. Danach folgt die Kerosin-
und die Gasflamme. Ich selbst bin kein Freund von Gasleitun-
gen und -flaschen – sie stehen mir zu sehr unter Druck. Danach
kommt der Elektroherd. In den Industrienationen wird sicherlich am meisten mit Strom gekocht. Wir selbst haben einen
Elektroherd und einen Holzofen. Im und auf dem Elektroherd
entstehen elektromagnetische Felder, die je nach Art des
Kochtopfes auf die Speisen übertragen werden und in demsel-
ben leichte Störungen verursachen können. Dies wird auf dem
Elektroherd mit Email- und Ceranplatten weitgehend vermieden. Die für die Speisen besten Töpfe sind die irdenen (ge-
brannte Tontöpfe), feuerfestes Jena-Glas und Gußeisentöpfe.
Alle drei leiten die Energie (Hitze) natürlich nicht so gut an das
Kochgut weiter wie die speziellen Elektroherdtöpfe, dafür
schützen sie um so mehr die Speisen.

Mikrowellen

Die »schnelle Welle« zieht in die Küchen der Welt ein. Ober-
flächlich betrachtet ist dies anscheinend eine feine Sache. Näher
betrachtet wird diese schnellste Art des Garens zur inneren Ka-
tastrophe. Mikrowellen sind elektromagnetische Strahlungen,
die besonders stark auf die Wassermoleküle der Nahrungsmittel einwirken. Mittels Schwingung und Reibung entsteht darin
Wärme, die sich in den Nahrungsmitteln auf dem Wasserweg
ausbreitet. Die Wassermoleküle in den Lebens- und Nahrungsmitteln sind die wichtigsten arteigenen Energie- und Informationsträger; durch die Bestrahlung mit Mikrowellen wird ihre
Struktur verändert. Dabei entstehen starke Energie- und Infor-
mationsstörungen und Zerstörungen, die sich schädlich auf unseren Organismus auswirken können, wenn wir Speisen aus
dem Mikrowellenherd essen. Bei undichter Ofentür können
Menschen, die sich in der Nähe des Ofens aufhalten, auch direkt von der Strahlung getroffen und somit geschädigt werden.
Die Wärmerezeptoren der Haut können nur die Wärme auf der
Oberfläche wahrnehmen, daher sind die gefährlichen, zum Teil
Mikroverbrennungen in der Tiefe zunächst nicht wahrnehmbar.
Auch schwache, kaum erwärmende Mikrowellen können zu

Schäden führen. In den USA wird schon der »Mikrowellen-Star« diagnostiziert. Im Gegensatz zum grauen Star wird hier nicht die Augenlinse, sondern die hintere Augenkapsel geschädigt.

Bei bestimmten Mikrowellenbelastungen (unter einem Milliwatt pro Quadratzentimeter) tritt ein ständiges Summen im Kopf auf. Der Physiker Wolfgang Volkrat hat dies als »Mikrowellenhöreffekt« bezeichnet. Angeblich wurde auch schon durch schwache Leckstrahlung aus der undichten Ofentüre eine Erhöhung der Streßhormone, des Zuckers und der Harnsäure im Blut festgestellt. Für Menschen mit Herzschrittmacher ist es wichtig, vom Mikrowellenherd mindestens drei Meter Abstand zu halten, da die hochfrequente Schwingung die Funktion des Schrittmachers stören kann. Der für die Leckstrahlung (undichte Türe) erlaubte Grenzwert ist sehr umstritten. In Deutschland ist dieser festgesetzte Wert höher als in anderen Ländern: er liegt bei fünf Milliwatt pro Quadratzentimeter, im Abstand von fünf Zentimetern vom Herd. Kritiker halten aber nur ein Zehntel dieses Wertes (0,5 Milliwatt) für noch vertretbar. Der jüngste großangelegte Test zweier wissenschaftlicher Institute ergab, daß jeder dritte Mikrowellenherd gefährliche Strahlen bis zu drei Meter weit abstrahlte. Bei diesem Versuch wurde u.a. festgestellt, daß Gene verändert und geschädigt werden und Embryos von Kleintieren nach einstündiger Bestrahlung im Mutterleib starben.

Sobald die Mikrowellen in unseren Körper eindringen, verändern sie ebenso wie in den Speisen die Struktur und Ordnung unserer Wassermoleküle. Wenn man bedenkt, daß der größte Teil des Informations- und Kommunikationsflusses unseres Organismus im wäßrigen Milieu abläuft, ja unsere ganze Seele überwiegend im Körperwasser lebt, dann kann man sich vorstellen, wie schädlich die Wirkung der künstlichen Mikrowellen sind. Sie erzeugen ein gefährliches Chaos in unserer Körper-Seele-Einheit. Die meisten merken dies anfangs nicht. Später auftauchende Erkrankungen werden selten darauf zurückgeführt.

Kurz nachdem die ersten Mikrowellenherde in den Küchen standen, hatte ich auch schon die ersten Mikrowellen-Geschädigten in meiner Praxis. Die häufigsten Symptome sind allgemeines Unwohlsein, Müdigkeit, vegetative Störungen, Menstruationsstörungen, Kopfschmerzen und Verhaltensstörungen. Unfruchtbarkeit, allgemeine Immunschwäche, AIDS, Krebs sowie starke Persönlichkeitsstörungen und -veränderungen können je nach Strahlendosis sowie Konstitution und seelisch-geistiger Verfassung des einzelnen die Spätfolgen sein.

Dieses auf die Dauer lebensgefährliche Gerät dürfte an sich nicht mehr hergestellt werden. Aber die Macht und Profitgier der großen Konzerne und ihrer Manager kennt keine Skrupel.

Diese Großkonzerne, die sich weltweit immer mehr zusammenschließen, haben den Menschen zu einem Betriebsobjekt ihrer Technologie degradiert. Anscheinend berührt es die steinernen Herzen ihrer Manager nicht, ob die Menschen massenweise in den vielen Kriegsgebieten dieser Erde durch moderne Menschenvernichtungstechnologien sterben oder auf Raten in immer mehr Küchen durch moderne Gargeräte.

Viele dieser Kriegsverletzungen und Mikrowellenschäden fördern wiederum den medizinischen Gerätebau. So regt eine Industriebranche die andere an, und am Ende liegen Macht und Geld meist in denselben Händen. Am »Betriebsstoff« Mensch mangelt es noch nicht auf dieser Erde.

Nur noch wenigen wissenschaftlichen Instituten gelingt es bisher noch, den Zugriff dieser Welt-Lobby abzuwehren; sie werden jedoch mit allen Mitteln bekämpft und diffamiert. Die Konzerne haben auch fast alle Regierungen und Massenmedien weitgehend in der Hand.

Das Ziel der Hersteller lautet: »Ein Mikrowellenherd in jeder Küche.« Wieder einmal ein Milliardengeschäft auf Kosten der menschlichen Gesundheit.

Kochgeschirr

Die Erde des luftgetrockneten oder gebrannten Topfes ist den Lebensmitteln am nächsten, daher sind diese auch die lebensmittelfreundlichsten Koch- bzw. Gartöpfe. Danach kommt das feuerfeste Glasgeschirr. Nach diesen kommen die verschiedenen Metalltöpfe. Der unermüdliche Erfindungsdrang des Menschen bringt auch auf dem Gebiet der Kochtöpfe immer wieder Neues auf den Markt. Mit etwas Einfühlungsvermögen und Geduld wird auch jeder sein ihm entsprechendes Kochgerät finden.

Würzen

Natürlich gewachsene Lebensmittel haben *alle* ein feines Aroma, das wir mit der Nase wahr- und aufnehmen, sowie einen Geschmack, den wir, im Speichel gelöst, mit der Zunge wahrnehmen. Die Kunst des Würzens besteht in der behutsamen »Unterstreichung« und Ergänzung des artspezifischen Aromas und Geschmacks einer jeglichen Speise. Dafür gibt es eine große Anzahl von Kräutern, Wurzeln, Rinden, Samen, Blüten, natürlich auch Salz und Süßungsmittel, die wir als Gewürze gebrauchen können. Nicht jede Speise muß zusätzlich gewürzt werden. Viele Speisen »verlangen« jedoch nach Ergänzung durch Gewürze, wie z.B. Bohnen nach Bohnenkraut und Kraut nach Kümmel.

Die richtigen Gewürze für die jeweiligen Speisen herauszufinden, ist ein wichtiger Teil der Würzkunst. Mit Gefühl für Harmonie und einem feinen Geruchs- und Geschmackssinn kann das Würzen zu einer wahren Kunst werden, die das Leben bereichert.

Gewürzpflanzen haben sehr konzentrierte, starke, ätherische Kräfte, viele sind zugleich als Heilmittel bekannt. Gewürze regen Geist, Seele und Körper an, sie stärken die Verdauung und erhöhen das allgemeine Wohlbefinden. Sinnvoll eingesetzt entfalten sie beachtliche Heilkräfte.

Die wichtigsten Gewürzpflanzen sind immer jene, die in unserer Gegend wachsen; am besten ist es, wenn wir sie frisch aus dem Garten holen können: Petersilie, Schnittlauch, Majoran, Bohnenkraut, Bohnenblätter, Basilikum, Thymian, Rosmarin, Zitronenmelisse, Minzen, Salbei, Lavendel, Kerbel, Dill, Sauerampfer, Brennessel, Gartenkresse, Kapuzinerkresse, Borretsch, Meerrettich, Knoblauch und Zwiebeln. Dazu kommen die handelsüblichen Gewürze: Pfeffer (möglichst nur den schwarzen), Muskatnuß, Muskatblüte, Paprika (mild und scharf), Curry, Koriander, Majoran, Kümmel, Fenchel, Basilikum, Oregano, Estragon, Liebstöckel, Bibernelle, Beifuß, Cayennepfeffer, Wacholder, Lorbeerblätter, Nelken, Zimt, Anis, Ingwer, Kardamom, Vanille, Meersalz, Kräutersalz, gekörnte Würze und Senf.

Dies sind die bei uns bekanntesten Gewürze. Diese reichhaltige Palette sollte in jeder Feinschmeckerküche vorhanden sein.

Deren Wirkung, Anwendung und Kombinationsmöglichkeiten sollte man erst einmal gründlich kennenlernen, bevor man sich mit den vielen anderen Gewürzen aus nah und fern beschäftigt.

Essen soll schmecken. Ein »gesundes« Essen, das nicht schmeckt, dient kaum der Gesundheit, denn Freude und Wohlgefühle sind Teile der Gesundheit. Unter schmackhaften Speisen verstehe ich jedoch nicht die weitverbreitete, minderwertige, ausgelaugte, verkochte, gepfefferte und gesalzene Kost. Wer mit Würzen möglichst viel Salz und Pfeffer meint, dem rate ich, durch Fasten und einfache Vollwertkost, mit möglichst viel Frisch- und Rohkost, seine Geschmacksempfindung zu reinigen und zu sensibilisieren. Man sollte sich im allgemeinen mit kleinen Prisen in die Kunst des Würzens hineintasten. Mit zu wenig Gewürzen kann man ein Essen nicht verderben, aber mit ein wenig zuviel kann man das beste Essen verderben. Hier gilt die alte Küchenweisheit:

»Hinzugeben kann man immer noch, aber man kann nichts mehr herausnehmen.«

Im Buchhandel, in Reformhäusern und Naturkostläden gibt es viele gute Gewürzanleitungen.

Es gab eine Zeit, in der edle Gewürze den gleichen Wert hatten wie Gold und Edelsteine. Viele sagenumwobene Expeditionen wurden in ferne Länder unternommen, um die begehrten, exotischen Gewürze zu bekommen.

Indien war damals das Land der klassischen Gewürze. Es entbrannten sogar Kriege um das Gewürzhandelsmonopol.

Gewürze spielten schon immer eine wichtige Rolle in der Ernährung der Menschheit. In unserem materialistischen Zeitalter haben sie eine größere Aufgabe als je zuvor, indem sie den Menschen mit ihren feinen Aromen und Kräften helfen, seine Türen zu den feinstofflichen Welten zu öffnen. In diesem Sinne: »Möge das Essen gut schmecken!«

260

Frühstück – Mittag – Abendessen

mit Beispielen aus der eigenen Küche

Eine alte Regel sagt, daß wir mit dem Kaiser frühstücken, mit dem Bürger zu Mittag und mit dem Bettler zu Abend essen sollten.

Dies bezieht sich nur auf die Menge der Speisen, denn im allgemeinen haben die Monarchen früher keineswegs gesünder gefrühstückt als das Volk, im Gegenteil, meistens haben sie ungesünder gegessen.

Besonders in bezug auf die Rohkost sollte man morgens und mittags den großen Teil essen und abends nur wenig oder auch nur Gekochtes, zum Beispiel einen Getreidebrei.

Im allgemeinen ist unsere Verdauungskraft von 7 bis 18 Uhr am stärksten, danach wird sie deutlich schwächer. Von Natur aus sollten wir nach Sonnenuntergang nichts mehr essen, das wäre das gesündeste. Der Naturanteil unseres Wesens sehnt sich bei Einbruch der Dunkelheit nach Erholung und Erneuerung im Schlaf. Sobald die Natur in uns schläft, wollen die Seele und jener Anteil unseres Geistes, der gerade im Körper weilt, in anderen Dimensionen Ratschläge und Belehrungen einholen, Freunde besuchen und geistige Kräfte auftanken.

Leider haben wir einen großen Teil dieser kostbaren Nacht zum künstlichen Tag gemacht.

Bei einem überwiegend gesunden Lebensrhythmus, mit ausreichend Schlaf vor Mitternacht, haben wir morgens den stärksten, nach außen gerichteten Tätigkeitsdrang.

Auch unser Organismus möchte, nach der Nachtruhe, von zirka 4 bis 12 Uhr möglichst viel ausscheiden. Wir sollten unseren Körper bei diesem Reinigungsbemühen soft wie möglich unterstützen, indem wir das übliche Frühstück auslassen und bis zum Mittagessen nur Wasser, Tee und/oder Säfte trinken. Wer unbedingt etwas beißen will, kann Obst essen.

Die folgenden Beispiele sollen nur als Anregung dienen. Sie stammen aus unserer eigenen Alltagsküche und schmecken uns sehr gut.

Frühstück

Einige Beispiele:

1. 1-2 Äpfel und 1-2 Möhren, letztere werden vor jedem Bissen in Öl getunkt.

   Variante a: Nüße dazu, bei Mandeln 2-4 schwarze ganze Pfefferkörner dazu kauen.

   Variante b: Brot dazu, mit oder ohne Butter

   Variante c: Trockene Hafer- oder Gersteflocken dazu, oder ganzes Getreide kauen.

2. Roher Frischkornbrei: Getreide (Dinkel, Gerste, Weizen, oder Hafer, immer nur eine Sorte) abends schroten, in möglichst sonnenbestrahltem Wasser über Nacht einweichen.

   1-2 zerschnittene Datteln separat einweichen. Vor dem Verzehr wird beides vermischt, bei Bedarf kann man noch Dickmilch dazu geben.

   Variante a: Ganze Getreidekörner einweichen

3. Gekochter Frischkornbrei: Geschrotetes Getreide über Nacht oder nur 1-2 Stunden vorher einweichen. Diesen Rohbrei lassen wir unter ständigem Rühren in etwas kochendes Wasser hineinlaufen. Kurz aufkochen – und anschließend etwas nachquellen lassen.

   Vor dem Essen kann man noch Leinöl, Sonnenblumenöl, Sahne oder Butter einrühren, mit Kräutern würzen oder Kräuterquark dazu essen. Auch Äpfel und/oder Möhren passen dazu.

   Variante a: Brei süßen mit über Nacht eingeweichten Feigen oder Rosinen, Honig oder Ahornsirup.

   Variante b: Getreide unmittelbar vor dem Kochen mahlen und mit dem Schneebesen in kochendes Wasser schlagen, anschließend nachquellen lassen.

   Variante c: Getreidebrei langsam bis kurz vor dem Siedepunkt erhitzen und in einer Kochkiste bzw. einem Thermo-Topf garquellen lassen.

4. Haferflocken mit Milch, Sauermilch oder Joghurt, dazu ein kleingeschnittener Apfel, über Nacht eingeweichte Rosinen oder Feigen. Man kann auch mit Honig, Birnendicksaft oder

Ahornsirup süßen. Wer will, kann auch noch Nüsse oder Sonnenblumenkerne dazugeben.

5. Haferflocken oder vorgequellter Getreideschrot mit Frisch- oder Trockenkräutern und einem Hefebrühwürfel kurz aufkochen. Vor dem Essen kann man noch Leinöl, Butter oder Sahne einrühren.

6. Obst der Jahreszeit, einzeln oder eine harmonische Mischung, dazu Dickmilch, Quark oder Joghurt. Wer will, kann auch noch süßen.

7. Trockenes Brot in Roh- oder Sauermilch »eingebrockt«, mit oder ohne kleingeschnittene rohe Zwiebeln.

8. Brot mit Kräuterquark und einer rohen Zwiebel.

9. Gemüsesuppe mit Brot oder Kartoffel.

10. Eine üppige Brotzeit mit »allem Drum und Dran«.

Frühstücks-Getränke: Wasser, Kräutertee, Getreide- oder Wurzelkaffee, bei Bedarf auch hin und wieder ein Täßchen Bohnenkaffee oder Schwarztee, Säfte, Roh- oder Buttermilch.

Mittagessen

1. Unser schnellstes und beliebtestes Mittagessen nennen wir »*Standardessen*«.

Der unlasierte Römertopf wird mit Deckel zirka eine Stunde lang in Wasser eingetaucht. Danach geben wir nur ganz wenig Wasser in den Topf, so daß die Bodenrillen gerade bedeckt sind.

Als erstes kommen ganze, ungeschälte Kartoffeln in den Topf, danach ganze rote Beete (falls sie sehr groß sind, mehrmals zerteilen), obendrauf ganze Zwiebeln, hin und wieder geben wir noch Gelbrüben oder Pastinaken dazu. Darüber träufeln wir etwas Olivenöl und streuen Oregano darauf.

Wir segnen diese Zusammenstellung, legen den Deckel darauf und garen das ganze bei 85° bis 90°C zirka 2 $1/4$ Stunden lang im Backofen.

Danach kommt der Römertopf auf den Tisch, jeder nimmt sich sein Teil heraus und richtet es auf dem Teller mit Quark, Leinöl und Gewürzen an. Wir verwenden dazu am

häufigsten Frugola (gekörnte Hefewürze aus dem Reformhaus) und Ram-Masalla (indische Gewürzmischung).

Zuvor gibt es, wie bei fast allen unseren Mittagessen, eine
große Schüssel Blattsalat, in dem auch möglichst viel Wildkräuter (Löwenzahn, Brennessel, Wegerich, Schafgarbe
usw.) neben den üblichen Gartenkräutern enthalten sind.

2. *Rohkost-Platte*

mit Kohlrabischeiben und Stangensellerie. Jeder bekommt
ein Schälchen mit einer feinen Tunke. Dazu gekeimte Kichererbsen und Sojasprossen sowie eine geröstete Körner-
mischung (Sesam-, Sonnenblumen- und Kürbiskerne), Stephanie (meine Frau) »löscht« die Kerne immer unmittelbar
nach dem Erhitzen mit Sojasauce ab, das gibt ihnen einen
feinen, pikanten Geschmack.

Die Rohkost kann man nach Belieben variieren.

3. *Großer Blattsalat,*

mit Pfannenkuchen, Getreidebratlingen oder Käsebrot. Variante: statt Blattsalat, Wurzelsalat.

4. *Brennessel – Mangold*

mit Zwiebeln und Knoblauch gedünstet, dazu Hirse oder
Grünkern.

Spinat, Melde, Brennessel und Mangold kann man beliebig
untereinander mischen.

5. *Pastinaken-»Pizza«*

Getreide (Weizen, Dinkel, Grünkern oder Roggen) grob
schroten, zirka zwei Stunden in Wasser einweichen. Danach
Pastinaken grob raffeln, dazu zwei Eier, Salz, gemahlener
Koriander und Kümmel oder Fenchel, »Delikata-Gewürz«
(von Brecht) oder Curry. Alles mit dem eingeweichten Getreideschrot zu einem weichen Brei vermischen. Ein Back-
blech (mit Rand) einfetten und mit Haferflocken, Schrot
oder Brotbrösel bestreuen, den Brei darauf streichen, dabei
bedenken, daß er beim Backen noch quillt.

Bei zirka 180° bis 200°C backen, bis es braun ist. Dazu Salate
nach Wahl. Variante: anstatt Pastinaken gelbe Rüben.

6. *Sauerkraut*

roh oder nur leicht angewärmt mit Zwiebeln, Basilikum und Frugola, dazu Kartoffeln aus dem Römertopf, bei Bedarf auch etwas Quark mit Leinöl. Variante: anstatt Kartoffeln Hirse, Buchweizen, Dinkel oder Gerste.

7. *Kartoffel auf griechisch*

Backform mit Olivenöl einreiben, Boden zirka fingerbreit mit Wasser bedecken. Große Kartoffelstücke in die Form legen, darüber Zwiebel- und Knoblauchscheiben, mit Oregano, etwas Pfeffer und Salz würzen, Olivenöl darüber träufeln und backen, bis sie bräunlich und knusprig sind.

Dazu griechischen Salat mit Oliven und Schafskäse.

Variante: Kartoffeln mit Pastinaken oder Mohrrübenscheiben mischen.

8. *Getreide-Auflauf*

aus Hirse, Buchweizen, Dinkel, Gerste oder Reis. Dazu schichtenweise Gemüse wie Brennessel, Melde, Mangold, Sellerie, gelbe Rüben, Zwiebel, Lauch, Fenchel usw., fein würzen und mit Käse überbacken.

9. *Weiß- oder Rotkohl*

Der ganze Kohlkopf mit Strunk und Blattrippen wird zerkleinert. Eine kleingeschnittene Zwiebel in Sonnenblumenöl leicht schmoren. Das Kraut bei großer Hitze in den Topf geben und ständig rühren, damit das heiße Öl die Zellen schließt. Danach bei mittlerer Hitze und öfterem Rühren zirka 30 Minuten garen. Das Kraut sollte beim Essen noch bißfest sein, wie bei den Chinesen. Beim Herunterschalten auf die mittlere Temparatur kommen etwas Apfelsaft dazu und Gewürze: ganzer Kümmel, Oregano und etwas Salz, zum Schluß kann man nach Bedarf auch Curry oder etwas Delikata-Gewürzmischung von Brecht (Reformhaus) dazugeben. Rotkohl mit weniger Kümmel würzen, dafür aber Lorbeerblätter hinzugeben.

Dazu Kartoffel oder Getreide, wie Buchweizen, Dinkel, Gerste, Hafer oder Hirse.

10. *Maiskolben*

Da ich in Südamerika aufgewachsen bin, essen wir zur Maiszeit hin und wieder Maiskolben direkt vom Feld, ganz

egal, wieviel Gift sie enthalten. Wir kochen den voll ausge-
formten Maiskolben in der Milchreife (wenn die Körner
noch weich sind) mit den Blättern, die ihn umgeben, und
dem braunen Bart im Salzwasser. Am Tisch werden Blätter
und Bart entfernt, die goldenen Kolben mit Butter bestrichen und hineingebissen. Man kann die Kolben auch auf
mexikanische Art mit etwas geriebenem Käse und Chili bestreuen.

Dazu Salat, ein- oder zweimal im Jahr gibt es bei uns ein
mexikanisch gewürztes Grill-Steak dazu. Ein Hochgenuß
für jeden, der noch gern ein Stück Fleisch ißt.

Abendessen

Falls kein Hunger vorhanden ist, sollte man nichts essen.

1. Getreidebrei
2. Haferflocken mit Milch
3. Obst, einzeln oder gemischt
4. Quarkspeise
5. Einfache, leichte Brotzeit, auch mit Blattsalat
6. Gemüsesuppe mit Brot oder Kartoffel
7. Große Brotzeit mit allerlei
8. Pizza
9. Spaghetti mit Tomatensauce

Zum Abendessen sagte Dr. F. X. Mayr:

*»Wer vor dem Schlafengehen ein reichliches Nachtmahl einnimmt,
gleicht einem Lokomotivführer, der seine Dampfmaschine vollheizt
und danach in den Schuppen stellt.«*

Dies waren einige Beispiele aus unserer Alltagsküche.

»Erst dann, wenn Schweiß und Urin nach der zuletzt genossenen Frucht riechen, herrscht wahre Gesundheit.« Altindische Weisheit

Lebensmittel als Heilmittel

Alle Schlacken- und Giftdepots in unserem Körper sind Nahrungszentren (Speiseräume) für »negative« Wesen, die wir entweder gerufen oder durch unser Denken selbst geschaffen haben. Ihrer Wesensart entsprechend verlangen sie nach allerlei denaturierten Nahrungs- und Suchtmitteln. Werden ihnen diese plötzlich versagt, rebellieren sie zum Teil ganz gewaltig, indem sie uns allerlei Beschwerden verursachen bis hin zu heftigen, schmerzhaften Reaktionen. Dies nennt man in der Natur- und ganzheitlichen Heilkunde Umstimmungsprozeß. Diesen sollten wir mit Meditation und Gebet begleiten. Bisher haben diese »dunklen« Wesen nur in jenen Körperregionen gewohnt, deren seelische Eigenschaft ihnen entsprachen. Bekommen die Wesen keine Nahrung mehr, dann verlassen sie ihre Wohnstätten und verbreiten sich zum Teil in unserem ganzen Wesen. Stofflich gesehen gelangen die Schlacken aus ihren Depots in Blut und Lymphe und verursachen dort allerlei Übel bis hin zu Schwindel, Übelkeit, Erbrechen, Kopf- und Gliederschmerzen, Schweißausbrüchen und Hautausschlägen.

Mit jener Kraft, die alle Gegensätze vereint, die uns durch die Verwirklichung durch Jesus Christus zur Verfügung steht, können wir alle diese »dunklen« Wesen in und um uns annehmen und sie behutsam durch Meditation und Gebet den hilfsbereiten Engeln zuführen, am besten ist es, wenn wir dabei fasten. Wenn wir sie gewaltsam austreiben, ziehen sie später mit vermehrter Begleitung wieder bei uns ein. Die Erregung dieser »dunklen«, krankmachenden Wesen (Kräfte) manifestiert sich im sogenannten Umstimmungsprozeß. Das »Durchlichten« und »Durchlieben« dieser Wesen manifestiert sich auf körperlicher Ebene als Heilungsprozeß. Je lichter und reiner die Lebensmittel sind, die diesen Prozeß begleiten, um so besser. Dazu eignet sich die reine Rohkost am besten oder gekochtes Getreide und rohe Salate, Gemüse und Obst. Dies sind jedoch nur allgemeine Empfehlungen. Gerade bei so einem Heilungsprozeß sollten wir uns besonders sensibilisieren und nach *innen* horchen, um unsere höchst persönlichen Lebens-Heil-Mittel zu finden.

Dies kann bei dem einen reine vegetarische Rohkost sein, beim anderen nur schonend gekochte Kost oder aber auch ein Liter rohe Kuhmilch täglich, oder jeden dritten Tag ein Steak, nur Obst oder nur Getreide usw. Dies kann letztendlich jeder nur selbst in Zusammenarbeit mit seinem inneren Arzt herausfinden. Deshalb kann ich hier nur allgemeine Empfehlungen geben, die nach meinen Erfahrungen vielen Menschen geholfen haben.

Bei fast allen Erkrankungen empfehle ich eine dreimonatige, rein vegetarische Vollwertkost mit überwiegend Rohkost. Dies hat sich allgemein bestens bewährt. (Geschwächten Kranken empfehle ich zuerst Schonkost, siehe dazu das entsprechende Kapitel.) Manche machen derart überwältigende Erfahrungen mit der Rohkost, daß sie diese mit Freude weiterhin genießen. Die meisten haben nach drei Monaten Rohkost wieder Verlangen nach gemischter Kost, aber nur erstaunlich wenige nach ihren gewohnten Süßigkeiten und Fleischprodukten. Für die nächsten drei Monate empfehle ich dann, die Rohkost weitgehend beizubehalten, mindestens eine Rohkostmahlzeit am Tag, meistens Frühstück oder Mittagessen. Neben dem gekochten Getreide kommt nun schonend gedünstetes Gemüse hinzu und nach Bedarf Rohmilch, Sauermilch, Quark, Bioghurt und Sauerrahmbutter.

Jedoch *keine* Eier, Fleisch oder Wurst, Schinken oder andere Fleischprodukte, auch kein Weißmehl, Zucker oder andere denaturierten Mittel. Kaffee, schwarzer Tee, Alkohol, Limo und Cola sind ebenfalls weiterhin zu meiden. Auch diese weiteren drei Monate »überstehen« die meisten, ohne »auszubrechen«. Für viele ist dies der Beginn einer neuen Lebens- und Ernährungsweise. Manch einer, der die gewaltigen Heilkräfte der Rohkost an sich erfahren durfte, wird erst einmal zum übereifrigen Vegetarier- und Rohkost-Missionar, wie ich es selbst einst war. Von denen, die diese sechsmonatige Heilkost »durchhielten«, habe ich keinen einzigen erlebt, der wieder voll zu seiner ehemals unbewußt verzehrten Alltagskost zurückgekehrt ist.

Alle wahren Lebensmittel sind im Grunde genommen auch mehr oder weniger Heilmittel, da sie ihren Beitrag zu der Ganzheit – zum Heil des Lebens – bringen. Jedes Lebensmittel, ja sogar jedes Gift kann darüber hinaus für einen ganz bestimmten Menschen zu einer bestimmmten Zeit seiner Entwicklung, in einer bestimmten Menge und an einem bestimmten Ort, zum einmaligen und größten Heilmittel werden.

Unter der Vielzahl unserer Lebensmittel gibt es einige, die mit ihren besonderen Heilkräften nicht nur einzelnen, sondern unzähligen Menschen seit Jahrhunderten, teils seit Jahrtausenden geholfen haben und weiterhin helfen. Die meiner Meinung nach bekanntesten und allgemein wichtigsten möchte ich auf den folgenden Seiten vorstellen.

Die Möhre

Wie die rote Rübe nimmt auch die gelbe Rübe, auch Mohrrübe, Möhre oder Karotte, eine Sonderstellung unter den Wurzeln ein. Wurzeln wenden sich vom Licht ab, durchdringen das Dunkel des Erdreiches, mit dem sie einen regen Energie- und Stoffaustausch pflegen. Weil sie im Dunkeln wachsen, sind sie im allgemeinen blaß und schmecken meist herb und bitter. Das leuchtende Orange der Möhre und das saftige Dunkelrot der roten Rübe sind prächtige Farben, die wir von Blüten und im Sonnenlicht wachsenden Früchten gewöhnt sind, bei Wurzeln sind derart kräftige, leuchtende Farben ungewöhnlich.

Die Möhre ist für mich die edelste und feinste Lebens-Wurzel, die ich kenne. Über ihre feingegliederten Blätter verströmt sie ihren wohlriechenden Duft, der mich anlockt. Ziehe ich sie dankend aus der Erde, wird dieser aromareiche, appetitanregende Duft um ein Vielfaches intensiver. Der Speichel strömt in meinen Mund. Beim Anblick ihrer leuchtenden Gestalt habe ich das Gefühl, sie lacht mich fröhlich an. Mit der Hand streife ich die Erde ab und beiße hinein. Welch ein Genuß. Mit allen meinen Sinnen nehme ich ihre ätherischen Öle, Kräfte und Stoffe dankbar auf, sie durchdringen mein ganzes Wesen, regen all' meine Sinne und Kräfte an, ohne zu reizen. Dabei wird mir immer wieder klar, daß die Möhre ein wichtiger Wachstums- und Entwicklungsbegleiter des Menschen, von Kleinkind an, ist. Es ist interessant zu beobachten, daß die meisten Kinder, selbst die, die jegliche Rohkost ablehnen, die Möhren lieber roh als gekocht essen. Sie enthalten auch relativ viel Zucker und schmecken vielleicht auch deshalb, im Gegensatz zu manch anderem Gemüse, besser roh als gedünstet.

Die Möhre ist ein wichtiges Lebensmittel für Gesunde und Kranke. Als Schon- und Heilkost ist sie für alle Kranken besonders geeignet, da sie den *ganzen* Organismus anspricht, dabei aber sehr leicht verdaulich und assimilierbar ist. Nach meiner Erfahrung wirkt sie besonders aufbauend, stärkend, anregend und harmonisierend auf Darm, Haut, Nerven, Knochen, Zähne, Haare, Nägel, auf das Blut, die Schleimhäute, Augen, Leber und die Schilddrüse. Sie erheitert das Gemüt, gibt Haut und Haaren Glanz. Bei Nachlassen des Riechvermögens habe ich mit langzeitigen Möhrenkuren Verbesserung erlebt. Sie steigert und stärkt die allgemeine Abwehrkraft. Maurice Mességué, der bekannte französische Pflanzenheilkundige, sagt von den Möhren, daß sie die Menschen liebenswürdig und die Frauen schön machen.

Die Möhre hat eine starke, das Erdreich reinigende Eigenschaft – sie nimmt alles »Ungute« auf. Deshalb ist sie beim konventionellen, durch Chemie verseuchten Anbau stark mit diesen Stoffen belastet und sollte vor allem nicht als Kinder- und Krankennahrung dienen. Bei der Möhre ist es daher besonders wichtig, daß wir sie nur von naturgemäßer Land- und Gartenkultur essen. Die Möhre ist u.a. reich an Mineralien, Vitaminen, ätherischen Ölen und Zucker. Von ihrem Namen Carota oder Karotte hat man die Bezeichnung eines ihrer Hauptstoffe, des Carotins, abgeleitet. Es ist eng mit dem Chlorophyll verwandt, das in den Blättern die Lichtaufnahme ermöglicht und den grünen Farbstoff hervorbringt. In ähnlicher Weise holt Carotin das Licht in die Wurzel und bildet den orangeroten, leuchtenden »Sonnenfarbstoff«. Beide Substanzen kann man auch als »Lichtstoff« bezeichnen. Carotin speichert Sonnenlicht und Wärme. Diese gibt die Möhre sowohl an den Erdorganismus als auch beim Verzehr an unseren Körper ab. Unser Organismus bildet aus dem Carotin Vitamin A, dieses hat wiederum mit der Aufnahmefähigkeit des Lichtes in unserem Körper zu tun, erhöht also auch die Sehkraft. An diesem Umwandlungsprozeß von Carotin in Vitamin A ist die Leber besonders beteiligt, und sie steht in einer engen Verbindung zu unseren Augen (siehe dazu das Kapitel »Die Leber« in meinen »Ganzheitlichen Therapiebuch«).

Die Zubereitung

Die Möhre sollte möglichst roh und in ihrer ganzen Form verzehrt werden. Bei jedem Bissen in Pflanzenöl eintunken, dies ist wichtig für die Aufschließung des Carotins. Da die Möhre reich an ätherischen Ölen und anderen flüchtigen Stoffen ist, sollte man beim Zerkleinern oder Entsaften darauf achten, daß diese wertvollen Kräfte durch eine sofortige Vermischung mit Öl, oder bei Bedarf auch mit Sahne, gebunden werden. Der Saft sollte sofort in eine Flasche gefüllt werden, etwas Öl dazugeben, damit die Oberfläche abgeschlossen wird. Ein frischgepreßter Saft sollte am gleichen Tag schluckweise getrunken werden. Das Pürieren ist für Säuglinge und sehr geschwächte, kranke und alte Menschen gut. Beim schonenden Dünsten geht relativ wenig verloren. Die Möhre gehört zu der Familie der Doldenblütler, bei ihrer Zubereitung kann man ihre Wirkung durch andere Mitglieder ihrer Familie verstärken, indem man sie mit Petersilie, Dill, Liebstöckel oder Anis würzt. Wie sie auch immer gegessen wird, Öl oder Sahne als Begleitung sind wichtig, damit das fettlösliche Carotin von unserem Verdauungssystem aufgenommen und verwertet werden kann.

Die rote Rübe

wird auch Ranne und Rande genannt. Äußerlich fällt sie nicht besonders auf. Schneidet man eine ganz dünne Scheibe ab und betrachtet sie gegen das Licht, erstrahlt die Schönheit ihres Wesens, und es wird einem bewußt, daß dieser Wurzel harmonische Kräfte innewohnen. Wie das Meer hat sie eine starke Beziehung zu unserem Blut. Ihr ursprünglicher, natürlicher Entwicklungsplatz waren die Meeresstrände des Mittelmeerraumes. Sie enthält wertvolle, unserem Blut verwandte Salze und Metalle. Auch ihr roter Farbstoff ist unter allen Pflanzenfarbstoffen unserem Blut am nächsten. Einerseits hat sie einen ausgeprägten Salzcharakter, andererseits enthält sie auch verhältnismäßig viel Zucker. Beide, Salz und Zucker, sind hier in einer ungewöhnlichen Harmonie, wie wir sie in unserem Organismus brauchen. Der Zuckercharakter dieser Salz- oder Strandpflanzen-Familie kommt in der Runkel- oder Zuckerrübe zum Ausdruck. Auch der Mangold gehört in diese Familie der Chenopodiacea – Gänsefußgewächse.

Unser Wesen liegt im Blut, so ist die rote Rübe durch ihre Blutähnlichkeit unserem Wesen sehr nahe. Die Gestaltungs- und Ordnungskräfte sind in ihr besonders ausgeprägt und stark ist auch die Harmonie, wie dies in der Harmonisierung der Gegensätze Salz und Zucker zum Ausdruck kommt. Sie ist stark basenüberschüssig (auch ihre Blätter und Stengel, die man roh oder gedünstet essen kann) und sorgt demnach für eine starke Kochsalz- und Harnsäureausschwemmung. Sie wirkt stark blutreinigend, -ordnend und -bildend. Alle diese Eigenschaften machen die rote Rübe zu einem wichtigen Ergänzungs- und Heilmittel bei Krebs, Leukämie und AIDS. Bei diesen Leiden sollte sie im allgemeinen über lange Zeit als Hauptgemüse roh und gedünstet gegessen werden. Ferner ist ihre Heilkraft bei allen entzündlichen Prozessen spürbar, auch bei Erkältung, Grippe, Katharr und Verletzungen. Der gesamte rheumatische Formenkreis (Arthritis, Arthrose, Polyarthritis, Rheuma und Gicht) ist eine weitere Indikation für die rote Rübe.

Sie wirkt auch anregend auf Magen, Darm und Leber, stärkt Muskeln und Nerven. Ihre Ordnungskräfte sind auch bei Darmparasiten wichtig. Eine weitere, sehr bedeutende Eigenschaft ist ihre Fähigkeit, unseren gesamten Organismus zu »durchlüften«. Ich kann dies nicht erklären, aber sie bewirkt eine spürbar bessere Atmung unserer Zellen. Sie hat auch irgendwie eine starke Beziehung zur Lunge und sollte dementsprechend auch bei allen Lungenleiden eingesetzt werden. Bei einer schweren Lungenentzündung habe ich die wohltuende Heilkraft ihres Rohsaftes besonders intensiv erfahren dürfen.

Unsere Haut ist das Organ der Ordnung (siehe dazu das Kapitel »Die Haut« in meinem Buch »Ganzheitliche Therapie«), der Verbindung zwischen Innen- und Außenwelt. Sie transpiriert und atmet. Die Ordnungs-, Atmungs- und Reinigungskräfte der roten Rübe wirken sich auf dieses unser größtes Organ besonders gut aus bei allen Hautleiden. Die innere Schönheit dieser bescheidenen Rübe verleiht unserer Haut Gesundheit und Schönheit.

Berichte über die Heilwirkung der roten Rübe bei Tumoren, Krebs, Blutkrankheiten, Körpersäftestörungen, Entzündungen, verschiedenen Epidemien usw. gibt es schon seit nahezu 3000 Jahren. Von der großen spanischen Grippe-Pandemie 1918 –

1920 (ca. 500 Millionen Kranke und 22 Millionen Tote) gibt es viele Berichte über Heilungen durch den Verzehr von rohen und gekochten roten Rüben. Aus dem damals schwer betroffenen Lateinamerika sind mir viele Berichte bekannt, in denen es heißt, rote Rübe, Zitrone, Zwiebel und Knoblauch hätten viele vor dem sicheren Seuchentod gerettet. Auch von den Typhusepidemien des Ersten und Zweiten Weltkrieges, besonders aus den Kriegsgefangenenlagern, gibt es viele Berichte über die lebenserhaltende und heilende Wirkung der roten Rübe.

Die beste Heilwirkung erzielt man mit täglich frischem Rohsaft, ca. $^1/_2$ Liter schluckweise getrunken. Jeder Schluck sollte gut eingespeichelt werden und zur Resorption über die Schleimhäute lange im Mund bleiben. Bei Bedarf und Indikation kann man frischen Gelbe-Rüben- und Apfelsaft dazu mischen. Dies mildert den für manche etwas unangenehmen Nachgeschmack der rohen roten Rübe. Etwas Sonnenblumenöl in den Saft eingerührt »rundet« ihn ab und fördert die Aufnahme besonders des Carotins. Bei Bedarf kann man auch noch Selleriesaft dazumischen. Man kann die rote Rübe auch roh als Salat essen. Wer sie über längere Zeit roh nicht verträgt, kann sie schonend dünsten – am besten ohne oder nur mit ganz wenig Wasser im Römertopf – und erst kurz vor dem Verzehr schälen, aber nur, wenn überhaupt, die dünne äußere Haut. Auf diese Weise bleibt der größte Teil der Heilkräfte erhalten.

Der Sellerie

hat eine Beziehung zu unseren Körpersalzen. In seiner wilden Art wächst er auf salzhaltigen Böden am Meeresstrand und an Salzseen. Wir kennen besonders zwei Arten, den Stangen- oder Bleichsellerie und den Knollensellerie. Letzteren kann man auch über den Winter wie rote Rüben, Möhren und Pastinaken lagern, allerdings sollte man beim Sellerie die Herzblätter daranlassen.

Er hat eine regulierende und harmonisierende Wirkung auf den Salzhaushalt, somit auch auf die Nieren, die zur vermehrten Ausscheidung angeregt werden. Dies wirkt besonders gut bei Arthritis und Rheuma, Übersäuerung (harnsaure Diathese) und Neigung zu Steinbildung. Bei Nierenentzündungen sollte man in der Regel den Sellerie und alle nierenanregenden Mittel meiden. Sellerie hat auch eine stärkende Wirkung auf die

Bauchspeicheldrüse und die Sexualhormone. Daher war er auch im Mittelalter ein wichtiger Bestandteil der vielbegehrten »Liebestränklein«. Nach meiner Erfahrung wirkt er auch stärkend und »klärend« bzw. »reinigend« auf die Nerven und wirkt auch vielleicht deshalb gut bei depressiven Verstimmungen.

Zubereitung

Beide Selleriearten ißt man am besten roh. Den Stangensellerie mit einer Tunke (Dipsoße), den Knollensellerie als Waldorfsalat mit Äpfeln und Walnüssen. Als Saft, in Verbindung mit roter Rübe, Möhre und Apfel, ist er besonders gut.

Der Apfel

Es hat sicher eine tiefe Bedeutung, daß der Baum der Erkenntnis, in der Mitte des Paradieses, ein Apfelbaum war.

In den Tropen bezeichnet man die Manga (die Frau vom Mango) als Königin der Früchte, ihr königlicher Gemahl dürfte wohl der Apfel sein. Seit alters wird er als König der Früchte bezeichnet. Unter allen Obstsorten nimmt er eine übergeordnete Vermittlerstellung ein. Er ist auch die einzige Frucht, die sich mit fast allen Gemüse- und Obstarten verträgt. Seine Heilkraft, besonders für den Magen-Darm-Bereich, ist fast jeder Mutter bekannt; wenn die Kinder Durchfall haben, bekommen sie einen geriebenen Apfel. Magen-Darm-Erkrankungen, besonders Katarrhe, auch sogenannte Sommerdurchfälle, sind die wichtigsten Indikationen für reine Apfelkuren. Es gibt ärztliche Berichte, wonach sogar Ruhr und Paratyphus ausschließlich (nur) mit einer Apfelkur geheilt worden sind.

Während einer Apfelkur sollte möglichst nichts getrunken werden, die Äpfel liefern genügend Flüssigkeit. Man ißt einfach täglich 1 bis 1,5 kg gute Äpfel, drei- oder auch fünfmal über den Tag verteilt. Langsam kauen und gut einspeicheln!

Weiter empfehle ich Äpfel zur Gefäßreinigung, Senkung des Cholesterins, Stärkung und Regulierung von Herz und Kreislauf, Stärkung der Nerven. Geistig arbeitende sollten täglich zwei bis drei Äpfel und drei bis sechs Walnüsse essen. Wassersucht, Darmträgheit, Übergewicht, Fettsucht, Appetitlosigkeit, Nierenerkrankungen und Blutarmut sind ebenfalls Indikationen für täglichen Apfelverzehr.

Die »Antibiotika« der Natur

Knoblauch, Zwiebel, Meerrettich und Kapuzinerkresse kann man als »Antibiotika« der Natur bezeichnen. Sie hemmen und töten Pilze, Bakterien und Viren, die für unseren Organismus schädlich sind, ohne jedoch jene Bakterien und andere Kleinlebewesen, die uns dienen, zu beeinträchtigen. Derartige Fähigkeiten, zwischen schädlich und nützlich zu unterscheiden, zeigen uns, daß dahinter geistige, intelligente Wesen stehen.

Von der Kapuzinerkresse ißt man die Blätter und ihre orangen, leuchtenden Blüten. In einem engeren Maße gehören Zitronen und Sauerkaut auch dazu. Alle können sie jedoch ihre Wirkung nur bei kurmäßiger Anwendung und entsprechend hoch dosiertem Verzehr entfalten.

Der Knoblauch

»Der stinkt aus allen Knopflöchern.« Diese häufige Aussage bestätigt die alldurchdringende Wirkung dieser jahrtausendealten Heilpflanze. Bei einer intensiven Knoblauchkur von mindestens sieben Tagen durchdringen die gewaltigen ätherischen Kräfte jede Körperzelle und strömen durch jede Hautpore, über die Atemwege, die Schleimhäute, ja sogar durch die Haare in die Außenwelt. Somit wirken sie heilend auf den gesamten Organismus bis in jede einzelne Haarspitze hinein. Das stark schwefelhaltige, ätherische Öl mit dem raumfüllenden, weltbekannten Geruch ist die allgemein bekannte, feinstoffliche Manifestation seines Wesens. Ähnlich dem Weihrauch vertreibt er bestimmte »dunkle« Wesen aus jenen unsichtbaren Dimensionen, die man Astral- oder Seelenwelten nennt. Daher der alte Brauch, Knoblauch zum Schutz gegen Vampire und andere Dämonen im Haus aufzuhängen. Knoblauch heizt das Lebensfeuer in uns an. Es gibt kaum eine Krankheit, bei der Knoblauch nicht helfen könnte.

Seine mir bekannten Haupteigenschaften sind: stärkend, reinigend, entgiftend und durchblutungsfördernd, blutdruckregulierend und harmonisierend. Er wirkt regulierend auf den gesamten Flüssigkeitshaushalt, die Schleimhäute und Atemwege, bakterien- und virenhemmend und -tötend, hemmt das Tumorwachstum und reguliert den Darm.

Aus meiner Erfahrung empfehle ich ihn bei folgenden Leiden:

- bei allen Blut-, Herz-, Gefäß- und Kreislauferkrankungen wie Bluthochdruck, Arterienverkalkung, erhöhten Blutfetten, Herzmuskelschwäche, Hämorrhoiden- und Venenleiden aller Art, bis hin zum offenen Bein (Ulcus cruris)
- bei Krebs, Aids, allgemeiner Abwehrschwäche, Rheuma, Arthrose, Arthristis, Polyarthritis
- Magen-Darm-Erkrankungen wie Katharre, Entzündungen, Infektionen, Durchfälle, Verstopfung, Fäulnis, Gärung, Wurm- und Pilzbefall, letztere können auch sehr erfolgreich mit Darmeinläufen mit wasserverdünntem Knoblauchrohsaft behandelt werden (ein bis zwei Eßlöffel Knoblauchrohsaft auf $1/2$ Liter warmes Wasser)
- Hals-, Nasen-, Ohren- und Lungenerkrankungen, Entzündungen, Vereiterungen, Erkältungen, Katarrhe usw.

Bei Hauterkrankungen empfehle ich Knoblauch innerlich und äußerlich zur Einreibung in die Haut, auch bei Hautpilzen und Warzen. Man kann den Saft auch mit Zwiebelsaft, Olivenöl oder Honig mischen, beide letztgenannte Mischungen sind auch bei Hautverbrennungen gut. Besonders bei Furunkel, Karbunkel, Abszessen und unter der Haut wachsenden Geschwülsten haben sich äußere Kompressen mit zerstoßenem Knoblauch gut bewährt, häufig auch vermischt mit Datteln und Honig. Erfolge kann man jedoch nur bei täglich zwei- bis dreistündiger Anwendung über eine bis vier Wochen hinweg erzielen.

Auch beim Gerstenkorn (Hordoleum) und beim Hagelkorn (Chalazion) wirkt eine Knoblauchkur hervorragend. Dazu äußerlich vorsichtig betupfen. Auch bei Wachstumsstörungen von Haaren und Nägeln sollte man den Knoblauch nicht vergessen.

Knoblauch wirkt auch stärkend auf Hypophyse, Leber, Galle, Bauchspeicheldrüse, Milz und Nieren. Daher ist er auch bei allen Erkrankungen dieser Organe zu empfehlen.

Außerdem bei Geruchs- und Geschmacksstörungen, bis hin zum Verlust dieser wichtigen Fähigkeit. Auch bei allen Erkrankungen des rheumatischen Formenkreises (Gicht, Rheuma, Arthrose und Arthritis) sowie bei allen Neuralgien, auch bei

Ischias, ist eine intensive Knoblauchkur angezeigt. Äußerliche Kompressen mit gleichen Anteilen von Zwiebelsaft wirken auch hier lindernd. Bei Schlaflosigkeit und klimakterischen Störungen sollte man einmal eine Knoblauchkur machen. In Südamerika wird bei einem giftigen Schlangenbiß als erste Hilfsmaßnahme nach dem Aufschneiden der Bißstelle zerstoßener Knoblauch in die Wunde gebunden sowie in großen Mengen gegesssen. Die starke, blutentgiftende Wirkung rettete schon manchem das Leben. Es gibt auch einen Bericht über Tollwuterkrankte, die nach acht Tagen intensiver Knoblauch- und Zwiebelkur gerettet waren.

Fast alle Völker dieser Erde kennen von alters her die Heilkräfte des Knoblauchs. Die zahlreichen Berichte seiner wunderbaren Heilkraft kann man 5000 Jahre in die Vergangenheit verfolgen, auch finden wir ihn in allen Volkssagen und heiligen Schriften. Die Germanen suchten Schutz und Kraft durch den Verzehr von Knoblauch. In der griechischen Mythologie bricht Odysseus die Zauberkraft der Circe mit Knoblauch. Aus der Pestzeit ist folgender Spruch bekannt: »Hättener gesse Knowlich un Bibernell nor läbet er hait noch.«

Auch für diese Wunderpflanze gilt die alte Erkenntnis: Was dem einen hilft, kann dem anderen schaden. Es gibt eben kein Allheilmittel. Deshalb prüfe jeder seine innere Beziehung zum Knoblauch. Nur wenn diese stimmt, kann dieser wirklich helfen.

Die Zubereitung

Am besten genießt man den Knoblauch roh, kleingeschnitten mit Olivenöl gemischt, auf trockenem Brot oder mit ganzen Oliven, möglichst reif geernteten Tomaten, etwas Schafskäse oder Mozarella, mit Zwiebeln und frischem Basilikum, dazu Graham-, Dinkelbrot oder ein anderes leichtes Vollkornbrot ohne Aufstrich. Dies ist eine unserer Lieblingsbrotzeiten, meistens als Abendessen, das wir hin und wieder abrunden mit einem Gläschen guten Rotwein oder Retsina (griechischer, geharzter Weißwein). Man kann den Knoblauch auch in einem Mörser zerstoßen oder mit einer kleinen Handpresse entsaften.

Als Saft kann man ihn auch in eine Fastenkur mitaufnehmen. Hierbei kann man die Wirkung seiner Heilkräfte am deutlichsten erleben. Man kann ihn mit dem Saft von Zwiebeln, Sauerkraut, Meerrettich, roten Beeten, Möhren und Sellerie aufnehmen. In Südamerika kombiniert man die Knoblauch-Zwiebel-Kur häufig mit Zitronensaft. Einige Tropfen Knoblauchsaft in einem Glas Wasser wirken stark durststillend und sind neben dem Zitronensaft bei Fieber empfehlenswert. Wer keinen rohen Knoblauch verträgt, kann ihn dünsten oder in Wasser kochen und die Brühe schluckweise über den Tag trinken. Knoblauchbrot mit einem Glas Milch bindet ebenso den Geruch wie Knoblauchsaft in Joghurt verrührt. Manche kochen sogar den Knoblauch in Milch. Jedoch alles, was seinen Geruch (Geist) bindet, bindet auch seine Heilkraft.

Auch Knoblauchöl-Kapseln haben noch eine verhältnismäßig gute Wirkung. Auch folgende altbewährte Knoblauchtinktur ist empfehlenswert: ca. 150 g zerkleinerten Knoblauch läßt man in $^1/_4$ Liter gutem Alkohol (am besten Korn 40-45% oder Wasser zur Hälfte mit 98%igem Alkohol vermischen) zwei bis vier Wochen, am besten in der Sonne, stehen. Die gut verschlossene Flasche wird jeden Tag einmal kräftig geschüttelt. Dann wird der Extrakt abgegossen und zur Geruchsmilderung entweder mit einem Eßlöffel guten Olivenöl oder mit ca. sieben Tropfen Angelikawurzelöl kräftig verschüttelt. Davon nimmt man ein- bis dreimal täglich 15 bis 30 Tropfen in warmem Wasser, mindestens einen Monat lang. In Südamerika gibt man einige zerschnittene Knoblauchzehen in eine Flasche mit Öl. Nach einigen Tagen hat man ein feines Knoblauchöl. Ansonsten empfehle ich je nach Art des Leidens und des Menschen täglich eine bis drei Knoblauchzehen für eine Kurdauer von mindestens sieben Tagen bis zu vier Monaten, in manchen Fällen auch noch länger. Wer ihn gern ißt, kann ja täglich einen »Hauch«, d.h. einige Tropfen oder eine kleingehackte Zehe im Salat, essen. Wir essen meistens am Wochenende kräftig Knoblauch.

In Indien habe ich Yogis kennengelernt, die den Verzehr von Zwiebelgewächsen ablehnten, weil sie deren Geruch als störend bei der Meditation empfanden. So manche sehr sensible Menschen stören die stark ätherischen Kräfte aller Zwiebel- bzw. Liliengewächse, besonders des Knoblauchs, Bärlauchs, der Zwiebel und des Lauchs (Porree). Mich haben sie auf dem Weg in die seelischen und geistigen Dimensionen bisher nicht gestört. Ich weiß, wann ich sie brauche und wann nicht.

Alle Zwiebelgewächse haben eine den Stoffwechsel sehr stark aktivierende Eigenschaft und ziehen daher das Bewußtsein mehr ins Diesseits als ins Jenseits, wobei vor allem der Porree dem festen Element entspricht. Wahrscheinlich hat Hildegard von Bingen deshalb vor ihnen gewarnt. Der Knoblauch ist sicherlich der stärkste Vertreter der ganzen Familie. Sein Element ist Wärme, das Feuer. Zwiebel, Schnittlauch und Bärlauch gehören mehr zum luftigen und flüssigen Element, der Porree mehr zum festen (irdischen). Eigenartigerweise hat man in den warmen Ländern, besonders im Mittelmeerraum, mehr Verlangen nach Knoblauch und Zwiebeln als in den kälteren Regionen. Dies gilt auch für die Jahreszeiten.

Die Zwiebel

ist sicherlich die am meisten verzehrte Vertreterin ihrer Familie der Liliengewächse. Eine Küche ohne Zwiebel ist eine Seltenheit. Ihre Heilkräfte sind dem Knoblauch ähnlich. Die Zwiebel wird stark vom flüssigen und vom luftigen Element bestimmt. Daher ist sie besonders gut für alle Erkrankungen der Atemwege, der Ohren, des Verdauungstraktes und des Nervensystems, besonders bei Nerven- und Kopfschmerzen. Ansonsten gelten alle Indikationen des Knoblauchs.

Die Zubereitung

Am stärksten wirken ihre Heil- und Lebenskräfte roh, z.B. kleingeschnitten auf Butterbrot oder zum Salat, als Rohsaft mit trockenem Brot, aufgetunkt oder mit Milch und Honig vermischt. Letztere Form ist leicht angewärmt besonders gut bei Hals- und Kehlkopfentzündungen. Wer sie roh nicht veträgt, kann sie dünsten, eine Brühe oder Sirup kochen. Für schwache Menschen ist folgende Zwiebelarznei verträglich: Der Rohsaft von ca. 500 g Zwiebeln wird mit $^1/_4$ Liter Metwein (Honigwein) und ca. 100 Gramm Honig kräftig verschüttelt. Davon trinkt man ein- bis dreimal täglich ein Schnapsgläschen. Eine weitere Möglichkeit der Zubereitung: kleingeschnittene Zwiebeln mit Ursüße vermischen und leicht einstampfen, ca. 12 bis 24 Stunden ziehen lassen, abseihen, auspressen, den Saft löffelweise einnehmen, besonders bei Husten.

Die Zwiebel hat auch äußerlich, roh und gedünstet, viele Anwendungen, besonders bei Ohren-, Nerven- und Gliederschmerzen. Sehr häufig empfehle ich Zwiebel mit Knoblauch, bei sehr hartnäckigen Leiden auch mit Zitrone kombiniert. Es gibt kaum eine Krankheit, die diesem Trio – über längere Zeit sinnvoll eingesetzt – widerstehen kann.

Der Meerrettich

Durch Rachen, Nase, Magen und Darm spüren wir seine Schärfe. Er regt alle Drüsen kräftig an. Darüber hinaus auch die Pumpfunktion der Darmzotten. Ähnlich wie bei Knoblauch und Zwiebel hat der Meerrettich eine große reinigende und stärkende Wirkung auf den gesamten Organismus. Ebenso wie die beiden hemmt und tötet er auch schädliche Bakterien, Viren und Pilze. Ich empfehle ihn bei allen Leiden, die ich schon beim Knoblauch aufgezählt habe. Bei Rachen-, Nebenhöhlen-, Stirnhöhlen-, Mittelohrentzündungen und Erkältungen sollte man ihn möglichst lange im Mund wirken lassen, bis das Wasser aus den Augen und aus der Nase läuft. Ich empfehle kurmäßig täglich 15 bis 20 Gramm.

Zubereitung

Am besten frisch gerieben oder aus dem Glas, aber ungeschwefelt, aus dem Reformhaus oder Naturkostladen.

Die Zitrone

ist der beste Gesundheitswächter, sagen die Naturheilkundigen Spaniens und Lateinamerikas. Der in Spanien, Mexiko und anderen spanischsprechenden Ländern bekannte naturheilkundige Arzt Professor N. Capo hat nahezu alle Krankheiten mit Zitronen, Zwiebeln und Knoblauch behandelt. Die Erfolge klingen zum Teil unglaublich. Die Tagesdosis seiner Zitronen-Verordnungen liegt zwischen 5 und 60 frisch gepreßten Zitronen. Professor Capo hat, nach seinen Angaben, selbst Syphilis mit Zitronenkuren geheilt.

Ich empfahl einem schwerkranken Patienten mit Zungen- und Kehlkopfkrebs, der sich nur noch flüssig ernähren konnte, täglich 40 bis 60 Zitronen. Er hatte damit einen so verblüffenden Erfolg, daß er selbst die Dosis auf 70–80 am Tag steigerte und die Zitronen sackweise kaufte. Meine Erfahrungen mit Zitronen beziehen sich auf alle Erkrankungen, die ich bei Knoblauch, Zwiebel und Meerrettich beschrieben habe. Darüber hin-

280

aus bei Osteoporose, Rachitis, Neigung zu Schleimhaut- und Hautblutungen, Polypen und Myomen (hochdosiert über längere Zeit), Mundfäule, bei Nieren-Uratsteinen. Die blutreinigende Wirkung ist besonders beachtlich. Manche haben Bedenken gegen eine Zitronenkur wegen Übersäuerung. Dies ist jedoch im allgemeinen nicht der Fall, die Zitronensäure wirkt ähnlich wie das homöopathische Ähnlichkeitsprinzip. Die saure Zitrone treibt die ungesunden, krankmachenden Säuren aus unserem Körper, ohne ihn selbst zu übersäuern. Die Zitrone heilt nicht nur durch ihren hohen Gehalt an Vitamin C und ihre wertvolle Zitronensäure, ihr ganzes Wesen ist heilsam. Wasche Dich einmal einen Monat lang nur mit Zitronen anstatt mit Seife. Du wirst dich wundern über den Glanz Deiner Haut. Ich nehme die Schalen der ausgepreßten Zitronen und wasche mich damit, indem ich mich mit der Innenseite kräftig abreibe. Man kann auch damit Geschirr spülen.

Auch in bezug auf die Zitrone gilt die alte Weisheit: »Was dem einen hilft, kann dem anderen schaden.« Man sollte auch bedenken, daß die Zitrone aus warmen Ländern stammt. Deshalb vertragen viele keine Zitronenkur im Winter.

Der Kohl

Weiß-, Wirsing- und Rotkohl sind uns von der Natur besonders als Winter-Lebensmittel gegeben, bei geeigneter Lagerung halten sie sehr lange. Seit alters ist der Weißkohl als wichtiges Heilmittel bekannt. Bei Hautausschlägen, Entzündungen, Prellungen, Quetschungen, Lymphstau, Geschwüren und Tumoren hilft er äußerlich als Auflage bzw. Umschlag. Dazu nimmt man am besten die frischen äußeren grünen Blätter und zerquetscht sie mit einem Nudelholz. Die stärkste äußerliche Wirkung hat der Wirsing, auch Savoyerkohl genannt. Zur optimalen innerlichen Wirkung ißt man ihn als Rohsalat, mit Zwiebeln, Knoblauch und Paprika, etwas schwarzem Pfeffer, Kräutersalz und Öl, bei Bedarf noch einem Spritzer Obstessig. Man sollte möglichst ein Stück vom Strunk klein geraffelt dazu geben. Einige Scheiben Möhren – oder auch kleingeschnitten – harmonieren hierzu auch, obwohl man, besonders bei Kranken, im allgemeinen darauf achten sollte, rohe Wurzeln und rohe Blätter nicht zusammen bei einer Mahlzeit zu essen.

Der rohe Kohl muß besonders gut und lange gekaut werden, bis wir nur noch Saft im Mund haben, dann erst schlucken. Auch als Rohsaft, schluckweise »gegessen«, ist er sehr wirksam. Wer ihn nicht roh verträgt, sollte ihn leicht und schonend dünsten, auf keinen Fall zerkochen. Innerlich hat er noch viel größere Heilwirkungen als äußerlich. Er wirkt hervorragend bei Magen- Darm-Entzündungen und Geschwüren, entgiftet den ganzen Verdauungstrakt, regt den trägen Dickdarm an, wodurch chronische Verstopfungen nach relativ kurzer Zeit behoben werden können. Dadurch werden auch Darmausbuchtungen (Divertikulosen) gebessert.

Auf sämtliche Drüsen hat der Kohl eine anregende, reinigende und stärkende Wirkung, besonders auf die Bauchspeicheldrüse. Diese nährt er auch mit seinem beachtlichen Jodgehalt von ca. 3 bis 6,5 Mikrogramm pro 100 g Frischkohl (je nach Standort). Es gibt allerdings Forscher, die behaupten, daß Kohl, Zwiebeln, Kresse, Senf und Erdnüsse Stoffe enthalten, die die Jodaufnahme hemmen und somit die Kropfbildung begünstigen können. Diese Stoffe sollen aber nur in Spuren vorhanden sein, so daß eine Negativwirkung auch bei täglichem Verzehr nicht zu befürchten sei. Hierzu sei gesagt, daß die Wirkung eines *isolierten* Teilchens meist irreführend in bezug auf die Wirkung des Ganzen ist. Der Kohl wirkt auch gewebsentwässernd und ist gut bei Fettsucht. Auch in den schweren Pestzeiten wurden gute Erfahrungen mit äußerlichen und inneren Anwendungen gemacht.

Die Römer Cato und Plinius waren große Kämpfer für die Gesundheit ihres, dem Niedergang geweihten, begabten Volkes. Beide riefen ihre Zeitgenossen auf, wieder zum täglichen Verzehr von Kohl und Getreideschrotbrei zurückzukehren. Sie priesen beide als die gesündesten und besten Nahrungsmittel.

Nach meiner Erfahrung hat der Kohlkopf eine Beziehung zu unserem Kopf und Gehirn. Ein durchgeschnittener Kohlkopf sieht letzterem sehr ähnlich.

Das Sauerkraut

ist in mancherlei Hinsicht die wirkungsvollste Form des Kohles. Jedes Jahr stampfen meine Frau und Kinder nach altem

Brauch Sauerkraut in zwei große Steintöpfe ein, das wir den ganzen Winter über roh oder eventuell leicht angewärmt essen. Ein gesunder Weißkohl, mit etwas Salz eingestampft, entwickelt sich selbst, durch die natürliche Milchsäuregärung, zum Sauerkraut. Zur Beschleunigung dieses Vorganges und zur Anreicherung mit rechtsdrehender Milchsäure fügt meine Frau einem 20-Liter-Topf eine halbe Flasche »Kanne« Brottrunk hinzu. Man kann auch Sauerkrautsaft aus dem Reformhaus oder Molke nehmen. Außer Salz (ca. ein Prozent) gibt meine Frau noch Wacholderbeeren dazu, manche stampfen noch kleingeschnittene Äpfel mit ein. Mir schmeckt es besser ohne. Mit Sauerkraut hat sich der Mensch vor über 2000 Jahren wahrscheinlich seine erste natürliche Lebensmittelkonservierung geschaffen. Hippokrates (460 bis 377 vor Christus) berichtete schon von der erstaunlichen Heilkraft dieser »Zauberspeise«, wie das vergorene Kraut von vielen seiner Zeitgenossen genannt wurde.

Skorbut ist eine der ältesten bekannten Vitaminmangel-Erkrankungen. Sie entstand durch Vitamin-C-Mangel und war besonders unter den Seefahrern gefürchtet. James Cook hatte bei seiner Weltumsegelung im 18. Jahrhundert keinen einzigen Kranken unter seiner Mannschaft zu beklagen. Sie erfreuten sich, dank 60 Fässern Sauerkraut, die Cook mit an Bord genommen hatte, auf dieser dreijährigen Reise bester Gesundheit. Louis Pasteur, der bekannte französische Bakteriologe, war auch ein großer Sauerkrautesser und bezeichnete es als eines der gesündesten Gemüse. Er stellte fest, daß in den Gegenden mit dem größten Sauerkrautverzehr die ältesten Menschen lebten. Dies behauptet der bekannte russische Forscher Professor Metschnikoff von den Sauerkrautessern seines Volkes ebenfalls. Auch Pfarrer Kneipp erkannte den hohen Wert des Sauerkrautes als Heilmittel. Er sagte:»Sauerkraut leitet die krankhaften, faulen Säfte und Gase aus, wirkt heilend auf vorkommende Magengeschwüre, stärkt die Nerven und unterstützt die Blutbildung. Viele sind der Überzeugung, Sauerkraut erzeuge falsche Magensäure, doch ganz zu Unrecht. Man genieße es mäßig, ohne dabei zu trinken.«

Der bekannte Chirurg Prof. Sauerbruch erkannte, daß die Wunden seiner Patienten schneller und viel besser heilten, wenn diese reichlich rohes Sauerkraut aßen.

Die wunderbare Heilkraft des Sauerkrautes beruht wahrscheinlich zum großen Teil auf seinem hohen Anteil hochwertiger natürlicher Milch- und Essigsäuren, die laut Untersuchungsergebnissen sogar körperschädliche Pilze und Bakterien
töten, allerdings nur frisches, rohes Sauerkraut, das gleich nach
der Entnahme aus dem Faß verzehrt wird. Je länger es der Luft
ausgesetzt ist, um so mehr verliert es an Kraft, es darf auch
nicht gewaschen werden. Sauerkraut ist sehr reich an Mineral-
stofffen, vor allem Schwefel, Kalk und Natron, an Cholin und
vielen Vitaminen, besonders Vitamin C , von dem es außerge-
wöhnlich viel enthält, was sicherlich mit ein Grund ist, warum
es bei Erkältung und Grippe so gut wirkt. Auch die Verhütung
und Heilung von Skorbut ist u.a. auf den hohen Vitamin-C-Ge-
halt zurückzuführen.»Wunderkraut« nannten die alten Griechen das Sauerkraut und benutzten es als Heilmittel für nahezu
alle Krankheiten.

Ich empfehle es dem Krebs- und Aidskranken, bei jeder Form
von Abwehrschwäche, bei allen chronischen Leiden wie Bronchitis, Asthma, Hautkrankheiten, Stirn- und Nebenhöhlenentzündungen, bei allen Stoffwechselstörungen und -erkrankun-
gen, besonders bei Diabetes und Migräne, Fettstoffwechsel-
störungen, erhöhtem Cholesterin, Fettsucht, Fettleber, Rheuma,
Gicht, Arthrose, Arthritis und Polyarthritis, allen Gefäßerkrankungen und -ablagerungen wie Arteriosklerose, Mundfäule
und -pilzen, Lungen-, Darm- und Scheidenpilzen, Magen-
Darm-Erkrankungen. Bei all diesen Leiden durfte ich, bei täglichem Verzehr, sehr deutlich die Heilwirkung des Sauerkrautes
erfahren. Es ist auch der beste und schonendste »Darmbesen«
bei chronischer Verstopfung, es regt die Darmperistaltik an und
steigert sie wie kein anderes Lebensmittel. Aber nur das rohe
Sauerkraut ist hier gemeint, das gekochte kann, im Gegenteil,
blähend wirken. Es ist auch ein gutes Wurmmittel, besonders
gegen Spulwürmer bei Kindern.

Auch äußerlich dient der rohe Sauerkrautsaft zu vielen heil-
bringenden Anwendungen, z.B. als Spülung bei Mund- und
Scheidenpilzen, für Umschläge bei Entzündungen aller Art.
Sauerkraut ist nicht gleich Sauerkraut.

Wie wir aus Kneipps Aussage entnehmen können, waren damals viele der Meinung, weil Sauerkraut ja sauer ist, führe es
zu Übersäuerung. Leider sind auch heute noch viele dieser Mei-

nung, weil die meisten nur das handelsübliche Weinsauerkraut kennen, offen oder in Dosen. Dieses führt in der Tat zu Übersäuerung. Das natürliche, milchsaure Kraut, meistens noch mit rechtsdrehenden Milschsäurekulturen angereichert, ist im Gegenteil ein Basenbildner, d.h. es beseitigt die Übersäuerung. Das alte Sprichwort »sauer macht lustig« trifft also nur für die Milchsäure zu. Vielleicht werden Sauerkrautesser deshalb so alt, weil sie etwas lustiger und froher sind als andere, vielleicht auch zufriedener.

Der Kohl für die Herstellung eines gesunden Sauerkrautes muß aus naturgemäßem biologischem Landbau stammen. Wenn man das Sauerkraut nicht selbst macht, sollte man es nur im Reformhaus oder Naturkostladen kaufen. Meist sind die Sorten aus diesen Geschäften noch mit wertvollen rechtsdrehenden Milchsäurekulturen angereichert. Ich esse Sauerkraut am liebsten mit kleingeschnittenen Zwiebeln, gerebeltem Basilikum, Kümmel und Leinöl, Dill paßt auch dazu. Dazu Hirse, Grünkern, Gerste, Dinkel oder Kartoffeln, meistens esse ich auch noch etwas Quark mit Leinöl dazu. Dies ist für mich ein köstliches Mittagessen. Allein beim Gedanken daran läuft mir schon das Wasser im Mund zusammen.

Der Rettich

gehört, ebenso wie sein schärferer Bruder Meerrettich, zur Familie der Kreuzblütler, er wirkt ähnlich wie dieser, nur nicht so stark. Er regt die Leber zur Gallensaftproduktion an, die Niere zur Wasserausssscheidung. Bei Nieren-Galle-Grieß und -Steinen empfehle ich kurmäßig dreimal täglich 1 Gläschen Rettichsaft, ca. 3 Monate lang. Bei Neigung zu Steinen sollte man vorbeugend jährlich eine Kur machen. Bei zähem Schleim und trockenem Husten, auch Keuchhusten, wirkt Rettich schleim- und krampflösend.

Zubereitung

Möglichst frisch essen, jedoch als Heilmittel *ohne* Salz, eher bei Bedarf mit Honig, Ahornsirup oder Rohrzucker, Saft aus dem Reformhaus oder Naturkostladen.

Die Schwarzwurzel

empfehle ich insbesondere den Zuckerkranken, da sie viel Inulin (ein dem Insulin ähnlicher Stoff) enthält, aber auch bei Verletzungen aller Art. In der alten Volksheilkunde ist ihre innerliche und äußerliche Anwendung als Wundheilmittel bekannt. Viele Heilsalben enthalten ihren als Allantoin bekannten Wirkstoff. Sie enthält auch wichtige Nährstoffe für die Haut. Darüber hinaus wirkt sie beruhigend und schlaffördernd.

Zubereitung

Roh, auch als Saft oder gedünstet. Abkochung auch zu äußerlicher Wund- und Hautbehandlung.

Die Artischocke

Diese distelartige Pflanze aus dem Mittelmeerraum hat eine besonders gute Heilwirkung auf die Leber. Aus ihr wird der von ihrem botanischen Namen (Cynara scolymus) abgeleitete leberwirksame Stoff Cynarin gewonnen. Sie steigert besonders die entgiftende Funktionen der Leber und regt den Gallefluß an. Auch die Nieren werden angeregt.

Zubereitung

Roh, auch als Saft oder gedünstet, aus dem Glas zur Brotzeit.

Topinambur

Die wertvolle Knolle dieser Sonnenblume ist leider weitgehend unbekannt, dabei soll ihr Anbau vor ca. 300 Jahren weit verbreitet gewesen sein. Die ertragreiche Kartoffel hat sie dann fast gänzlich verdrängt. Im Badischen ist sie als Erdapfel wohl noch am bekanntesten. Dort hat sich der Anbau über die Jahrhunderte erhalten, besonders zur Erzeugung des als »Erdäpfler« bekannten Schnapses. Dieser war früher für den echten »Gelbfüßler« (Badener) die beste Medizin. In anderen Gebieten wurde sie unter anderen Namen bekannt, als Grund- oder Erdbirne, Roßkartoffel (weil die Pferde sie gerne fressen), Weißwurzel (weil sie immer weiß ist), knollige Sonnenrose und Erdschocke (weil sie ähnlich wie die Artischocke schmeckt). Hätte man früher aus der Knolle Saft gepreßt, hätten sie wahrscheinlich manche als Erdkokos bezeichnet, da ihr Saft ähnlich wie Kokosnußmilch schmeckt. Bei den Botanikern hat sie nur einen Namen, Helianthus tuberosus. Im Gegensatz zu ihrer berühmten Schwester, der Sonnenblume (Helianthus amnus), die all ihre Sonnnenkräfte in ihren der Sonne zugewandten, symmetrisch exakt angeordneten Blütenkernen speichert, lagert die erstere Sonnenenergie in ihren unförmigen Knollen im Verborgenen der Erde.

Die Topinambur sieht auf den ersten Blick wie ein Strauch aus, weil aus den Knollen mehrere einzelne, gerade oder selten verzweigte Stengel herauswachsen. Am Anfang sind diese kaum von der Sonnenblume zu unterscheiden. Obwohl die Topinambur meist höher wird (bis zu 3,5 Meter) als die Sonnenblume, bleiben Blätter und Blüte relativ klein. Während die Sonnenblume ihre Kraft oberirdisch in ihrer ganzen Gestalt zum Ausdruck bringt, geschieht dies bei der Topinambur unterirdisch. Sie wird auch von manchen als die Kartoffel der Zuckerkranken bezeichnet. Dies mit Recht, denn diesen dient sie am meisten. Sie erhält einen hohen Anteil Inulin und Fruchtzucker, der, unabhängig vom Insulin im Organismus, aufgenommen werden kann. Sie wirkt heilsam und stärkend auf Bauchspeicheldrüse und Leber, auch auf das Herz, letzteres vielleicht durch den hohen Kaliumgehalt. Sie wirkt regulierend auf den gesamten Stoffwechsel. Diese Wirkung macht sich, ähnlich wie bei der Artischocke, u.a. durch Abbau des erhöhten Cholesterins bemerkbar sowie bei der Fettsucht. Sie hat auch eine appetitzügelnde Eigenschaft. Im allgemeinen hat sie eine sehr rasche heilsame Wirkung auf den Verdauungstrakt bei Verstopfung, Blähungen und Völlegefühl. Hier wirkt in der Tat die Medizin der alten »Gelbfüßler« hervorragend.

Zubereitung

Die Topinambur sollte möglichst erst nach dem ersten Frost geerntet werden. Sie kann in Keller oder Erdmiete gelagert werden. Am besten entfaltet sie ihre wertvolle Heilkraft, aber auch ihre Nährkraft, wenn Du sie roh verzehrst. Dabei ist es sehr wichtig, daß Du sie mehr als alle anderen Pflanzen sehr lange gut kaust und einspeichelst, da die Spaltung des Inulins zu Fruchtzucker möglichst schon im Mund geschehen sollte, da dabei Kohlensäure freigesetzt wird, die im Darm zu Blähungen führt. Daher raten manche Ernährungsspezialisten, die Topinambur-Rohkost geraffelt mehrere Stunden ziehen zu lassen, damit die Spaltung durch Fermentierung stattfinden kann. Die

287

Knolle einfach waschen und abbeißen, ihre dünne Haut darf nicht entfernt werden. Du kannst sie auch reiben oder entsaften. Roh sollten nur relativ kleine Tagesmengen verzehrt werden. Mit wenig Wasser oder, noch besser, im eigenen Saft gedünstet, aber auch mit etwas Butter schmeckt sie köstlich. Man sollte sie nicht in großen Mengen, sondern als Delikatesse genießen.

Die Sojabohne

nimmt eine Sonderstellung unter allen Hülsenfrüchten ein. Mit 36 bis 38 Prozent hat sie den höchsten Eiweißgehalt aller Lebensmittel (Eier 12–15 Prozent, Fleisch 15–25 Prozent, Käse bis 36 Prozent). Unter den Pflanzen ist es das einzige bisher bekannte, für Mensch und Tier vollwertige Eiweiß, d.h. es enthält alle lebenswichtigen Eiweißbausteine (Aminosäuren) wie Milch und Fleisch. In der Sojabohne kommt das Wesen der Hülsenfrüchte, deren eiweißbildenden Kräfte den tierischen sehr nahe sind, besonders zur Geltung. Dieses tierverwandte Pflanzenwesen, das sich in der großen Familie der Hülsenfrüchte irdisch manifestiert, ist sicherlich für so manchen sehr sensibilisierten Menschen schwer assimilierbar, andererseits kann es ihm zum Ergänzungsmittel, zum Heilmittel werden. Diese »tierische« eiweißbildende Eigenschaft führte dazu, daß die Sojabohne zum wichtigsten diätetischen Fleischersatz für die Fleischesser wurde. In zunehmendem Maße kommen Fleischersatzprodukte aus Soja auf den Markt, wie Soja-Würstchen, -Gulasch, -Bratlinge und vieles mehr. Ihr Geschmack ist, je nach Art der Zubereitung, dem Fleisch sehr ähnlilch. Manche erleben es als geschmacksidentisch. Ich bin kein Freund dieser künstlichen Fleischprodukte.

Wichtige Eigenschaften

Das Sojaeiweiß enthält kaum Purinkörper, das sind Zellkernbausteine, die größtenteils zu Harnsäure abgebaut werden. Die Sojabohne enthält keine Stärke in ihrem Kohlenhydratanteil im Gegensatz zu den anderen Hülsenfrüchten, die ca. 20 bis 35 Prozent Stärke enthalten. Daher ist die Sojabohne viel leichter verdaulich als diese. Die Sojabohne enthält ca. 18 Prozent hochwertiges, cholesterinfreies Fett mit einem hohen Anteil essentieller Fettsäuren. Weiter hat sie nach dem Eiweiß den höchsten Lecithingehalt aller Lebensmittel. Auch der Mineralstoffgehalt liegt mengenmäßig weit höher als bei den meisten Lebensmitteln. Daher wirkt sie stark alkalisierend. Der Kaliumgehalt ist sehr hoch, aber auch Phosphor, Magnesium, Kalzium und Eisen sind in besonders hohem Maße enthalten. Dagegen ist der Natrium- und Chlorgehalt äußerst gering.

Alle diese Eigenschaften machen die Sojabohne zu einem wichtigen Lebens- und Diätmittel (besonders für die starken Fleisch- und Eieresser) – bei allen Erkrankungen des rheumatischen Formenkreises, sowie Rheuma, Gicht, Arthritis, Arthrose und Polyarthritis, sowie bei allen Herz-, Leber-, Nieren- und Gefäßerkrankungen, weiterhin bei Wasseransammlung im Gewebe (Ödeme) und durch den Lecithingehalt als Nahrung für Gehirn und Nerven. Letztendlich ist die Sojabohne eine hervorragende, relativ leicht verdauliche Kraftnahrung für alle Kranken und Geschwächten vom Kleinkind bis zum Erwachsenen.

Sojabohnen gibt es in verschiedenen Größen, Formen und Farben. Während meiner Yoga-Zeit habe ich am liebsten fast täglich kleine, runde, grüne Mungo-Sorte gegessen. Diese schmecken mir am besten. Ich habe sie meistens gekocht gegessen, selten gekeimt. Keime enthalten für manche Menschen giftige Stoffe, deshalb werden auch Soyakeimlinge in ihrer asiatischen Heimat blanchiert oder kurz in Öl gebraten. Wenn ich ab und zu Keime esse, dann meistens roh, auch hier geht Probieren über Studieren.

Die Milch

Kuh-, Wasserbüffel-, Schafs- und Ziegenmilch sind hervorragende Heilmittel. Auch die äußere Anwendungen von Quark als Wickel und Kompressen bei allerlei Leiden gehört zur täglichen Empfehlung in meiner Praxis.

Milchkur

Die Milch- Semmel- oder Brotkur ist ja bekannt (siehe mein Fastenbuch). Weniger bekannt ist, daß eine Kur mit reiner Rohmilch von einem naturgemäß bewirtschafteten Bauernhof sehr heilsam wirken kann, vorausgesetzt, man liebt sie, die Milch. Dabei sollte man sie keineswegs trinken, denn die Milch ist kein Getränk, sondern hochwertige Flüssigkeitsnahrung, zu deren Verwertung eine intensive Einspeichelung nötig ist, also Löffel für Löffel schlürfen (»süppeln«). Bei dieser Kur ist es optimal, wenn man die besondere Reinigungstendenz des Organismus bis ca. 11 Uhr berücksichtigt und bis Mittag ein natriumarmes Wasser und/oder einen milden Kräutertee trinkt. Mittags und abends, möglichst vor Sonnenuntergang, wird die Milch »gesüppelt«. Bei Bedarf kann man natürlich auch schon mit Milch frühstücken. Die Menge wird vom eigenen Verlangen eines jeden bestimmt. In der Regel liegt die Tagesmenge zwischen $1/2$ und $1\,1/2$ Liter. Dazwischen trinkt man je nach Durst. Angezeigt sind diese 3- bis 14-Tages-Kuren bei allen Infektionskrankheiten, bei Herzleiden, bei Wassersucht und allgemeiner Gewebsaufschwemmung durch zu viel Natrium, bei allen Hauterkrankungen, Knochenleiden, Rachitis, Osteoporose und bei Leberleiden, wobei dafür die Schafsmilch besonders geeignet ist.

Getreide

Die Eigenschaften der verschiedenen Getreidearten habe ich in den entsprechenden Kapiteln eingehend beschrieben.

Obst und Beeren

enthalten wichtige, heilende und stärkende Kräfte, Duft- und Farbstoffe, Vitamine, Mineralien, Spurenelemente, Kohlenhydrate, auch Fette und Eiweiße. Die meisten natürlichen Fruchtsäuren von reif geernteten Früchten wirken in unserem Stoffwechsel nicht übersäuernd, sondern im Gegenteil alkalisierend.

Intensiv-Verteidigungs-Diät

Morgens: nüchtern Ölspülung (siehe Buch »Ganzheitliche Therapie«). Danach eine bis fünf frisch gepreßte Zitronen in warmem Wasser trinken, bei Bedarf ein bis zwei Eßlöffel Ahornsirup oder ein Teelöffel Honig dazu.

Frühstück: zwei frische Möhren, jeden Bissen in Öl tunken, zwei Äpfel und ca. 10 bis 20 Gramm frischen Meerrettich, um 10 Uhr nochmals Zitronentrunk.

Mittagessen: rohes Sauerkraut (bei Bedarf leicht angewärmt) mit einer bis drei Knoblauchzehen, eine bis zwei rohe Zwiebeln, Basilikum, Majoran und viel Öl.

Bei Bedarf etwas Brot, Dinkel, Hirse, Buchweizen oder Kartoffeln dazu, 10 bis 20 Gramm Meerrettich.

Nachmittag ca. 15 Uhr: nochmals Zitronentrunk.

Abendessen (vor Sonnenuntergang): Grünsalat mit Brennessel, Löwenzahn, Wegerich, Schafgarbe, Kapuzinerkresse, zwei bis drei Knoblauchzehen, eine bis zwei rohe Zwiebeln, mit viel Öl angemacht. Bei Bedarf nochmals Sauerkraut und/oder Brot, 10 bis 20 Gramm Meerrettich, ca. eine Stunde danach nochmals Zitronentrunk.

Dies sei kein fester Plan, sondern nur eine Anregung.

Lebens-Mittel, Heilkost

Empfehlungen bei bestimmten Krankheiten

Wie alles auf dieser Erde und im *ganzen* Kosmos hat jedes Wesen einen ganz bestimmten Daseinssinn und dementsprechend auch eine Aufgabe. Jeder einzelne Mensch ist ein Abbild des Ganzen. Störungen in einem Bereich dieser vielschichtigen Organisation Mensch – diesem Mikrokosmos – führen zu Mangelerscheinungen und Funktionsausfällen, die wir Krankheit nennen. Für diese Mängel gibt es immer eine Entsprechung im gesamten Kosmos.

Einen großen Dienst auf diesem Gebiet leisten uns die Pflanzen, in denen auch die Elemente Erde, Wasser, Luft und Feuer enthalten sind. Wenn man das Wesen (nicht nur die chemische Zusammensetzung) der einzelnen Pflanze erkennt und erlebt, kann man sie ihrer spezifischen Aufgabe entsprechend sinnvoll einsetzen.

Somit kann jede Pflanze bzw. jedes Lebensmittel zur gegebenen Zeit für einen bestimmten Menschen auch zum Heilmittel werden. Aus einer anderen Perspektive können wir auch sagen, wir befinden uns alle in einer Entwicklung zur Vollkommenheit – zum Heil. Auf diesem Weg benötigen wir täglich verschiedene Energien. Einen Teil davon beziehen wir aus unseren Lebensmitteln, deren tägliche sinnvolle Zusammensetzung sie zu Heilmitteln macht. Dann verstehen wir auch den berühmten Lehrsatz des Hippokrates: »Eure Nahrungsmittel seien Euer Heilmittel und Eure Heilmittel seien Euer Nahrungsmittel.«

Ich bin überzeugt, daß Hippokrates sinngemäß Lebensmittel gesagt hat, aber dieses falsch übersetzt wurde.

Da unter diesem Gesichtspunkt alle Lebensmittel auch Heilmittel sind, würde es ein mehrbändiges Werk ergeben, sie alle zu beschreiben, daher beschränke ich mich auf die wichtigsten aus unserem Alltag.

Die nachfolgende Aufzählung von Krankheiten und die entsprechenden Empfehlungen von Lebensmitteln als Heilmittel beruhen in erster Linie auf eigenen Erfahrungen und Erkenntnissen und denen meiner Patienten.

In zweiter Linie sind es Erfahrungen, die von Heilkundigen und anderen bewußten und beobachtungsbegabten Menschen über Jahrhunderte und zum Teil über Jahrtausende hinweg gesammelt und niedergeschrieben worden sind.

Bei aller Liebe und Dankbarkeit zu all den Wesen, die uns mit ihren Heilkräften durch die Lebens-Mittel dienen, möchte ich immer wieder zum Ausdruck bringen, daß sowohl die Vermittler als auch ihre Mittel uns wertvolle Anregung und Hilfe zum Heilungsprozeß geben. Wirkliches Heil-Sein erreichen wir aber erst durch die harmonische Durchdringung von Körper, Seele und Geist. Alle Mittel sollten wir als wichtige Wegbegleiter betrachten, solange bis wir zum Un-mittel-baren gefunden haben – zur Essenz, zur Mitte, zur Einheit mit allen und allem, zu Gott.

Diese Aufzeichnungen sind das Ergebnis langjähriger Erfahrungen mit vielen verschiedenen Menschen. Auch wenn alle Indikationen sich tausendfach bewährt haben, gab es dabei immer Menschen, die das eine oder andere nicht vertragen haben. Denke immer an die alten Leitsprüche: »Was dem einen hilft, kann dem anderen schaden« und »Probieren geht über Studieren.«

Wenn Du Dich in Liebe und Demut der Natur zuwendest, wirst Du Deine Heil- und Lebensmittel finden. Mögen Dir dazu meine Erfahrungen als Wegbegleitung dienen.

Bei der Aufzählung fehlen wohl noch viele Krankheitsformen. Ich habe einfach jene genommen, mit denen ich täglich in der Praxis am häufigsten konfrontiert werde. Wer dieses Buch mit dem Herzen liest, findet ohnehin selbst seine Heilkost.

Ernährungsgrundregeln bei allen Erkrankungen

Den kranken Organismus durch Heilfasten *reinigen* und *umstimmen*.

Möglichst streng meiden: alle denaturierten, industrialisierten Nahrungsmittel, besonders Fabrikzucker und Weißmehle, Alkohol. Alle Lebensmittel sollten möglichst aus naturgemäßem Anbau stammen, d.h. ohne Kunstdünger und chemische »Pflanzenschutzmittel«.

Grundernährung:

Lakto-vegetarische Vollwertkost mit viel Frisch- und Rohkost.

Oft Rohkosttage einlegen, ebenso Obsttage, auch kurmäßig.

Möglichst einfaches Essen. Auch mal mehrere Tage lang z.B. nur ein Gemüse und ein Getreide essen. Grünen, frischen Salat, möglichst mit kräftigen Wildkräutern wie Brennessel, Löwenzahn, Wegerich und Schafgarbe anreichern, auch Kapuziner-, Brunnenkresse oder Weizengras dazu. Dies sollte bei allen Erkrankungen gegessen werden, es sei denn, es besteht eine eindeutige Abneigung dagegen.

Bei den Empfehlungen zu den verschiedenen Erkrankungen sind der Weizen und Roggen nirgends erwähnt, ich setze sie im Vollkornbrot voraus.

Die Tee- und Gewürzkräuteraufzählungen sind bei manchen Erkrankungen sehr zahlreich, dies bedeutet aber keineswegs, daß man sie *alle* miteinander mischen soll. Für Tees vier bis sieben, höchstens zwölf Kräuter mischen. Zum Würzen der Speisen reichen im allgemeinen drei bis sieben verschiedene Kräuter. Unter den empfohlenen Kräutern suche sich jeder heraus, was ihm am besten bekommt.

Die Lebensmittel als Heilkost-Empfehlungen für die verschiedenen Krankheiten sollten keineswegs starr und bindend betrachtet werden. Es sind Empfehlungen aus der Praxis, die jeder nach eigenem Gefühl gestalten, ändern und ergänzen sollte.

Morgens als erstes immer ein energie- und sauerstoffangereichertes Glas warmes Wasser, bei Bedarf auch mit dem Saft einer frisch gepreßten Zitrone, trinken.

Allergie

Fasten, lange Rohkostperioden (siehe Hautkrankheiten, allgemeine Abwehrschwäche sowie Erkältungen).

Möglichst sehr einfache und ungemischte, kalziumreiche Kost, auch Rohmilch, wenn sie vertragen wird. Frische und getrocknete Feigen (siehe auch mein Büchlein über Allergie).

Arteriosklerose, erhöhtes Cholesterin, Bluthochdruck, Herzleiden

Im allgemeinen sind hier alle Empfehlungen wie bei Fettsucht indiziert. Dazu die folgenden Zusätze und Abweichungen.

Bei erhöhtem Cholesterinspiegel im Blut sollten bis zur Normalisierung keinerlei tierischen Fette, auch keine Milchprodukte, verzehrt werden.

Zu den Mahlzeiten 2 bis 3 Eßlöffel Haferflocken trocken einspeicheln, möglichst einmal am Tag ganze Haferkörner, auch mal einige Tage eine Haferkur machen. 3mal täglich 1 bis 2 Eßlöffel Artischockensaft , 3 Gläschen Quittensaft und ca. 6 Äpfel über den Tag verteilt. Bei allen Gefäßerkrankungen sind Oliven und Nachtkerzenöl besonders empfehlenswert sowie Knoblauch, Bärlauch, Zwiebeln, Schafgarbe, Brunnenkresse, Birkensaft, rote Beete, Möhren, Rettich, Sellerie, Kohlrabi, Sojabohnen (Mungo).

Blutdrucksenkend wirken: Sauerkraut, Brennessel, Berberitze, Petersilie, Oregano, Gurken, Apfeltee, Gerstenmalzkaffee, Buttermilch, Obstkuren und besonders das Heilfasten. Vor allem Kochsalz meiden.

Bei Herzleiden sollten blähende Speisen vermieden werden, weil diese das Zwerchfell hochdrücken und somit ein Druck auf das Herz entsteht. Wenn man die Speisen lange kaut und gut einspeichelt, entstehen selten Blähungen. Den Organismus auf keinen Fall überlasten, auch nicht mit Speisen und Getränken. Die Abendmahlzeit möglichst einnehmen, bevor es dunkel wird, damit der wichtige Schlaf vor Mitternacht nicht durch die Verdauung gestört wird. Am Abend möglichst wenig trinken, damit das Herz soweit wie möglich entlastet wird.

Dreimal täglich 1 Eßlöffel Weißdornsaft. Täglich Honig essen, er tut dem Herzen gut, ebenso Paranüsse, Walnüsse, Sesam, Pinien- und Sonnenblumenkerne, Kichererbsen, Koriander.

Haferkur

Ein bis sieben Tage. Sehr variabel:

1. Nur ganze Haferkörner roh essen.

2. Abwechseln mit trockenen Haferflocken.

3. Etwas Obst oder Gemüse dazu.

4. Haferkörner gekocht oder gedarrt.

5. Haferflocken-Müsli mit Joghurt, Butter- oder Sauermilch und Obst als Frühstück.

Mittags: Haferflockenporridge, etwas gewürzt mit Liebstöckel, Bohnenkraut, Koriander, Kümmel und Dill. Bei Bedarf ein Gemüse dazu.

Abends: Haferschrot- oder Flockenbrei mit einem Apfel oder einer Birne. Bei dieser letzten Variante sollten jedoch zusätzlich zu jeder Mahlzeit 1 bis 2 Eßlöffel rohe Haferkörner oder möglichst frisch gequetschte Haferflocken gegessen werden.

Heilkräutertee einzeln oder gemischt. Bei erhöhtem Cholesterin gelten die gleichen Kräuter wie bei der Fettsucht.

Bei Altersherz, Herzleiden, Bluthochdruck, Arteriosklerose und anderen Gefäßkrankheiten: Basilikum, Löwenzahn, Ringelblume, Zinnkraut, Holunder- und Robinienblüten, Weißdornbeerenblätter und -blüten, Wacholderbeeren, Rosmarin, Blasentang, Herzgespann, Färberginster, Mistel, Hirtentäschel.

Augen: Schwäche, Entzündung

Rohkost, Salate, Wildkräuter

Morgens und abends zwei rohe Möhren, bei jedem Bissen in Öl tunken, dazu 1 bis 2 Äpfel und 2 bis 3 Eßlöffel Heidelbeeren und 3 Walnüsse. Ein- bis dreimal täglich 2 Mandeln mit 2 schwarzen Pfefferkörnern. Blütenpollen, Geleé Royal.

Augenentzündung:

Augentrost. Ringelblumentee und Wasser für Augenbäder. Fencheltee mit Augentrost für Bäder. Rosmarin, Melisse.

Täglich Heidelbeeren essen, Hagebutten, schwarze Johannisbeeren, Schlehen. Pflanzenöle, Butter, Milch, Nüsse.

Siehe auch unter Nervenleiden und bei Augenentzündung, Entzündung allgemein.

Blasenentzündung

Fasten und Rohkost.

Täglich Kapuzinerkresse, 40 g Meerrettich, 1 bis 2 Knoblauchzehen, 1 bis 2 rohe Zwiebeln, 3 bis 12 Zitronen, Propolis, Pollen,

Kürbiskerne (letztere stärken die Blase) 1 bis 3 Eßlöffel täglich (geschälte, ungesalzene).

Tee: Brennessel, Zinnkraut, Birkenblätter, Bohnenschalen, Ringelblumen und Malvenblüten, Bärentrauben, Heidelbeerblätter, Färberginster, Goldrute, Weidenrinde, Wacholderbeeren, Hagebutten, Johanniskraut, Wasserdost.

Säfte: Preiselbeeren, Holunder.

Alles weitere siehe: Entzündungen allgemein.

Blutarmut (Anämie)

Blutarmut bedeutet nicht nur Eisenmangel, sondern u.a. auch schwache Blutbildung und -erneuerung. Daher ist eine vitalstoffreiche Vollwertkost wichtig.

Rote Beete, Möhren, Sellerie, Rettich, Meerrettich, Zwiebel, Knoblauch, Sauerkraut, Spinat, Brennessel, Melde, Mangold, Lauch, Tomaten, Brunnen- und Gartenkresse.

Alle grünen Salate und Wildkräuter. Täglich mindestens einen reichhaltigen Teller davon essen, Brennesseln sollten immer reichlich dabei sein, ebenso Löwenzahn und Schafgarbe. Dreimal wöchentlich drei Blätter Sauerampfer.

Schlehen, Hagebutten, Stachelbeeren, rote und schwarze Johannisbeeren, Äpfel, Aprikosen, Weintrauben, täglich 3 bis 7 Zitronen. Alle Vitamin-C-haltigen Früchte unterstützen u.a. die Eisenaufnahme im Körper, besonders bei schwacher Magenbesaftung.

Queckenwurzel als Tee oder alkoholischer Extrakt. Die Wurzel dieses unscheinbaren Grases enthält viele wichtige Mineralien und viel Eisen. Bucheckern sind ebenfalls sehr eisenhaltig. Sie werden wie die Maroni geröstet und nach Entfernung der äußeren Schale gegessen. Man kann sie aber auch roh essen, manchen Menschen wird es aber dabei übel. Ich habe schon viele roh gegessen und mich dabei besonders wohl gefühlt.

Nüsse, besonders Wal- und Paranüsse, regen die Blutneubildung an.

Blütenpollen, Datteln und Feigen.

Tee: Arnika, Kalmus, Zinnkraut, Kamille, Frauenmantel, Quecke, Eichenrinde, Blutwurz, Schafgarbe, Brennessel, Löwenzahn, Wallwurz.

Darmstörungen

Trägheit und Blähungen

Sauerkraut und -saft, Weißkohlkraut und -saft, Kalmuswurzelextrakt 3mal täglich vor und nach jeder Mahlzeit einen Schluck trinken. Täglich 20 bis 40 g Meerrettich. Gerste, Möhren, Zwiebel, Knoblauch, Fenchelgemüse, Brennesselkraut und -samen, Melde, Mangold, Spinat, Lauch, Kürbis.

Saftfasten (siehe Fastenbuch).

Weintraubenkuren, Apfelkuren, Stachelbeeren.

Tees und Gewürze: Kümmel, Fenchel, Schafgarbe, Kamille, Rosmarin, Löwenzahn, Wermut, Tausendgüldenkraut, Zinnkraut, Johanniskraut, Dornschlehenblüten. Zimt, Anis, Basilikum, Dill, Curry, Liebstöckel. Leinsamen- und Brennesselsamenschleim.

Schafgarbe-, Wermut- und Kamillen-Saft. Fenchel, Koriander und Kümmel-Gemisch leicht rösten und nach jeder Mahlzeit einen Teelöffel voll kauen.

Darmentzündungen und -katarrhe
Siehe bei Entzündungen allgemein und Magenkatarrh.

Senfkörnerkur

ist empfehlenswert bei fast allen Darm- und Magenleiden. Alle Kulturvölker haben die heilsame Kraft des goldenen Senfkornes seit Jahrtausenden genutzt.

Die Körner werden 2mal täglich zwischen den Mahlzeiten mit etwas Wasser oder Tee ganz geschluckt. Man beginnt mit jeweils sieben Körnern und steigert die Menge innerhalb von 14 Tagen auf bis zu 2mal täglich einen gehäuften, großen Eßlöffel. Dann geht man wieder in der gleichen Weise zurück, bis man nach weiteren 14 Tagen wieder bei 2mal sieben Körnern angelangt ist.

Nach 3 bis 7 Tagen Pause kann man die Kur wiederholen und je nach Bedarf die Menge der Körner auch steigern. Wichtig ist, daß die Körner nicht zerbissen, sondern ganz geschluckt werden.

Sehr empfehlenswert ist auch die 21-Tage-Kur zur Darmregulierung (in meinem Buch »Ganzheitliche Therapie«).

Verstopfung (Obstipation)

Rettich. 3mal täglich vor dem Essen $^1/_2$ Glas Apfelsüßmost.
Täglich 100 bis 250 g Feigen, über mindestens 12 Stunden eingeweicht, morgens kleingeschnitten mit dem Einweichwasser
in Frischkorn- oder gekochten Getreidebrei einrühren (Dinkel,
Gerste, Hafer, Weizen). Nach jeder Mahlzeit drei Backpflaumen
in den Mund nehmen, die Kerne lange lutschen, damit viel
Speichel in den Magen fließt. In der Erdbeerzeit öfters ein bis
drei Erdbeertage einlegen: 1 $^1/_2$ bis 2 $^1/_2$ kg ungespritzte Erdbeeren auf drei Mahlzeiten verteilt essen, außer Honig oder Ahornsirup nichts dazu essen. Das gleiche kann man mit Birnen machen oder Stachelbeeren.

Dreimal wöchentlich 3 bis 7 Blätter Sauerampfer.

Säfte: Berberitze 3mal täglich 1 Gläschen, Kerbelkraut-, Löf-
felkraut- und Bitterkleesaft zu gleichen Teilen gemischt
3mal täglich 1 bis 2 Teelöffel.

Sauerkrautkur:

Morgens, mittags und abends rohes, leicht angewärmtes Sauerkraut, mit wenig Basilikum, ganz wenig Frugola, mit Zwiebeln und viel kaltgepreßtem Leinöl (Sonnenblumen-, Distel-
oder Nußöl) anmachen. Zur Abwechslung kann man noch
einen reifen, süßen Apfel, kleingeschnitten, dazunehmen. Bei
Bedarf eine Scheibe leichtes Vollkornbrot, ohne Aufstrich, dazu
essen. Langsam, bedächtig und mit Genuß essen, gut einspeicheln, jeden Bissen 30- bis 40mal kauen, erst schlucken, wenn
alles ganz flüssig ist, dann gibt es keine Blähungen.

Darmparasiten

In unseren Breiten sind dies meistens Würmer. Diese können
sich nur im Darm halten und vermehren, wenn in diesem Bereich eine Abwehrschwäche vorhanden ist.

Wie bei allen Gesundheitsstörungen sollte man auch bei
einem Wurmbefall die seelischen Ursachen der Darmschwäche
aufdecken und angehen.

Spul- und Madenwürmer

Eine Kur mit frischen Möhren: 7 bis 14 Tage pur oder mit
etwas Dinkel und Gerste abwechselnd haben in den meisten
mir bekannten Fällen den Darm von Parasiten befreit. Man

kann auch noch Knoblauch und rote Beete dazunehmen, alles roh.

Ebenso wirkt eine 7- bis 14tägige Kur mit rohem Sauerkraut, möglichst mit viel rohen Zwiebeln und Knoblauch. Man kann diese auch noch mit Möhren kombinieren. Dazu über den Tag schluckweise Wermut- und Ysopkrauttee trinken. Diesen vieren, richtig eingesetzt, widersteht kein Spul- oder Madenwurm.

Auch eine drei- bis fünftägige Kur mit rohen oder nur leicht gekochten Heidelbeeren kann den Darm von Spul- und Madenwürmern befreien, es darf aber sonst nichts gegessen werden, mit Ausnahme von Rohmilch, von der man bei Bedarf 1 bis 2 Tassen langsam löffelweise schlürfen kann, gut einspeicheln. Dies empfehle ich bei den Wurmkuren für Kinder und geschwächte Menschen.

Koriander und Schwarzkümmel als Tee trinken oder als ganze Körner essen.

Bandwurm

Dieser ist sehr hartnäckig, kann aber mit etwas Glück auch ohne giftige Mittel mit folgender Kur einschließlich Kopf ausgeschieden werden; darauf sollte man achten, sonst wächst er nach.

7- bis 14-Tage-Kur mit rohem Sauerkraut, rohen Möhren, viel rohen Zwiebeln und Knoblauch, ca. 40 bis 60 g Meerrettich pro Tag, auch Äpfel können dazu gegessen werden. Nach dieser Kur einen Fastentag einlegen mit Sauerkrautsaft, Kanne Brottrunk, Rettich- und Möhrensaft, Preiselbeer-, Schlehen- oder Apfelsaft. Am nächsten Tag essen Kinder je nach Alter 200 bis 500 g und Erwachsene 500 bis 800 g möglichst frische, geschälte Kürbiskerne in drei Portionen innerhalb von drei Stunden. Die Kerne müssen langsam und sorgfältig gekaut und eingespeichelt und erst als flüssiger Brei geschluckt werden. Wer nicht gut kauen kann, oder bei kleinen Kindern, kann die Kerne zu einem Brei zerstoßen und mit roher Milch und/oder Preiselbeeren anrühren. Drei Stunden nach dem Verzehr der letzten Portion nimmt man 2 bis 3 Eßlöffel Rizinusöl oder 40 g Glaubersalz zum Abführen. Erst am Abend wieder möglichst stark wurmtreibende Rohkost essen, wie während der Kur zuvor. Ist der Bandwurm bis zum nächsten Morgen nicht abgetrieben, wiederholt man die Kürbiskerneinnahme mit anschließender Abfuhr.

Morgens zuerst nüchtern einen starken Wermuttee (15 g) trinken, der über Nacht mit ca. 40 g zerstoßenen oder pulverisierten Kürbiskernen in einem $1/4$ Liter Wasser angesetzt worden ist (möglichst im Freien oder am offenen Fenster), morgens abseihen und mit einem weiteren $1/4$ Liter Wasser aufkochen und ziehen lassen. Sobald der gekochte Auszug handwarm abgekühlt ist, wird er mit dem Kaltauszug vermischt und schluckweise über den Tag getrunken.

Sollte der Wurm wider Erwarten nicht abgehen, muß man zu einem stärkeren Mittel greifen.

Die Kur war aber dennoch nicht umsonst, denn nun ist der Darm gereinigt und gestärkt. Vielleicht geht der Bandwurm auch nach einigen weiteren Rohkosttagen ab.

Depressionen

Depressive Verstimmungen, Schwermut

Leichte, lichte und sonnige Lebensmittel. Grüne Salate und Wildkräuter.

Möhren, rote Rüben, Rettich, Blumenkohl, Grünkohl, Spinat, Meerrettich, Knoblauch, Zwiebel, Artischocke, Sojabohne und -keimlinge, Weizenkeime, Linsen.

Johanniskraut-Urtinktur: drei- bis sechsmal 20 bis 30 Tropfen.

Engelwurz-Urtinktur: dreimal 10 bis 15 Tropfen.

Sonnenwasser.

Hafer, Weizen, Hirse, Buchweizen, Reis.

Säfte: Sanddorn, Schlehen, Weintrauben, Hagebutten. 6 bis 12 Zitronen täglich.

Birnen-, Weintrauben-, Apfelkuren.

Blütenpollen, Ginseng, Hefeflocken und Flüssighefe.

Tees und Gewürze: Kalmuswurzel kauen, Nelkenwurz, Benediktenkraut, Mariendistel, Schöllkraut, Majoran, Basilikum, Dill, Liebstöckel, Johanniskraut, Ringelblume, Safran.

Honig, Ursüße, Melasse, Ahornsirup, Rosinen, Feigen, Datteln.

Siehe auch Erschöpfung, Nervenleiden und Leber-Galle-Leiden.

Diabetes mellitus (Zuckerkrankheit)

Zur Verarbeitung des lebensnotwendigen Zuckers aus dem Pflanzenreich bedarf es unter anderem des Insulin-Hormons aus den innersekretorischen Zellen der Bauchspeicheldrüse. Diese sind beim Diabetiker gestört oder geschädigt.

Die Ernährung des Diabetikers sollte einerseits auf die Stärkung und Heilung dieser Drüse ausgerichtet sein. Andererseits sollte die Zufuhr von Glucose (Traubenzucker) weitgehend eingeschränkt werden; statt dessen sollte man Lebensmittel verzehren, die einen hohen Gehalt an Fruchtzucker (Fruktose, Laevulose) enthalten. Diese Zuckerform kann ohne Insulin vom Körper verarbeitet werden. Sie ist in vielen Pflanzen in einer Mehrfachverbindung gespeichert, die man Inulin nennt. Diese Vorstufe des Fruchtzuckers ist für den Zuckerkranken die günstigste Form der Kohlenhydrate.

Inulinhaltig, drüsenanregend und drüsenstärkend sind: Artischocken, Topinambur, Schwarzwurzeln, Spargel, Knoblauch, Zwiebel, Meerrettich, Brunnenkresse. Weißkohl, Wirsing, Sauerkraut und Grünkohl. Molketrinkkuren.

Diabetes mellitus, der Name bedeutet honigsüßer Durchfluß und besagt, daß der Körper seinen Zucker verliert. Es ist falsch, dieses Geschehen nur auf eine Störung in der Bauchspeicheldrüse zu reduzieren. Hier handelt es sich um eine vielschichtige Störung des allgemeinen Stoffwechsels und der komplizierten Steuerungskräfte, beginnend mit der Hypophyse als übergeordneter Drüse.

Daher ist es wichtig, neben der Seelentherapie die Ganzheit des Stoffwechsels zu erfassen. Dies führt weit über das Symptom der Zuckerabbaustörung hinaus. Gerade hier kann eine Heilfastenkur im ganzheitlichen Sinne unter erfahrener Anleitung (am besten in einer Fastenklinik) viel bewirken. Besonders bei dieser Erkrankung sollte die Heilkost als Ordnungstherapie betrachtet werden. Seine eigene, stoffwechselordnende Kost sollte jeder individuell finden, besonders beim Diabetes. Deshalb sollte man viel Experimentierfreude entwickeln und verschiedene lakto-vegetarische Kostformen jeweils über mehrere

Wochen hinweg ausprobieren: mal Getreide-Rohmüsli (über Nacht eingeweicht) mit Äpfeln, Birnen usw., mal gekochtes Getreide, danach eine Kartoffelkur mit Sauermilch. Zitronenkur (5 bis 15 Stück am Tag). Rohe Zwiebelkur. Erdbeerkur. Täglich 2 bis 4 Möhren.

Im allgemeinen sollte viel Rohkost sowie täglich Gemüse, Grünsalate, Wildkräuter und junges Weizengras gegessen werden. Möglichst das, was unter und jenes, was über der Erde wächst, nicht bei einer Mahlzeit roh zusammen essen; viel kaltgepreßtes, hochwertiges Öl verwenden. Bei Bedarf ist auch die kurmäßige Einnahme guter Ölkapseln, besonders Nachtkerzenöl, zu empfehlen. Von den Nüssen sind besonders Walnüsse, Haselnüsse und Mandeln sowie Kürbis- und Sonnenblumenkerne sehr empfehlenswert.

Die faserstoffreiche Rohkost ist für den Diabetiker einerseits eine wichtige stoffwechselregulierende Heilkost. Andererseits wird durch den hohen Pflanzenfaserstoffanteil im Darm der Zuckerabbau verlangsamt. Dies bewirkt einen gleichmäßigen Zufluß von Glucose in die Blutbahn, wodurch die Blutzuckerwerte konstant bleiben, was für die Gesundheit des Diabetikers sehr wichtig ist. Bei wenig Fasernahrung sollte täglich etwas Kurkleie gegessen werden.

Hafer ist reich an Kohlenhydraten, die aus Fruchtzucker bestehen und nur langsam in aufnahmefähige Fruchtzuckermoleküle zerfallen. Wegen dieser und noch anderer stoffwechselwirksamer Eigenschaften des Hafers eignen sich Haferkuren besonders gut für den Diabetiker. Täglich 2 bis 4 Eßlöffel möglichst frisch gequetschte Haferflocken trocken essen oder noch besser ganze Haferkörner (Nackthafer).

Täglich möglichst 1 bis 2 rohe Knollen Topinambur essen, besonders gut kauen und einspeicheln (auch als Extrakt in der Apotheke erhältlich: Helianthus comp. von der Fa. Plantina 3mal tägl. 10 bis 15 Tropfen oder 3 Tbl.).

Folgende Pflanzen enthalten insulinähnliche Wirkstoffe, die blutzuckersenkend wirken:

Geißraute (Geißklee): man kann sie täglich frisch zum Salat essen oder pulverisiert 3mal täglich $1/2$ bis 1 Teelöffel (erhältlich in der Apotheke als Homabetex von der Fa. Cormontapharm).

Bohnenschalentee: 2- bis 3mal tägl. eine Tasse.

Heidelbeerenblättertee: 2- bis 3mal tägl. eine Tasse.

Eicheln (Samen der Eiche): leicht geröstet, gedünstet oder roh.

Poterium spinosum L: ein dorniger Strauch aus der Rosenfamilie, im Mittelmeer und im Nahen Osten beheimatet. Seine Wurzeln und Blätter sind als Urtinktur von der Fa. Hanosan in der Apotheke erhältlich. Soweit nicht anders verordnet, nimmt man 3mal tägl. 10 Tropfen.

Südamerikanische Colpachi-Rinde: als Auszug in der Apotheke erhältlich unter dem Namen Sucontral von der Fa. Curarina.

Zur Blutzuckersenkung sowie zur Anregung der Insulinproduktion trinkt man in Südamerika einen Tee aus ungerösteten Kaffeebohnen, die man kurz aufkocht und ziehen läßt.

Flüssige Bierhefe wirkt ebenfalls blutzuckersenkend.

Weitere wichtige Lebensmittel für den Diabetiker sind: Weizen- und Gerstenkeime, Bucheckern (Samen der Buche), Gemüsebohnen (Busch- oder Stangenbohnen), Brennessel (Blätter und Samen), Löwenzahn (Wurzel, Blätter und Blüte), Wegerich (Blatt und Wurzel), Melde, Kapuzinerkresse, Brunnenkresse, Quecke, Meerrettich, Wacholderbeeren. Brokkoli, Melonen, Chicoreé, Kürbis, Heidelbeeren, schwarze Johannisbeeren, Preißelbeeren, Holunder, Feigen, Blütenpollen.

Leinsamen: langsam zu einem dicken Brei kochen und 3mal täglich vor dem Essen einen Eßlöffel.

Kalmuswurzel: über Nacht einen Teelöffel auf $^3/_4$ Tasse kaltes Wasser ansetzen, morgens abseihen, mit der gleichen Menge frischem Wasser aufkochen. Nach Abkühlung auf Handwärme wird der Kaltextrakt mit dem gekochten Auszug vermischt, *vor* und *nach* jeder Mahlzeit einen Schluck trinken.

Neben den Einzeltees empfehle ich folgende Teemischung: Nelkenwurz, Heidelbeer-, Brombeer-, Brennessel-, Löwenzahn-, Rosmarinblätter, Blätter des goldenen Fingerkrauts und Geißrauteblätter, Bockshornkleesamen, Bohnenschalen, Weißdornblätter und Weißdornblüten.

Durchfall

ist immer eine Abwehrreaktion des Körpers gegen allerlei Stoffwechselgifte, Bakterien und Viren, daher sollte man den Organismus am Anfang mit einem Glaubersalztrunk (Erwachsene nehmen 40 g auf $^3/_4$ Liter warmes Wasser) oder 2 Eßlöffel Rizinusöl unterstützen.

Ab sofort ißt man nur noch reife, ungespritzte Äpfel. Auf drei Mahlzeiten verteilt, jeweils 2 bis 4, bei Verlangen auch mehr; Kinder kann man öfters über den Tag verteilt Äpfel essen lassen. Sie sollten mit der Schale und dem Kerngehäuse gegessen werden, dabei jeden Bissen gut und langsam kauen, bis er flüssig ist und dann »trinken«. Für sehr Geschwächte reibt man die Äpfel samt der Schale auf einer Glasreibe. Außer Äpfeln sollte nichts gegessen werden. Dazu nur Wasser, Apfelschalentee oder folgende Teemischung schluckweise über den Tag verteilt trinken:

Pfefferminze, Kamille, Wermut, Schafgarbe, Brombeer- und Himbeerblätter.

Meistens beruhigt sich damit der Darm innerhalb eines Tages, maximal in drei Tagen. Danach ist es empfehlenswert, noch einige Tage Äpfel zu essen, 2 bis 3 rohe oder gedünstete Möhren und Gerstenbrei dazu: Dinkel, Gerste, Buchweizen, Hirse oder Hafer, eines nach dem anderen ausprobieren, dann findet man heraus, welches Getreide für die gegebene Situation das Bekömmlichste ist.

Wer die schwarzen Johannisbeeren den Äpfeln vorzieht, kann auch damit Erfolg haben: 3- bis 7mal täglich ein Glas ungesüßten, reinen Saft als einzige Nahrung. Einen Teelöffel Heilerde (Luvos innerlich) trocken einspeicheln.

Bei Durchfall wirken auch: Quitten, getrocknete Heidelbeeren und Ebereschenbeeren, öfters am Tag einige kauen.

Artischocken, Knoblauch, Koriander, Zimt, Anis, Pollen, Bohnenkrauttee stark aufgebrüht, ca. 2 bis 4 Teelöffel Kraut pro Tasse.

Drei mal täglich 1 Teelöffel Moor (Palsaneu, Neydhartinger Trinkmoor oder Iso-Meer-Löß-Moor), dazu 1 bis 2 Teelöffel Heilerde (Luvos).

Säuglingen gibt man Mandelmilch, oft wirkt sie noch besser, wenn sie mit Molke vermischt wird.

Viele verschiedene Erkrankungen können Durchfall verursachen. Wenn nicht nach ein bis zwei Tagen eine Besserung eintritt, sollte man zu einem Arzt gehen.

Erkältung

Katarrhe, Husten, Bronchitis, Bronchialasthma, Lungenentzündung, Fließschnupfen, Stirn- und Nebenhöhlenentzündung, Halsentzündung: möglichst Bettruhe und fasten, sonst siehe »Entzündungen«. Bei allen Lungenerkrankungen sollten möglichst viel Zwiebeln und Meerrettich roh verzehrt werden, aber auch als Sirup, besonders bei Husten. Auch der Spitzwegerich ist für die Lunge wichtig, als Salat oder Saft 3- bis 6mal täglich einen Tee- oder Eßlöffel voll, ebenso möglichst 3mal täglich einen Eßlöffel Spitzwegerichsamen essen, besonders bei Lungenentzündung.

Als Brustwickel im Wechsel: heiße Kartoffeln, Leinsamenbrei, Heilerde-Honig-Zinnkraut-Gemisch, Quark. Bei Husten auch an heiße Milch mit ein bis zwei Teelöffel gutem Honig denken. Quittensaft und Rosenwasser sind für die Lunge sehr gut, sowie Leinsamen- und Brennesselsamenschleim. Gemüsebohnen morgens und abends 50 bis 150 g.

Feigen mindestens 12 Stunden eingeweicht, kleingeschnitten, mit dem Wasser im Getreidebrei verrühren.

Husten- und Bronchialtee: Salbei, Malve, Lungenkraut, Ysopkraut, Schafgarben-, Hopfen-, Heidekraut-, Robinien- und Holunderblüten, Thymiankraut, Huflattich, Eibisch, Zinnkraut, Isländisch Moos, Fenchel, Süßholz, Heilziest, Königskerze, Queckenwurzel, Gundelrebe, Wacholderbeeren, Thymian, Anis, Majoran. Man kann eine große Mischung machen, aber auch einige Kräuter weglassen oder nur wenige mischen. Auch Alantwurzeltee morgens und abends eine Tasse mit ein bis zwei Teelöffel Waldhonig ist auswurffördernd.

Bei allen Erkältungen viel Zitrone, Zwiebel und Meerrettich. Linden- und Holunderblütentee zum Schweißtreiben. Brombeersaft. Bei Stirn- und Nebenhöhlenentzündungen viel Meerrettich essen, diesen lange im Mund lassen, damit er »durchzieht«, ebenso die Zwiebel, damit die ätherischen Schwefelöle in die letzten Winkel gelangen. Auch Dost (Origano) ist besonders gut. Ingwerwurzel kauen.

Äußerlich Bockshornkleesamen-Auflagen im Wechsel mit Heilerde-Honig-Zinnkraut-Gemisch und Quark.

Halsentzündung

Gurgeln mit Zitronensaft, Salbei-, Ysopkrauttee oder mit dem weit milderen Himbeer- und Brombeerblättertee, zu gleichen Teilen gemischt, auch Holunderblütentee. Heilerde gurgeln und essen. Halswickel mit Heilerde-Honig-Zinnkraut-Gemisch im Wechsel mit Quark.

Möglichst fasten, ansonsten siehe »Entzündungen.«

Entzündungen

Äußerlich: Wirsingkohlblätter, Heilerde-Zinnkraut-Honig-Gemisch, Wegerichblätter, Quark, Sauerkrautsaft, Beinwellwurzel und -blätter, Zwiebelsaft.

Allgemein: Bettruhe, möglichst fasten. Rote Beete-, Möhren-Sellerie-Apfel-Saftmischung schluckweise über den Tag verteilt trinken. Rote, schwarze Johannisbeeren, Brombeeren, Schlehen, Sanddorn, Aprikosen, Eberesche, Holunder, Himbeeren, Quitten. Täglich 3 bis 12 frisch gepreßte Zitronen.

Knoblauch, Zwiebel, Meerrettich, Rettich, Kapuziner- und Brunnenkresse, Fenchel, Schwarzwurzel, Kohl, Sauerkraut, Brennessel, Melde, Mangold, gemischt oder einzeln als Gemüse, Spinat, Gemüsebohnen, Kürbis, Dinkel, Gerste, Hirse. Täglich 1 bis 2 Teelöffel Heilerde (Luvos innerlich), trocken einspeicheln.

Rosenwasser, Gerstenwasser.

Tee: Kamille, Bärlapp, Zinnkraut, Ringelblume, Schafgarbe, Salbei, Malve, Wegerich, Arnika, Beinwell (Wallwurz), Johanniskraut, Holunderblüten.

Propolis, wie er aus dem Bienenstock kommt, kauen, oder in Kapsel- oder Tropfenform.

Erschöpfung

Ruhe, täglich um 21 Uhr schlafen gehen, täglich eine Stunde Mittagsschlaf. Langsam und wenig essen. Berberitzen- und

Hagebuttensaft mit gesonntem Wasser vermischt, schluckweise über den Tag trinken. Schlehen, schwarze Johannisbeeren, Brombeeren, Himbeeren, Erdbeeren, Holunder, Aprikosen, süße Birnen und Äpfel.

Rote Beete, Möhren, Fenchel, Schwarzwurzel, Mangold, Brennessel, Melde, Spinat, gemischt oder einzeln als Gemüse. Sauerkraut. Gerstenwasser, Linsen. Olivenöl.

Hafer, Hirse, Dinkel, Gerste, Quinoa, Amaranth, einzeln als Brei. Honig, Ahornsirup, Ursüße. Blütenpollen, Geleé Royal. Rosenblütenwasser einen Tag und eine Nacht im Freien ansetzen und schluckweise über den Tag trinken.

Gewürze und Tees: Pfefferminze, Benediktenwurz, Nelkenwurz, Beifuß, Weißdorn, Majoran, Rosmarin, Basilikum, Cayennepfeffer, Dill, Bohnenkraut, Holunderblüten, Tausendgüldenkraut, Wermut, Ehrenpreis, Lavendel, Angelika, Safran.

Wal-, Cashew- und Paranüsse, Mandeln, Sesam, Pinien-, Sonnenblumen- und Kürbiskerne. Dazu auch die Ernährung, die unter Nervenleiden angegeben ist.

Fettsucht – Übergewicht

»*Gepriesen seist Du, o Allah, der mich erschuf und mir eine schöne Gestalt verlieh, der mich fett machte und gab, daß mein Fett so schön gedieh.*«

Ein Dankgebet wie dieses, einer Schönen aus einem Märchen aus Tausendundeiner Nacht, habe ich in meiner Praxis noch nie gehört, dafür die häufigen Klagen: »Alles, was ich esse, und sei es noch so wenig, wird bei mir in Fett verwandelt.«

Auch dies ist, wie der Diabetes, eine Regulationsstörung des Stoffwechsels, dessen seelische Ursachen geklärt werden sollten. Sehr häufig führt die Fettsucht zum Diabetes.

Es empfiehlt sich: möglichst zweimal im Jahr Heilfasten (14 Tage bis 4 Wochen), am besten über längere Zeit Rohkost.

Vor allem salzarm bis salzlos essen, da Fettsucht auch eine Regulationsstörung des Wasserhaushaltes, einschließlich des Blut- und Lymphkreislaufs, darstellt. Fast jede Zelle leidet an gestautem Wasser. Ebenfalls sollten Zucker und Süßigkeiten der herkömmlichen Art streng gemieden werden.

Die Hauptnahrung sollte eine gute Beatmung der Zellen sein. Fülle die Zellen mit Luft anstatt mit Fett und Wasser.

Als nächstes die richtigen Getränke:

Zitronenkur: 7 bis 40 frischgepreßte Zitronen (so viele, wie man verträgt); Saft mit warmem Wasser, über den Tag trinken. Die Zitronen sollten nicht »gewachst« sein.

Säfte mit Wasser vermischt: schwarze Johannisbeere, Schlehen, Sanddorn, Apfel und Trauben. Artischockensaft 3mal tägl. einen Eßl., Sauerkrautsaft. Kanne Brottrunk 3mal tägl. ein Gläschen, flüssige Bierhefe 1- bis 3mal tägl., Molke. Getrocknete Pflaumen über Nacht in Wasser einweichen, morgens abseihen und tagsüber trinken.

Heilkräutertees einzeln oder gemischt: Brennessel, Löwenzahn, Zinnkraut, Birkenblätter, Malve, Erdrauchkraut, Faulbaumrinde, Blasentang, Wacholderbeeren, Pfefferminze, Himbeer- und Brombeerblätter, Bohnenschalen, Ringel- und Kornblumen, Lindenblüten. Wermut, Salbei und Rosmarin.

Das Gemüse roh oder gedünstet sollte als feste Nahrung an erster Stelle stehen: Weiß- und Grünkohl, Sauerkraut, Möhren, rote Beete, Rettich, Meerrettich, Zwiebeln, Knoblauch, Schwarzwurzel, Spargel, Gurken, Sellerie, Löwenzahn-, Petersilie- und Wegerichwurzel, Topinambur, Fenchel, Paprika, Kürbis, Zucchini, bei Bedarf auch Pilze. Grünsalate, dazu Löwenzahn, Brennessel, Schafgarbe, Wegerich, Brunnen- oder Kapuzinerkresse, Petersilie. Auch Gurkensalate und junges Weizengras sind besonders empfehlenswert.

Getreide: Reis, Hirse, Dinkel.

Bei Bedarf drei Walnüsse, zwölf Haselnüsse und zwei Mandeln am Tag.

Distel-, Oliven-, Sonnenblumen- und Leinsamenöl im Wechsel.

Obst: Äpfel, Aprikosen, Pfirsiche, Trauben, Orangen, Birnen.

Milchprodukte: Molke, Joghurt, Buttermilch, Sauermilch, Magerquark.

Ein bis drei rohe Topinamburknollen am Tag dämpfen auf natürliche Weise das Hungergefühl und wirken heilsam auf den gesamten Stoffwechsel, wichtig: besonders gut kauen und einspeicheln (auch als Extrakt in der Apotheke erhältlich: Helianthus comp. von der Fa. Plantina, 3mal tägl. 10 bis 15 Tropfen oder 3 bis 4 Tabletten).

Einmal wöchentlich einen Fastentag einlegen, am besten nur Wasser trinken, falls dies nicht geht: Tee, Gerstenwasser, Obst-, Gemüsesäfte, Kanne-Brottrunk, Sauerkrautsaft oder Molke. Jeden Monat eine drei- bis siebentägige Kur einlegen, im Wechsel:

Apfel-Tage

1 bis 1 $^1/_2$ kg Äpfel auf drei Mahlzeiten verteilt. Bei Bedarf rohe Möhren und/oder rohes Sauerkraut dazu. Das gleiche kann man auch mit Birnen machen.

Reis-Tage

Falls möglich 3mal tägl. nur Vollreis, mit Kräutern gewürzt und nach dem Kochen Öl zufügen. Bei Bedarf morgens und abends Obst und mittags Gemüse dazu essen, aber jeweils nur eine Sorte, roh oder gedünstet. Kürbis, Gurken und Zucchini sind hierzu besonders empfehlenswert.

Trauben-Tage

$^1/_2$ bis 1 kg Trauben auf drei Mahlzeiten verteilt. Dazwischen noch 1 bis 2 Gläser Traubensaft.

Sauerkraut-Tage

$^1/_2$ bis 1 kg rohes Sauerkraut auf drei Mahlzeiten verteilt. Dazu feingeschnittene, rohe Zwiebeln und Knoblauch, reichlich gerebeltes Basilikum und viel Leinöl. Bei Bedarf anderes Öl. Wenn es unbedingt sein muß, kann man etwas Magerquark mit Kräutern und Leinöl dazu essen.

Molke-Tage

1 bis 1 $^1/_2$ Liter Molke (Kurmolke) pur oder mit Wasser verdünnt über den Tag verteilt trinken. Bei Bedarf dazwischen löffelweise Säfte von Schlehen, Sanddorn, Aprikose, Pfirsich, Apfel, Birne, Artischocke, Brennessel, Löwenzahn, Wegerich.

Gerstenwasser-Tage

100 g Gerste mit 2 Liter Wasser 1 1/2 Std. langsam kochen, gegen Ende der Kochzeit Zitronenschalen hineinreiben und nur noch ca. 10 Minuten mitkochen. Am Schluß Saft von 1 bis 2 frischgepreßten Zitronen dazugeben und bei Bedarf mit 1 bis 2 Eßl. Birnendicksaft oder Ahornsirup ganz leicht süßen. Über den Tag verteilt trinken.

Zu allen Kuren sollte zwischendurch auch Wasser schluckweise getrunken werden, bei Bedarf auch Kräutertees und Säfte.

Fieber

ist eine natürliche Abwehrreaktion (Verbrennung) des Organismus gegen schädliche Viren, Bakterien sowie andere krankhafte Zustände. Das Fieber ist eine wichtige Heilmaßnahme der Natur. Zu schwaches Fieber heizt man an mit ansteigenden Fuß- oder Halbbädern, Schwitzpackungen und Lindenblütentee. Hohes Fieber leitet man sinnvoll aus mit kühlen Wickeln, Waschungen und Klistieren. Ableitung auf den Darm mit Glaubersalz, Karlsbadersalz oder F. X.-Passage-Salz.

Bettruhe, Tee- und Saftfasten: Zitronen, Schlehen, Preiselbeeren, Berberitze, schwarze Johannisbeeren, Holunder, Quitten, Sanddorn, Wassermelone, Aprikose.

Tee: Löwenzahn, Schafgarbe, Heidekraut, Tausendgüldenkraut, Malve, Brennessel. Basilikum-Tee (kalt) stündlich einen Schluck.

Kanne-Brottrunk, Sauerkrautsaft.

Gemüsesäfte: rote Beete, Möhren, Sellerie-Apfel-Gemisch, Gerstenwasser.

Frauenleiden

(Menstruationsstörungen, klimakterische Beschwerden)

Rohkost, grüne Salate, rote Beete, Möhren, Sellerie, Meerrettich, Knoblauch, Zwiebel, Fenchel, Paprika (besonders im Klimakterium).

Obst: vor allem Äpfel, Birnen und Trauben.

Buchweizen, Hirse, Reis.

Wal- und Haselnüsse, Sesam, Pinien- und Sonnenblumenkerne. Blütenpollen, Geleé Royal, Honig, Feigen.

Menstruationsfördernd: Wasserdost, Eberwurz und -blüten, Beifuß, Rosmarin, Andorn, Anis, Aloe, Brennessel, Thymian, Tausendgüldenkraut, Wacholder, Raute, Senf, Buchweizen.

Schmerzhafte Menstruation: Thymian, Kamille und Quendel zu gleichen Teilen gemischt, über den Tag trinken. Falls diese drei allein nicht helfen, zusätzlich Johanniskraut, Melisse, Gänsefingerkraut, Schafgarbe, Frauenmantel. Diese fünf sind indiziert bei Menstruationskrämpfen, als Tee schluckweise über den Tag trinken und Gänsefingerkraut-Tee zusätzlich als Kompresse auf den Unterleib legen.

Zu starke Blutungen: Hirtentäschel, Zinnkraut, Blutwurz, Pimpernelle, Schafgarbe, Wallwurz (Beinwell).

Allgemein: Melisse, Lavendel, Mistel, Ringelblume, Johanniskraut, Frauenmantel, Schafgarbe, Thymian, Ysop, Nelkenwurz.

Sitzbäder mit Schafgarbe, Zinnkraut, Frauenmantel.

Eierstockentzündungen (Adnexitis): siehe unter »Entzündungen«.

Gallenblasenentzündung: siehe »Leber-Galle-Leiden«.

Gallensteine

Neigung zur Steinbildung allgemein, auch Hagel- und Gerstenkörner am Lidrand

Allgemein: siehe Nieren-, Blasensteine. Zusätzlich Tee: Schöllkraut, Benediktenkraut, Wegwarte (Zichorie), Hagebutten, Hopfenblüten, Ysopkraut, Mariendistelkraut, Melisse, Löwenzahn, Pfefferminze.

Berberitzensaft 3mal täglich ein Gläschen.

Rettich sollte besonders viel gegessen werden, auch als Swarzrettichsaft 3- bis 6mal täglich 1 bis 3 Eßlöffel.

Chicoreé und Artischocke täglich essen.

Heiße Leberkompresse (siehe »Fastenbuch«).

Zur Austreibung kleiner Steine und von Grieß: Kalmus-, Eberwurz-, Rhabarber-, Zichorien-, Löwenzahn- und Engelwurzel, dazu Kümmel, werden zerstoßen, wenn sie frisch sind, und über Nacht mit Wasser angesetzt (man kann auch getrocknete

Wurzeln nehmen). Morgens abseihen, nochmals Wasser zu den Wurzeln geben und aufkochen. Mit diesem Absud Pfefferminz- und Brennesselblätter überbrühen, ziehen lassen. Nach Abküh- lung bis auf Handwärme mit dem Kaltauszug vermischen und schluckweise über den Tag trinken. Dazu alle zwei Stunden einen Eßlöffel Olivenöl einnehmen.

Auch folgendes Rezept hat sich zur Gallenreinigung bewährt: ca. 50 bis 60 g Teufelskrallewurzel und 3 bis 5 g Efeublätter über Nacht in einer Flasche Weißwein (0,7 l) ansetzen. Morgens verkochen, bis ein Glas voll übrigbleibt. Dieses abseihen und schluckweise über den Tag bis spätestens 17 Uhr trinken. Dazu ca. 1 bis 1 $\frac{1}{2}$ Liter der ersten Teemischung mit Schöllkraut usw. schluckweise trinken und nichts essen. Um ca. 17.30 Uhr soviel Olivenöl wie möglich trinken (maximal 0,7 Liter). Nach ca. $\frac{1}{2}$ Stunde mit einer heißen Leberkompresse auf die linke Seite legen, dabei den Oberkörper etwas tiefer lagern, am besten 10 cm hohe Klötze am Fußende unter das Bett legen.

Nach ca. einer weiteren $\frac{1}{2}$ Stunde, Bett wieder in normale Position bringen, Leberkompresse erneuern.

Geschwüre (innerliche und äußerliche)

Abszesse

Möhren, rote Beete, Sellerie, Meerrettich, Zwiebel, Knob- lauch, Sauerkraut, Gemüsebohnen.

Heidelbeeren, Melonen. 6 bis 40 Zitronen am Tag.

Möglichst viel Heilerde essen, 1- bis 3mal täglich einen Teelöffel voll, bei Verstopfung weniger.

Äußerliche Auflagen mit Heilerde-Zinnkraut-Honig-Ge- misch, Quark, Leinsamenbrei, Ringelblumentee, Beinwellwur- zeln und -blätterbrei (Kytta-Plasma aus der Apotheke).

Tee: wie bei Entzündungen, dazu morgens und abends eine Tasse Leinsamentee.

Kalmuswurzeln kauen. Klettenwurzel über Nacht ansetzen, morgens abseihen, die Wurzeln mit neuem Wasser aufkochen, beides zusammen schluckweise über den Tag trinken. Angeli- ka-Wurzeltee einzeln oder mit der Klettenwurzel.

Haarausfall

Fasten. Rohkost. Viel grüne Salate und Wildkräuter, besonders Brennessel und Wegerich.

Gemüsebohnen, Erbsen, Möhren, Sojabohnen (auch als Keimlinge), Blumenkohl, Brennesselblätter und -samen, Getreide, Trockenhefe und Nüsse enthalten besonders viel Panthensäure, die angeblich für das Wachstum der Haare so wichtig ist.

Mindestens 3mal wöchentlich Hirse essen. Gerste, Dinkel, Hafer, Buchweizen. Täglich 6 bis 18 frisch gepreßte Zitronen und 1 bis 2 rohe Zwiebeln. Täglich Heidelbeeren essen oder-saft löffeln.

Als Tinktur abwechselnd oder zum Teil gemischt täglich in die Kopfhaut einmassieren: Klettenwurzel, Brennesselblätter, -wurzeln, und -samen, Birkenblätter, Zinnkraut, Kalmuswurzel.

Olivenöl, Zwiebelsaft, Knoblauchsaft, Zitronensaft einzeln oder alle vier gemischt, 2 bis 4 Wochen lang jeden Abend Kopfhaut kräftig einmassieren, Stoffmütze aufsetzen und über Nacht wirken lassen.

Diese Kur hat in Verbindung mit Rohkost und einer Zitronenkur schon verblüffende Erfolge gezeigt.

Weiteres siehe »Hauterkrankungen«.

Hauterkrankungen

Hautausschläge, Akne, Schuppenflechte, Neurodermitis

Fastenkuren und lange Rohkostperioden haben eine sehr günstige Wirkung auf die Haut. Möglichst kochsalzfreie Kost. Täglich reichlich grüne Salate und Wildkräuter, besonders Brennessel, Löwenzahn, Wegerich, Schafgarbe, Brunnenkresse, 3mal täglich einen Büschel Petersilie.

Möhren, Gurken, Gemüsebohnen, Spargel, Schwarzwurzel, Meerrettich, Zwiebel, Knoblauch, Spinat, Melde, Mangold, Sojabohnen (auch als Keimlinge).

Den Blütenboden der Eberwurz kann man wie Artischocken essen, auch die Wurzel als Gemüse.

Obstkuren: besonders Apfel- und Weintraubenkuren.

Obst und Obstsäfte: Äpfel, Weintrauben, Aprikosen, Birnen.

Wildfrüchte: Hagebutten, Schlehen, Quitten, Heidelbeeren, Holunder, Brombeeren, Himbeeren.

Hirse, Gerste, Dinkel, Buchweizen.

Speiseöle: Erdnuß-, Oliven-, Sonnenblumen-, Walnuß-, Leinsamen-, Weizenkeimöl.

Pinien-, Sonnenblumen- und Kürbiskerne, Weizenkeime, Mandeln, Walnüsse.

Flüssige Bierhefe und Hefeflocken. Zuckerrohr-Melasse, Ursüße, Honig.

Tees und Gewürze:

Stiefmütterchen, Veilchen, Brennessel, Klette, Eberwurzwurzel und -blüte, Gujakholz, Sassafraholz, Süßholz, Ehrenpreis, Hauhechelwurzel, Bärlapp, Löwenzahn, Labkraut, Arnika, Kamille, Kreuzdornblüten, Salbei, Wasserdost, Kerbel, Gundelrebe, Basilikum, Majoran, Rosmarin, Senf.

Propolis, Blütenpollen, Geleé Royal. Klettenwurzel-Wasser-Tinktur und Salbe zur äußerlichen Anwendung.

Infektionskrankheiten

Das Eindringen von krankheitserregenden Keimen in den Organismus bezeichnet man als Infektion. Der Körper wehrt sich dagegen mit Entzündung, gesteigerten Ausscheidungen und wenn nötig auch mit Fieber.

Bettruhe und alle entsprechenden physikalischen Maßnahmen. Je nach Kräftezustand und innerem Bedarf: Fasten. Nach Möglichkeit die »Antibiotica« der Natur hochdosiert einsetzen; täglich: 6 bis 40 frischgepreßte Zitronen, 2 bis 5 frische Knoblauchzehen, 1 bis 3 rohe Zwiebeln, 20 bis 80 g Meerrettich, soviel Kapuziner- und Brunnenkresse wie möglich.

Rote-Beete-Möhren-Sellerie-Apfelsaft-Gemisch (möglichst frisch) schluckweise über den Tag trinken. Rohes Sauerkraut, Brennessel, Wegerich, Löwenzahn und Schafgarbe frisch als Salat, auch als Tee. Wirsingkohl, Grünkohl, Brokkoli, Schwarzwurzel, Rettich. Melde, Mangold, Spinat, Brennessel als Gemüse.

Dinkel, Gerste, Hafer, Weizen, Hirse und Haferflocken (trocken) kauen.

Ein bis drei Teelöffel Heilerde (Luvos innerlich) über den Tag verteilt (trocken) einspeicheln. Sollte es dadurch zu Stuhlverstopfung kommen, muß man die Menge reduzieren. Tee-Empfehlung, wie bei Fieber.

Alle ansteckenden Infektionskrankheiten müssen beim zuständigen Gesundheitsamt gemeldet werden.

Krebs und AIDS

Bei diesen schweren Erkrankungen sollte die Ernährung besonders sorgfältig nach den Grundsätzen dieses Buches individuell ausgewählt werden.

Dabei solltest Du intensiv die Verbindung zum eigenen inneren Leibarzt suchen, denn nur er kann Dir mitteilen, welches Lebens-Heilmittel gerade am dringendsten gebraucht wird. Solange diese Information noch nicht wahrgenommen wird, kannst Du Dich nach den folgenden Empfehlungen ernähren.

Die Lebens- und Heilmittel sollten so frisch und so rein wie nur möglich sein. Eine reine, vegetarische Vollwertkost ist in der Regel, wenigstens für die ersten drei bis sechs Monate, das beste.

Einige wichtige Regeln:

Je naturnaher der Zustand der Lebensmittel beim Verzehr ist, desto hochwertiger ist die Kraft, die sie uns vermitteln.

In der Rohkost sind die höchsten Heil- und Lebenskräfte, die Frage ist nur, ob wir die Kraft haben, sie aufzuschließen.

Der Koch- oder Dünstprozeß sollte beendet werden, wenn die Farbe der Gemüse am intensivsten ist. Nie etwas verkochen, bis es blaß ist. Nur lebendige oder möglichst lebensnahe Substanzen können Körper und Seele beleben.

Nie rohes und gekochtes Gemüse in einer Mahlzeit mischen!

Nie rohes Gemüse und Obst zusammen essen! Ausnahme sind baumreife Äpfel zu Sellerie, Möhren oder Rote-Beete-Salat oder -Saft.

Nie Getreide und Kartoffeln zusammen essen!

Nie unreif geerntetes Obst essen, also nur am Baum oder am Strauch gereiftes.

316

Möglichst keine Südfrüchte, außer frisch gepreßten Zitronensaft.

Möglichst alles aus biologischem Anbau, also ohne Kunstdünger und giftige Spritzmittel. Am besten direkt beim Bio-Bauern oder -Gärtner holen. Noch besser aus eigenem Anbau.

Die Ernährung sollte überwiegend basisch (alkalisch) sein:

Alkalisch reagieren alle Gemüsearten, alles Grüne, Zwiebeln, Edelkastanien, Topinambur, Kartoffeln, Weizenkeime und Weizenkleie.

Säurebildend wirken Fleisch, alle Tierfette, gehärtete Pflanzenfette, raffinierte Öle, Weiß- und Mischbrot, Weißmehlkuchen und -gebäck, weißer Zucker, Kochsalz, Hülsenfrüchte, Rhabarber und manche saure Früchte sowie alles unreif geerntete Obst.

Mit Ausnahme von Hülsenfrüchten sollte dies *alles* gemieden werden; wobei zu Fleisch *alle* Fleischsorten und Fleischprodukte zählen (auch Wurstwaren, Schinken, Geflügel und Fisch).

Alle übrigen Nahrungsmittel bewegen sich dazwischen.

Das Getreidekorn entwickelt, im Rohzustand gegessen, ca. 60 % Basen, durch Kochen vermindert sich dieser Wert.

Außer den obenbeschriebenen, säurebildenden Nahrungsmitteln sind *streng* zu meiden: Kaffee, alkoholische Getränke, schwarzer Tee, Nikotin, gezuckerte Säfte, Limo, Coca-Cola, Eier, Schokolade, Pralinen usw.

Durch den Verzehr tierischer Eiweiße kann bei Menschen mit geschwächter Verdauungskraft eine sehr gefährliche, giftige Eiweißfäulnis (Leichengifte) im Darm entstehen. Diese ist für einen Krebs- oder AIDS-Kranken besonders schädlich. Daher sollten in der Regel alle tierischen Eiweiße gemieden werden, mit Ausnahme der milchsauren Produkte wie Sauer- und Buttermilch, Molke, Sanoghurt, Bioghurt und Quark, dabei auf rechtsdrehende Milchsäure achten, sie ist sehr wichtig in der Krebs- und AIDS-Therapie. Das milchsauer eingemachte Gemüse ist daher sehr empfehlenswert, besonders milchsaures Sauerkraut.

Bei Verlangen nach Butter und roher Vollmilch sollte man sie auch verzehren. Die Milch *mit* einem Löffel *essen,* d.h. gut einspeicheln. Außer Quark alle anderen Käsesorten meiden.

Möglichst wenig Kartoffeln essen. Die Hauptnahrung sollte zum einen Getreide mit Rohkost und zum anderen mit gedünstetem Gemüse sein. Getreidebrei ist besonders morgens und abends zu empfehlen.

Der Organismus des Krebskranken braucht viel Energie im Kampf gegen die Millionen Krebszellen.

Die Verdauungsarbeit braucht aber auch sehr viel Energie, besonders wenn eine Mahlzeit verschiedene Bestandteile enthält. Je gemischter die Kost, um so schwerer ist es für den Organismus, die einzelnen Stoffe körpergerecht umzubauen und aufzunehmen.

Dazu kommt noch, daß die meisten Krebs- und AIDS-Kranken, je nach Stadium, leicht bis sehr geschwächt sind.

Das bedeutet, daß die Ernährung einerseits so *einfach*, andererseits so *hochwertig* wie nur möglich sein sollte.

Das heißt, zu einer Mahlzeit wird nur *eine* Getreideart und *eine* Gemüseart oder ein Salat gereicht.

Ein Beispiel: Vorgeweichten Dinkel oder Hirse in Wasser kurz aufkochen und bei geringster Hitze nachquellen lassen, bis die Körnchen weich sind, aber nicht breiig und zerkocht; *leicht* würzen mit ganz wenig Meersalz oder Frugola, dazu Koriander und Fenchel oder nur Dill. Als Gemüse Lauch mit allen grünen Teilen, zerschnitten und leicht gedünstet. Die Gemüse dürfen nie zerkocht werden, sie müssen immer noch frisch in der Farbe sein und knackig schmecken.

Salate

»Auf dem grünen Blatt beruht alles Leben auf Erden.« Diesen berühmten Satz sollten sich Krebs- und AIDS-Kranke besonders zu Herzen nehmen und täglich reichlich frische Blattsalate und Wildkräuter wie Brennessel, Löwenzahn, Schafgarbe, Spitz- und Breitwegerich essen. Auch frisches, junges Weizengras sollte täglich gekaut werden (siehe dazu Kapitel »Weizengras«).

Alle grünen Salate und Wildkräuter haben hohe Schutz- und Heilkräfte, besonders wenn die Kräuter aus der freien Natur und die Salate von einem naturgemäß bewirtschafteten Garten stammen. Mindestens einmal am Tag ist ein Teller voll davon notwendig, besser noch zweimal: mittags und abends.

Auch Keime und Sprossen sind sehr empfehlenswert (siehe das entsprechende Kapitel).

Gemüse

Rote Beete, Möhren, Pastinaken, Sellerie, Rettich, Meerrettich, Schwarzwurzeln, Löwenzahnwurzel, Petersilienwurzel, Zwiebeln, Grünkohl, Brokkoli, Wirsingkohl, Lauch, Kürbis, Fenchel, Sojabohnen (auch blanchierte Keime), Kichererbsen, Paprika, Sauerkraut. Brennessel, Mangold und Melde können einzeln, aber auch gemischt mit Zwiebeln gedünstet werden.

Rote Beete sollte täglich roh, als Saft oder Salat gegessen werden, aber nur kleine Mengen, damit man ihrer nicht überdrüssig wird. Ein Rote-Beete-Salat mit etwas Apfel und Zwiebeln und viel Sonnenblumenöl, gewürzt mit einer Spur Meersalz und gemahlenem Kümmel, ist sehr lecker, dazu Hirse oder Buchweizen, da läuft mir jetzt schon das Wasser im Mund zusammen. Auch am Abend schmeckt eine im Römertopf ganz gedünstete rote Beete mit etwas Magerquark, angemacht mit Kümmel, Leinöl, Zwiebeln, Meersalz, sehr fein, dazu etwas Vollkornbrot. Halte einmal eine dünne, frisch geschnittene, ganze Scheibe einer guten biologischen roten Beete gegen das Licht und Du wirst vielleicht verstehen, warum sie schon vor 2000 Jahren als tumorwachstumshemmendes Mittel galt.

Das beste wäre natürlich eine Gemüse-Saft-Kur nach Breuß, wie sie in meinem Fastenbuch beschrieben ist. Damit hat schon mancher seinen Krebs überwunden. Sollte ich mal Krebs bekommen, so wäre diese Saftkur aus täglich frisch gepreßten Gemüsesäften mein erster therapeutischer Schritt.

Brokkoli und Grünkohl haben ähnliche Kräfte, die dem Tumor entgegenwirken, daher sollten sie auch so oft wie möglich gegessen werden. Auch Knoblauch wirkt u.a. tumorwachstumshemmend, täglich 1 bis 6 Zehen essen, möglichst 1 – 2 rohe Zwiebeln dazu. Damit diese Heilkräfte sich richtig entfalten können, ist es wichtig, gut und lange zu kauen und einzuspeicheln.

Obst

Apfel, Birne, Pfirsich, Aprikose, Weintrauben. Im Drei-Tage-Wechsel eine Sorte essen, dazu ebenfalls im gleichen Rhythmus jeweils eine der folgenden Beerensäfte: Schlehen, schwarze Johannisbeeren, Hagebutten, Holunder, Eberesche, rote Weintrauben. 1–3 x täglich ein Gläschen mit Wasser verdünnt trinken.

Trockenobst kann auch gegessen werden, besonders eingeweichte Feigen (12 Stunden lang) zum Frühstücksbrei.

Mit Zitronenkuren habe ich bei manchen Krebspatienten sehr gute Erfahrungen gemacht. Diese Patienten haben täglich den frischgepreßten Saft von 20 bis 60 Zitronen zu sich genommen, einer ging noch weit darüber hinaus. Dies kann man nur selbst ausprobieren, indem man mit einer Zitrone am Tag beginnt, jeden Tag um eine steigert, bis zu stündlich einer Zitrone. Fühlt man sich dabei wohl, kann man versuchen, stündlich zwei Zitronen zu nehmen. Sie sollten jeweils kurz vor dem Trinken frisch gepreßt werden. Es ist sehr wichtig darauf zu achten, daß die Schalen nicht »gewachst«, d.h. chemisch behandelt sind, denn diese Stoffe dringen in die Zitrone ein und sind besonders für den Krebs- und AIDS-Kranken sehr schädlich. Zu den Zitronen können auch Pampelmusen genommen werden; Orangen wirken viel schwächer.

Fette

Der Krebs- und AIDS-Patient sollte auf eine reichliche Zufuhr hochungesättigter, also essentieller Fette achten, da diese unentbehrlich für die Bildung von Zellatmungsfermenten sind. Ein Mangel dieser Fermente zwingt die Zelle zur Umstellung vom Atmungsstoffwechsel zum Gärungsstoffwechsel, dann haben wir die Krebszelle.

Eine weitere wesentliche Funktion haben die Fette als Wärmelieferanten.

Atmung und Wärme haben Schlüsselfunktionen bei jedem Heilprozeß, insbesondere bei Krebs und AIDS. Atmung und Wärme kennzeichnen das Leben.

Die wichtigsten Fettquellen sind Wal-, Erd- und Paranüsse, Mandeln, Sonnenblumen-, Pinien- und Kürbiskerne. Möglichst immer nur eine Sorte am Tag essen.

Besonders empfehlenswert sind folgende kaltgepreßten und naturbelassenen Pflanzenöle: Sonnenblumen-, Lein-, Oliven-, Distel-, Mais- und Sesamöl; auch Walnuß- und Kürbiskernöl sowie Nachtkerzenöl in Kapseln.

Diese Heilkost sollte je nach Bedarf ölreich sein, mindestens sechs Teelöffel am Tag und möglichst pro Tag nur eine Ölart, mit Ausnahme der Nachtkerzenölkapseln, die man dazu nehmen kann.

Das Öl sollte keinesfalls über 50° C erhitzt werden, am besten immer erst nach dem Koch- oder Dünstprozeß dazu geben. Gebratenes sollte ja sowieso vermieden werden. Wen es ausnahmsweise einmal nach Soja- oder Getreidebratlingen gelüstet, kann sich die Freude schon mal leisten, allein die Freude daran wiegt alles auf, aber es sollte wirklich eine Ausnahme bleiben.

Wer Verlangen nach Butter hat, sollte diese auch essen.

Wer Margarine als Streichfett benutzen möchte, sollte diese nur im Reformhaus und im Naturkostladen kaufen.

Das Getreide

Unter den Getreidearten muß ich den Dinkel ganz besonders hervorheben und aufs wärmste empfehlen. Von allen Pflanzen scheint sein Eiweißmolekularaufbau dem des Menschen am nächsten zu kommen. Daher leistet der Dinkel eine ganz besondere Hilfe bei der Regenerierung kranker und schwacher Zellen. Dazu kommt noch, daß er zwar äußerlich hart erscheint, aber trotzdem stark wasserlöslich ist, was besonders den Gebieten in unserem Körper zugute kommt, die nur durch kleinste Blutgefäße versorgt werden. Hier werden hochwertige und leicht resorbierbare Nährstoffe dringend gebraucht. Dies gilt ganz besonders für Leukämie-Kranke, bei denen das Knochenmark die richtige Heilnahrung braucht. Die hohe Wasserlöslichkeit des reifen Dinkelkorns kommt auch den geschwächten Kranken zugute. Man gibt ihnen weichgekochte, ganze Dinkelkörner mit Pflanzenöl und einer Prise Meersalz. Die weichen Körner können sogar ganz geschluckt werden, der Organismus holt sich aus dem ganzen Dinkelkorn, was er braucht. Die Vorzüge dieses kleinen Wunderkorns aus Gottes reicher Schöpfung würden ganze Seiten füllen, nur noch eines sei gesagt: der Dinkel gibt auch sehr viel Wärme. Jeder Krebskranke sollte ihn *täglich* essen.

Das Dinkel- und das Grahambrot (Reformhaus oder Naturkostladen) ist das leicht verdaulichste Brot, Roggenbrot ist am schwersten verdaulich. Wenn man das Brot aber gut kaut, bis es süß im Mund wird (Zuckerzerspaltung durch Speichelenzyme), dann kann man mit dem schwächsten Magen jedes Vollkornbrot gut verdauen.

Dr. Gottfried Hertzla, ein großer Kenner der Hildegard-von-Bingen-Medizin, schreibt in einem seiner Bücher:

»Im Falle einer Krebskrankheit würde ich mich mit einem Sack Dinkel auf eine Alm zurückziehen, um dann zu sehen, wer stärker ist, der Krebs oder der Dinkel. Soviel traue ich dem Dinkel zu, dem *ausschließlichen* Dinkelessen.«

Man sollte deshalb jedoch nicht zum Dinkel-Fanatiker werden.

Weitere wertvolle Getreidesorten sind Weizen, Roggen, Gerste, Hafer, Hirse, Buchweizen und Mais. Reis ist nicht zu empfehlen, da er das Blut kühlt, schließlich ist er ein typisch tropisches Getreide. Dinkel, Nackthafer und Hirse geben dem Körper viel Wärme, was bei Krebs sehr wichtig ist.

Das Getreide sollte nicht viel untereinander gemischt werden, außer Weizen $2/3$ und Roggen $1/3$ zum Brotbacken.

Gewürze:

Rosmarin, Petersilie, Dill, Schnittlauch, Brennessel, Kresse, Kerbel, Basilikum, Oregano, Boretsch, Bohnenkraut, Majoran, Estragon, Koriander, Kardamon, Anis, Kümmel, Fenchel, Liebstöckel, Lorbeer, Wacholderbeeren, Nelken, Muskat (nur Prise), schwarzer Pfeffer, Cayennepfeffer (Chili), Paprika, Safran, Zimt, Vanille.

Rosmarin habe ich bewußt an erster Stelle genannt, es sollte möglichst täglich genommen werden. Die weitere Reihenfolge hat keine Wertbedeutung. Es sollten nicht mehr als drei Gewürzkräuter zu einer Mahlzeit gemischt werden. Frische Kräuter sollte man den getrockneten vorziehen, dies gilt auch für die folgende Teemischung:

60 g Ringelblume, 30 g Brennessel, 20 g Rosmarinblätter und jeweils 10 g: Schafgarbe, Zinnkraut, Labkraut, Lindenblüten, Holunderblüten, Birkenblätter, Weißdorn- und Wacholderbeeren.

Täglich 1,5 Liter *schluckweise* (ca. alle 15 Min.) über den Tag trinken.

»Sempervivum« (»immer Leben«) nannten die alten Römer jene unscheinbare, kleine Pflanze, die auf alten Dächern wächst und deshalb bei uns Dachwurz oder auch Hauswurz genannt wird. Früher sagte man, wenn auf einem Dach viel Dachwurz wächst, könne der Blitz nicht einschlagen. Deshalb wurde sie auch auf Dächern und Mauern angepflanzt. Da ist etwas Wahres dran. Diese kleine Pflanze ist die irdische Manifestation eines gewaltigen Schutzgeistes, dessen Kräfte an den fast nadelförmigen Spitzen der kleinen, fleischigen Blätter spürbar ausströmen. Ich kann mir vorstellen, daß eine größere Anzahl dieser Pflanzen einen gewaltigen, energetischen Schutz bildet, den selbst der Blitz nicht durchdringen kann. Man sollte davon ein bis zwei Töpfe auf die Fensterbank im Schlafzimmer stellen.

Die Römer kannten ihre Schutz- und Heilkraft und verliehen ihr den Namen Immerleben, ihr botanischer Name ist heute noch Sempervivum tectorum. Davon nimmt man täglich 3–6 Blättchen, überbrüht sie mit kochendem Wasser, läßt sie ca. 20 Min. ziehen, trinkt den Tee schluckweise über den Tag und lutscht die Blätter ab. Man kann auch ein frisches Blatt längere Zeit in den Mund nehmen oder noch besser, die Schutzkräfte direkt von der lebenden Pflanze bewußt übernehmen.

Blütenpollen, Gelée Royal und Propolis sollten täglich verzehrt werden.

Flüssig-Hefe kann man nach Gefühl kurmäßig nehmen. Trockenhefe (Flocken) und Hefeextrakt kann man zum Würzen verwenden.

Leinsamenschleim sollte auch häufig gegessen werden.

Ernährungsbeispiel für einen Tag

Morgens gleich nach dem Aufstehen 1 Glas warmes Wasser trinken (siehe dazu Kapitel »Wasser«), möglichst mit dem Saft einer frischgepreßten Zitrone, bei Bedarf auch Basentrunk (siehe dazu das Kapitel »Säuren-Basen«). Vorher oder nachher Ölspülung (siehe dazu das entsprechende Kapitel in meinem Buch »Ganzheitliche Therapie«).

Frühstück

Dinkel oder Nackthafer frisch schroten und in heißes oder kochendes Wasser einrühren, nur kurz aufkochen lassen und sofort von der Herdplatte nehmen, etwas nachquellen lassen. Oder in kaltes Wasser einrühren, langsam erwärmen bis zum kurzen Aufkochen und ebenfalls nachquellen lassen. Möglichst 1 – 2 Teelöffel Lein- oder Sonnenblumenöl mit dem Schneebesen hineinschlagen, eine Alternative wäre Sahne. Dazu einen geriebenen oder kleingeschnittenen Apfel oder anderes reifes Obst der Jahreszeit, Nüsse. Auch über Nacht, besser noch 12 Stunden lang eingeweichte Trockenfrüchte sind empfehlenswert, das Einweichwasser gibt man zum Brei oder trinkt es mit Wasser verdünnt. Bei Bedarf Honig, Ahornsirup oder Birnendicksaft zum Süßen, zum Verfeinern eine Prise Vanillemark. Wer mag, fügt noch Joghurt oder Sauermilch dazu (besser als Sahne). Wer noch über ein starkes Verdauungsfeuer verfügt, kann auch über Nacht eingeweichtes, rohes Frischkornmüsli essen, mit den gleichen Zutaten.

Mittagessen

Hirse mit Lauchgemüse oder Dinkel mit Lauchgemüse.

Ca. 40 g Hirse in ein Sieb geben und unter heißem fließendem Wasser kurz abspülen. Die Hirse in einen Topf geben und dreimal soviel Wasser wie Hirse dazugeben. Kurz aufkochen und die Hitze sofort auf kleinste Stufe reduzieren, so daß die Hirse nur noch nachquillt. Ist alles Wasser aufgesogen und die Hirse körnig und gar, so ist sie fertig. Etwas gemahlenen Koriander und Fenchel oder getrockneten Dill oder etwas Thymian oder Herbes de Provence kann man mitkochen. Die Getreidemenge pro Person muß man mit der Zeit selbst herausfinden, ebenso die Wassermenge, je nachdem, ob man die Körner sehr knackig will oder lieber etwas weicher.

Den Lauch mit allen grünen Teilen grob schneiden und mit wenig Wasser dünsten. Etwas Muskatblüte dazu.

Eine Flasche mit kaltgepreßtem Pflanzenöl, etwas Meersalz oder Frugola sollten auf dem Tisch stehen. Hirse und Gemüse auf den Teller geben und erst jetzt einen Schuß Öl darüber geben, eine Prise Meersalz oder Frugola oder etwas Sesamsalz.

Bei Dinkel muß man die Körner ca. 6 Std. vorher einweichen und dann *mit* dem Einweichwasser kochen und nachquellen lassen.

Als Variation kann man anstatt gekochtem Gemüse grüne Blattsalate wie Endivien, Feldsalat, Kopfsalat (im Winter keinen Kopfsalat, da kommt er aus dem Treibhaus und ist evtl. nitrithaltig und gespritzt), Zuckerhut oder Chicorée zu den gekochten Körnern essen. Auch rohe Gemüsesalate wie Rote-Beete-Salat, Möhrensalat oder Selleriesalat gehen zur Abwechslung.

Abendessen

Fein geschroteten Dinkel in Wasser einrühren und unter Rühren zu einem sähmigen Brei kochen. Etwas Vanillemark oder wenig abgeriebene Schale von einer ungespritzten und ungewachsten Zitrone mitkochen. Den Brei mit Honig süßen. Dazu Apfel, Birne oder Heidelbeeren; wenn kein frisches Obst vorhanden ist, kann man auch etwas Kompott nehmen, es darf aber keinen Zucker enthalten. Zur Abwechslung Hirse-, Weizen- oder Buchweizenbrei.

Man kann abends auch eine Brotzeit mit etwas Quark und gedünsteten roten Beeten einnehmen und/oder Salat.

Der Dinkel sollte einmal am Tag seinen Platz auf der Speisekarte haben!!

Ca. $^1/_2$ Stunde vor dem Mittag- und Abendessen kann man ein kleines Glas Stutenmilch trinken (essen). Angeblich ist sie bei Krebs indiziert, ich selbst habe damit noch keine Erfahrungen gemacht.

Man kann auch einen frischen oder milchsauren Gemüsesaft (rote Beete, Möhren, Sellerie, Apfel), Molke, Kanne-Brottrunk oder den Kombucha Teepilz trinken.

Zwischen den Mahlzeiten Tee und Wasser mit etwas Wildbeeren-Saft.

Wem das Fleischessen abgeht, der kann sich mit den verschiedenen Sojaprodukten aus dem Reformhaus und dem Naturkostladen trösten. Sie schmecken fast wie Fleisch; mancher starke Fleischesser sagte mir nach der Umstellung auf Sojaprodukte, sie schmeckten besser als Fleisch. So macht jeder seine Erfahrungen.

Mit Fastenkuren habe ich auch bei diesen schweren Erkrankungen die besten Erfahrungen gemacht. Dies sollte aber nur unter der Anleitung eines Arztes oder Heilpraktikers geschehen, der Fastenerfahrungen mit Krebskranken hat. Siehe dazu auch mein Buch »Fasten und Heilfasten«, besonders das Kapitel »Fasten von Schwerkranken«.

Leber-Galle-Leiden

Unsere Leber ist das größte, vielseitigste und intelligenteste chemische Labor dieser Welt. Sie reinigt und entgiftet alle Körpersäfte. Sie ist ständig bemüht, unsere »Ernährungssünden« sowie unseren Arznei- und anderen Drogenkonsum auszugleichen. Sie ist imstande, selbst tödliches Gift in brauchbare Substanzen zu verwandeln, wenn wir ihr die seelisch-geistigen harmonischen Kräfte dazu geben.

Wenn also dieses unermüdliche Stoffwechselorgan müde wird und erkrankt, braucht es eine besonders behutsame Nahrungsschonung. Da sie alles Blut aus dem ganzen Darmkanal direkt reinigt (mit Ausnahme des letzten kleinen Darmabschnittes, Rektum oder Mastdarm genannt), muß man zu ihrer Entlastung auf eine Reinigung des Darmes achten durch Ausleitung und Reinigungseinläufe.

Anfangs nur milde und leichte Kost wie bei Magen-Darm-Erkrankungen (siehe auch dort). Keinerlei scharfe, saure, starke Gemüse, Obst, Früchte wie z.B. Knoblauch, Zwiebel, Meerrettich, Lauch, Kohl, saure Äpfel, Beeren usw. essen, es sei denn, es besteht ein ausdrückliches Verlangen danach.

Kochsalz meiden.

Am besten Gerste-, Dinkel- oder Haferbrei mit gedünsteten Möhren oder auch roh, gut und lange gekaut.

Allgemein: 3 x am Tag und sehr wenig essen. Eine 3- bis 7-Tage-Kur, ausschließlich mit süßen, reifen Birnen hat sich schon oft bewährt.

Weintraubenkuren und Erdbeerkuren haben sich ebenfalls gut bewährt. Bei diesen Kuren ißt man 1–2 kg auf drei Mahlzeiten verteilt. Erdbeeren sollten nur während der Erdbeerzeit frisch und ungespritzt gegessen werden, bei Unverträglichkeit natürlich nicht essen.

Auch 3- bis 7-Tage-Kuren mit mildem, rohem Sauerkraut, 150 bis 300 g auf 2–3 Mahlzeiten verteilt, haben sich bewährt.

Langsamer Übergang zum Heilfasten (siehe »Fastenbuch«). Täglich Leberkompressen (siehe ebenfalls »Fastenbuch«) oder auch Kompressen mit ganzen Himbeerblättern.

Anfangs nur Apfeltee alleine: 1–3 Tassen täglich und/oder Hagebutten, Kamille, Pfefferminze und Schöllkraut. Feigen stärken die Leber: tägl. 100–250 g. 12–24 Stunden einweichen und morgens und abends kleingeschnitten, mit dem Einweichwasser in den Getreidebrei einrühren.

Nach Besserung der akuten Beschwerden und Schwächen kann man langsam und vorsichtig zu einer ausgewogenen lakto-vegetarischen Vollwertkost übergehen, mit folgenden Milchprodukten: Sauermilch, Buttermilch, Quark, Bioghurt und löffelweise Rohmilch. Wer keine Milch mag, sollte Sojabohnen bzw. Sojaprodukte wie Tofu und Sojamilch essen, auch Mandelmilch.

Hochwertige Eiweiße aus Pflanzen und Milch sind für den Leberaufbau wichtig.

Guter Honig ist gut für die Leber und enthält u.a. die beste Fruchtzuckerform für sie.

Kartoffeln mit der Schale, auch als Püree. Rohes Gemüse am besten erst in Saftform einsetzen: Möhren, rote Beete, Rettich, Kürbis, Artischocken. Chicoreé, Radieschen.

Dost (Origano), Kerbel, Löwenzahn, nach Besserung auch Knoblauch und Zwiebel.

Säfte: Berberitzen, Quitten, Himbeeren, Weintrauben, Sanddorn, rote und schwarze Johannisbeeren.

Nach der akuten Phase kann man zu der anfänglichen Teemischung einige der folgenden Kräuter und Wurzeln nach Gefühl hinzumischen, einzeln oder auch im Wechsel mit mehreren:

Queckenwurzel, Klettenwurzel, Wacholderbeeren, Mariendistel, Benediktenkraut, Johanniskraut, Bärlapp, Löwenzahn, Gänseblümchen, Birkenblätter, Odermenningblätter, Waldmeister, Wermut, Berberitze, Schafgarbenkraut.

Gewürze: Liebstöckel, Fenchel.

Eine kombinierte Nuß-Obst-Kost ist zwischendurch sehr empfehlenswert. Neben dem schon erwähnten Obst und den Beeren: vor allem Walnüsse, aber auch Haselnüsse und Mandeln.

Morgens und abends 1 Messerspitze Lindenholzkohle, mittags 1 Teelöffel Heilerde (Luvos innerlich) möglichst trocken einspeicheln und schlucken. Morgens Waschung und Ölspülung (siehe mein Buch: »Ganzheitliche Therapie«).

Magen-Darm-Erkrankungen

Allgemeine Richtlinien.

Erholung der überlasteten Organe durch Fasten und milde, sparsame Schonkost. Reinigung der alten Ablagerungen in den unzähligen Falten und Vertiefungen des Darmes durch Glaubersalz, Karlsbader Salz und Einläufe.

Apfel-, Birnen- und Weintraubenkuren. Gut und langsam kauen, die Speisen erst schlucken, wenn sie flüssig sind, Ruhe und Entspannung beim Essen. Vor dem Essen 15 Minuten und danach eine Stunde Ruhe.

Die Störungsursachen dieses hochempfindlichen Komplexes sind meistens: Unruhe, Hetze, Streß, Ängste, Ungeduld, Ärger usw. und natürlich auch Fehlernährung.

Gerste-Möhren- und Gerste-Kürbis-Kuren wirken besonders gut auf Magen und Darm. Abwechseln mit Buchweizen, Dinkel und Hirse, dabei das Bekömmlichste für die gegebene Situation herausfinden.

Magenübersäuerung, Reizmagen, Magenkatarrh, Geschwüre

Am besten Fasten mit Gemüsesäften und/oder -brühe, einige Fruchtsäfte, Gerstenwasser und milde Tees.

Nach Besserung Übergang zu Schonkost und danach für längere Zeit zu einer lakto-vegetarischen Vollwertkost. Die Kost sollte weitgehend basenreich bzw. basenüberschüssig sein.

Besonders am Anfang sollte man auf natürliche Säurebindung bedacht sein, z.B. mit rohem Kartoffelsaft, den man zu gleichen Teilen mit Möhrensaft und/oder Rote-Beete-Saft mischen kann.

Leinsamen-, Gersten- und Haferschleim (nicht mischen) wirken heilend. Wer gerne Milch mag, sollte diese löffeln und gut einspeicheln.

Heilerde 1 bis 2 Teelöffel am Tag trocken einspeicheln oder in Wasser aufschlämmen. Moortrinkkur mit Neydhartinger Trinkmoor. Auch die Einnahme der entgiftenden Senfkörner kann angezeigt sein.

Schafgarbensaft (nervöser Magen) 3mal täglich einen Eßlöffel.

Bei Katarrh und Geschwüren ist die Zitronensaft-Kur (wenn sie vertragen wird) besonders gut, 3 bis 12 Zitronen täglich.

Lindenholzkohle (pulversiert) 3mal täglich eine Messerspitze.

Tee- und Gewürzkräuter, Blüten und Wurzeln: Ringelblume und Blätter, Kamille, Kalmus, Wermut, Angelika, Melisse, Johanniskraut, Baldrian, Hopfenblüten, Bohnenkraut, Borretsch (siehe auch unter »Entzündungen« und »Geschwüre«).

Mangelhafte oder fehlende Säurebildung des Magens, schlaffer Magen

Der übersäuerte und der säurearme Magen sind beides Funktionsstörungen, die neben der Findung und Lösung der seelischen Ursachen am besten durch einige Fastentage angegangen werden. Wie man beim übersäuerten Magen von Anfang an auf natürliche Säurebindung achtet, sollte man bei Säuremangel auf die Zufuhr natürlicher Säure bedacht sein.

Fasten mit folgenden Säften: Sauerkraut, Sellerie, Möhren, Rettich, rote Beete, Zwiebel, saure Äpfel, Zitrone, Eberesche, Berberitze, schwarze Johannisbeere und alle sauren Beeren.

3- bis 6mal täglich einen Eßlöffel Wermutsaft.

Falls Schmerzen vorhanden sind, ist es ratsam, die Säfte in Verbindung mit Gerste-, Dinkel- oder Haferschleim einzunehmen. Nach Besserung Übergang zur Schonkost, danach laktovegetarische Vollwertkost, dabei auf milde Magenanregung und natürliche Säurezufuhr achten: Getreide, Gemüse (auch milchsauer), Sauerkraut, Meerrettich, Rettich, Kanne-Brottrunk, Molke, Sauermilchprodukte, Vollmilch nur löffelweise.

Gewürz- und Teekräuter in kleinen Gaben, zur Anregung und Stärkung des Magens: Lorbeer-, Wermut-, Basilikum-, Bitterklee-, Andorn-, Pfefferminz-, Schafgarben-, Majoran-, Tausendgülden- und Gundelrebenkraut bzw. Blätter. Thymian, Ehrenpreis, Rosmarin, Nelken.

Isländisch Moos. Kamillenblüten, Kümmel, Fenchel, Benediktenwurzel oder -kraut, Enzianwurzel, Ingwer, Kardamon, Zimt, Muskatnuß und schwarzer Pfeffer nur als anregende Prise, Senfmehl eine Messerspitze in die Salatsoße oder Tunke.

Migräne

Darmsanierung mit 200 bis 500 g rohem Sauerkraut täglich.

Möglichst überwiegend Rohkost bis zur vollkommenen Heilung. Fasten, möglichst mit rohem Sauerkrautsaft.

Tausendgüldenkraut, Wermut- und Enziantee über Nacht kalt angesetzt, tagsüber schluckweise trinken. Wermutsaft 3- bis 6mal täglich einen Eßlöffel.

Eine rohe Stange Chicoreé am Tag.

Buchweizen, Hirse, Dinkel, Gerste.

Wal- und Paranüsse, Sonnenblumen- und Pinienkerne.

Tees und Gewürze: Baldrian, Lavendel, Mistel, Brennessel, Arnika, Schafgarbe, Benediktenkraut und -wurzel, Mistel, Basilikum, Majoran, Dill, Liebstöckel, Wacholder, Wermut.

Multiple Sklerose

Bei dieser Erkrankung ist es ratsam, die Empfehlungen aus Ernährung für Krebskranke und Ernährung bei Nervenleiden zu kombinieren.

Nabel- und Leistenbrüche

Die schnellste und wahrscheinlich in den meisten Fällen auch beste Lösung ist das Zunähen des Bruches durch einen Chirurgen. Ich hatte in all den Jahren zwei Patienten, die sich nicht zur Operation entschließen konnten. Einen 70jährigen mit einem sehr großen 25 Jahre alten Leistenbruch und einen 40jährigen mit einem Nabelbruch.

Folgende Kur hat beide Brüche vollkommen zugeheilt, den ersten nach ca. einem Jahr, den zweiten nach ca. sechs Monaten:

Täglich 10 bis 40 Zitronen (Schaukeldosierung), 1 bis 3 Knoblauchzehen, eine rohe Zwiebel, täglich zum Salat ein Beinwellblatt, Spitzwegerich, Löwenzahn, Brennessel. Viel Hirse und Dinkel.

Die Bindegewebsschwäche ist die Hauptursache für Brüche, deshalb ist eine basen- und vor allem kieselreiche Frischkost besonders wichtig.

Stundenweise Auflagen mit Wurmfarnwurzelbrei, Beinwellwurzel-, -blätterbrei, Heilerde-Honig-Zinnkraut-Gemisch, bei eingeklemmten Brüchen warme Leinsamenkompressen und

Leinsamen-Brennessel-Schleim innerlich sowie Schwarzer-Kümmel-Tee.

Heilerde innerlich täglich einen Teelöffel trocken einspeicheln

Ich kann mir vorstellen, daß man damit Kindern mit Brüchen verhältnismäßig rasch und ohne Operation helfen kann. Bisher hatte ich keine Gelegenheit, dies selbst zu erfahren.

Nerven- und Gehirnleiden, Neuralgien

Sauerkraut, Weiß- und Grünkohl, Brokkoli, Kichererbsen, Möhren, rote Rüben.

Tees und Gewürze: Angelika, Waldmeister, Baldrian, Lavendel, Kamille, Weißdorn, Hopfen, Ehrenpreis, Benediktenwurz, Borretsch, Majoran, Basilikum, Nelken, Oregano, Curry, Safran, Johanniskraut, Bohnenkraut, Kalmuswurzel kauen.

Linsen stärken die Nerven.

Melasse, Ursüße, Honig, Ahornsirup.

Blütenpollen.

Eberwurz: Blütenboden als Gemüse, eventuell auch die Wurzeln, Blüten- und Wurzeltee.

Melisse und Wermut zu gleichen Teilen täglich 1 bis 2 Tassen schluckweise über den Tag trinken.

Feigen 100 bis 250 g zwölf Stunden einweichen, danach mit Getreidebrei, Quark, Joghurt oder Milch essen.

Wal-, Cashew-, Hasel- und Paranüsse, Sesam, Pinien- und Sonnenblumenkerne.

Buchweizen, Hirse.

2- bis 3mal täglich zwei Eßlöffel Haferflocken trocken essen.

Der Vitamin-B-Komplex spielt bei allen Nervenleiden eine wesentliche Rolle, insbesondere Vitamin B1 und B6, diese sind vor allem in den Sojakeimen sowie in anderen Gemüsekeimen und in den Getreidekeimen reichlich vorhanden.

B 1 (Aneurin) besonders hochdosiert in Feigen, Sesam, Paranüssen, Sonnenblumen- und Pinienkernen.

Ein vorübergehend erhöhter Konsum dieser fünf wirkt bei Neuralgien oft stark schmerzlindernd und heilend.

B2 (Riboflavin, Lactoflavin) Getreide, flüssige Bierhefe, Gemüse, Milch, Ei.

B12 (Cyanocobalamin) Milch, Hefe, Fleisch, Eier, Getreide, Gemüse, Kräuter, besonders in der Petersilie.

B15 besonders in Kichererbsen.

Holundersaft steigert die innere Wärme, wohltuend, schmerzlindernd.

Honig, Hasel-, Wal- und Cashew-Nüsse.

Tee und Gewürze: Beifuß, Rosmarin, Thymian, Majoran, Schafgarbe, Kamille, Spitzwegerich, Mistel, Arnika, Benediktenkraut und Wurzel, Baldrian, Kalmus, Fenchel, Bohnenkraut.

Täglich Sonnenwasser trinken (siehe Kapitel »Wasser«), Milch mit Honig.

Bei Nervenentzündung siehe auch unter »Entzündungen«.

Nierenentzündung

Akut: strenge Bettruhe. Mit einem Eßlöffel Rizinusöl oder 20 bis 40 g Magnesiumsulfat in $1/3$ Liter warmem Wasser, über den Darm ableiten. Falls dies beides nicht möglich ist, ca. $3/4$ Liter warmen Kamilleneinlauf.

Anfangs fasten, mindestens 3 bis 7 Tage lang. Dabei auch Dursttage einlegen: häufiges Mundspülen mit Wasser, danach ausspucken, bei Bedarf löffelweise Obstsäfte mit Wasser verdünnt trinken: Pfirsichsaft ist besonders gut, auch Kürbissaft. Täglich 3 bis 12 Zitronen.

Äußerlich Wickel mit Quark, im Wechsel Heilerde-Honig-Zinnkraut-Gemisch. Darüber hinaus müssen die Nieren durch vermehrte Ausscheidungen über Haut, Lunge und Darm entlastet werden.

Nach 3 bis 6 Tagen sinkt der erhöhte Blutdruck meistens, und eine starke Harnausschwemmung setzt ein. In diesem Stadium sollten mindestens zwei bis fünf Saftfastentage eingelegt werden (siehe dazu mein »Fastenbuch«), zusätzlich schwache Kräutertees: Queckenwurzel, Brennessel, Weidenrinde, Hagebutten, Kamille, Pfefferminze, Weißdornblüten und -blätter.

Sobald Blutdruck und Kreislauf wieder stabilisiert sind und kein Herzleiden vorliegt, kann die Niere durch sogenannte

Wasserstöße zur vermehrten Tätigkeit angeregt werden. Dabei werden 1 bis 1 $^1/_2$ Liter Kräutertee innerhalb einer halben bis dreiviertel Stunde schluckweise getrunken. Auch Rosenwasser.

Bis zur Ausheilung, besonders bei chronischen Nierenentzündungen, sind die Empfehlungen zu »Entzündungen« allgemein zu beachten. Bei Bedarf sollten auch immer wieder mal Dursttage eingelegt werden. Wichtig ist u.a. die Vermeidung der Zufuhr von Kochsalz und Nitrat, besonders durch Trinkwasser, entsprechende »Nierenwasser« trinken.

Auch sehr stark nierenanregende (reizende) Pflanzen sollten vermieden werden, wie z.B. Wacholderbeeren.

Kürbis ist als Gemüse, Brei oder Saft kurmäßig sehr empfehlenswert.

Borretschblätter sollten möglichst frisch, falls nicht vorhanden gerebelt (trocken), zu jeder Rohkost gegessen werden.

Nieren- und Blasensteine

Die aus harnsauren Salzen gebildeten Uratsteine können bei Einhaltung der folgenden Empfehlungen, bei kleinen Steinen meistens schon nach 3 bis 6 Monaten und bei großen Steinen nach 6 bis 12 Monaten, aufgelöst und ausgeschwemmt werden.

14 bis 21 Tage Fastenkur (siehe mein »Fastenbuch«). Rohkost. Gurken, Kürbis, Rettich, Meerrettich, Kapuzinerkresse, Möhren, Sellerie.

Täglich 7 bis 30 Zitronen, 1 bis 3 Knoblauchzehen, 1 bis 2 rohe Zwiebeln. Morgens 10 bis 16 getrocknete Ebereschenbeeren langsam kauen. 20 bis 40 g Meerrettich, Berberitzensaft, Holundersaft.

Teemischung: Goldrute, Beifuß, Brennessel, Attich, Klettwurzel, Bärlapp, Birkenblätter, Quecke, Gundelrebe, Queckenwurzel, Attichwurzel, Bibernellenwurzel, Zinnkraut, Bärentraubenblätter, Hagebutten.

Die Kur sollte durch entsprechende physikalische Maßnahmen unterstützt werden: vor allem täglich ansteigende Schiele-Fußbäder und 3mal wöchentlich warme, ansteigende Sitzbäder mit Zinnkraut, Schafgarbe, Melisse und Kamille, abwechselnd auch Dampfbäder mit diesen Kräutern.

Während dieser Anwendungen schluckweise warmen Tee trinken. Bei Bedarf den Urin einfach in das Sitzbad laufen lassen, dies verstärkt die Wirkung.

Osteoporose (Knochenschwund) und Rachitis

Die Ursache dieser zunehmenden Knochenentkalkung liegt, neben dem seelisch-hormonellen Anteil, überwiegend in der industrialisierten, denaturierten, vital- und mineralstoffarmen Ernährung.

Alkohol und Nikotin kann man überspitzt als regelrechten Calcium-»Killer« bezeichnen. Der Zucker dürfte wohl der größte Calcium-»Räuber« sein. Auch der übermäßige Fleisch- und Wurstkonsum verhindert die volle Aufnahme des Calciums.

Rohe Milch und Milchprodukte sind die besten Calciumquellen. In Verbindung mit Kakao (Schokolade) kann das Calcium der Milch vom Körper schlecht oder gar nicht aufgenommen werden.

Basenüberschüssige, besonders kieselreiche Kost, möglichst viel Frisch- und Rohkost: rote Beete, Möhren, Schwarzwurzel, Sellerie, Knoblauch, Zwiebel, Lauch, Grünkohl, Brokkoli, Löwenzahnwurzel, Sauerkraut.

Calciumreiche Kost: grüne Gemüse, möglichst viel roh. Rohmilch. Feigen (grüne und getrocknete).

Hirse, Gerste, Dinkel, Hafer.

Zitronenkuren mit 7 bis 12 frisch gepreßten Zitronen am Tag.

Täglich einen Teelöffel Heilerde trocken einspeicheln.

Wal- und Paranüsse.

Queckenwurzeltee oder -Extrakt.

Blütenpollen.

Gerste, Hirse, Dinkel, Hafer, Buchweizen.

Ältere und verdauungsschwache Menschen sollten frisch geschrotetes Getreide nicht als Rohbrei essen, auch nicht, wenn es über Nacht eingeweicht worden ist. Nach dem Schroten ca. zwei Stunden in Wasser quellen lassen, langsam kurz aufkochen und etwas nachquellen lassen, dann haben wir die optimale Aufschließung für den mineralstoffarmen Organismus.

Täglich 2 bis 6 Eßlöffel Haferflocken trocken essen.

Prostataleiden

Anfangs Gemüsesaftfasten, danach wie unter »Ernährung für Krebskranke« beschrieben.

Oft Hirse essen. Täglich einen Teelöffel Heilerde und 3 bis 6 Eßlöffel Haferflocken trocken einspeicheln.

Knoblauch und Zwiebel, 20 bis 30 g Meerrettich. 4 bis 7 Walnüsse täglich, Geleé Royal, 1 bis 2 Eßlöffel Kürbiskerne, Pollen, Propolis und Weizenkeim-Sesam-Gemisch, ca. 60 bis 100 g täglich.

Petersilie (Kraut und Wurzel), Brennesselsamen.

Tee und Gewürze: Weidenröschen 3mal täglich eine Tasse, Queckenwurzeltee, Nelkenwurz, Eberwurzwurzel- und -blütentee, Hamamelis, Brennessel, Bärentraubenblätter und -beeren, Goldrute, Zinnkraut, Preisselbeerblätter, Pfefferminze, Hauhechelwurzel, Bruchkraut, Schafgarbenkraut, Rosmarin.

Sitzbäder mit Zinnkraut, Kamille, Schafgarbe, Heilerde.

Rheumatische Erkrankungen:

Rheuma, Gicht, Arthrose, Arthritis, Polyarthritis, Bechterew

Heilfasten, Rohkostkuren, Sauerkrautkuren, Kartoffelkuren, Molketrinkkuren u.a.

Bei schwerer Erkrankung sollten Getreide, Zwiebeln und Obst bis zur Besserung gemieden werden.

Morgens als erstes ein warmes Zitronenwasser und kurz darauf den Basentrunk, danach möglichst nochmals $1/2$ Stunde Bettruhe (Meditation/Gebet).

Ein Frühstücksbeispiel: Edelkastanien oder gedünstete Kartoffeln mit der Schale, dazu Buttermilch und frische oder getrocknete Kräuter.

Mittagessen: grüner Salat, Gemüse oder Sauerkraut mit Kartoffeln, Schwarzwurzeln oder Edelkastanien.

Abendessen: Dinkel-, Gersten- oder Hirsebrei mit Obst, Sauerkraut mit Brot oder Kartoffeln oder Kastanien.

Jeweils viel kaltgepreßtes, hochwertiges Öl dazu, auch Walnüsse, Haselnüsse oder Mandeln, keine Erdnüsse. Hülsenfrüchte sollten ebenfalls gemieden werden, besonders bei Gicht, da sie hochwertige Purine enthalten, die überwiegend zu Harnsäuren abgebaut werden. Gemüsebohnen und Sojabohnen enthalten diese nicht und können verzehrt werden.

Folgende Teemischung, möglichst ca. 1 $^1/_2$ Liter *schluckweise* warm über den Tag trinken: Schachtelhalm (Zinnkraut), Queckenwurzel, Brennessel, Löwenzahn, Birkenblätter, Bärentraubenblätter, Schafgarbe, Rosmarin, Wacholderbeeren, Weißdornbeeren, Bärlapp und schwarze Johannisbeerblätter. Man kann auch weniger mischen oder je nach Bedarf Einzelkräutertee trinken. Apfeltee, Bohnenschalentee, Klettenwurzeltee und Hagebuttentee (mit den Samenkernen) sind ebenfalls empfehlenswert, auch das Gerstenwasser.

Möglichst viel frischgepreßten Zitronensaft in warmem Wasser oder zum Tee, aber nur, wenn er vertragen wird und keine innere Ablehnung vorhanden ist. Professor Capo sagte einmal, daß es keinen Rheumaschmerz gebe, der nicht einer 7-Tage-Kur mit 35 bis 40 Zitronen am Tag weichen würde. Diese Zitronen-Kur-Erfahrungen stammen aus warmen Ländern, deshalb sollten sie auch nur an warmen Sommertagen und bei guter Verträglichkeit durchgeführt werden.

Auch Gemüsesäfte können zwischendurch getrunken werden: Rote-Beete-Möhren-Sellerie-Apfel-Gemisch. Bei Gicht sollte von dieser Mischung ca. $^3/_4$ Liter *schluckweise* über den Tag getrunken werden, dabei sollte die rote Beete den größten Anteil ausmachen.

Beinwell ist für alle rheumatischen Erkrankungen von besonderer Bedeutung. Schon ihr Name besagt, daß sie das Gebein richtet. Täglich ein frisches Blatt in den Salat, dazu sollte aus Blättern und Wurzeln ein Brei gemischt werden, den man täglich auf die betroffenen Gelenke als Wickel anlegt. Diesen Brei gibt es als Kytta-Plasma fertig in der Apotheke. Auch die frischen grünen Blätter können als Wickel verwendet werden.

Brennessel ist eine weitere, wichtige Pflanze für den Rheumatiker. Blätter und Samen sollten täglich als Salat oder auch als Gemüse gegessen werden. Als Tee und Vollbad ist sie ebenfalls verwendbar und zur lokalen Behandlung durch Einreiben oder Abklopfen mit frischen Brennesseln.

Löwenzahn Blatt und Blüte als Salat und Tee, die Wurzel als Gemüse.

Bärlapp als Tinktur zur Einreibung von Gichtknoten und schmerzenden Gelenken. Man kann auch dieses »Schlangenmoos« frisch oder getrocknet als Wickel benutzen. Auch als Tee trinken.

Mangold, Brennessel, Melde einzeln oder gemischt, leicht gedünstet mit Hirse, Kartoffeln oder Kastanien, 7 bis 14 Tage lang einmal am Tag als Mahlzeit essen. Auch das bißchen Wasser, in dem das Gemüse gedünstet wurde, sollte getrunken bzw. als Soße verwendet werden.

Im Winter kann man die gleiche Kur mit Grünkohl und/oder Sauerkraut machen. Man kann dies auch über Wochen und Monate essen, wenn es schmeckt und gut bekommt.

Brokkoli, Blumen-, Rosen- und Wirsingkohl sind ebenfalls empfehlenswert. Ebenso Meerrettich, Gurken, Pastinaken, Schwarzwurzeln, Möhren, rote Beete, Sellerie und Kürbis (dieser wirkt kurmäßig gegessen sehr gut). Edelkastanien (Maroni) sind besonders basenüberschüssig.

Obst und Wildfrüchte: Pfirsiche, süße Birnen, Pflaumen, schwarze Johannisbeeren, Wassermelonen, Sanddorn, Preiselbeeren, Eberesche und heißer Holundersaft im Winter. Nur wenn es gut vertragen wird, manche Rheumakranke lehnen jedes Obst ab.

Gewürze: Koriander, Dill, Petersilie, Majoran, Rosmarin, Thymian, Origano.

Venenerkrankungen
Hämorrhoiden, Krampfadern

Knoblauch öffnet die Kapillaren, fördert die Durchblutung, wirkt somit entstauend, aber auch kräftigend-tonisierend auf das gesamte Gefäßsystem.

Zitronenkuren: täglich soviel man verträgt und solange sie einem gut bekommen.

Beinwell: täglich ein Blatt als Salat sowie äußerlich als Wurzel- und Blattbreiwickel, auch auf offene Beine, im täglichen Wechsel mit Heilerde-Honig-Zinnkraut-Gemisch.

Birnen-, Apfel-, Himbeer- und Erdbeerkuren einzeln, jeweils 2 bis 7 Tage lang täglich 1 bis 2 kg auf drei Mahlzeiten verteilt.

Tee und Gewürze: Beifuß, Borretsch, Basilikum, Stiefmütterchenkraut, Sonnenblumenblüten, Mäßedorn, Mariendistel, Ringelblume, Schafgarbe, Zinnkraut, Rhabarberwurzel, Hamamelisblätter, Brennessel, Roßkastanienblüten und -blätter, Erdbeerblätter, Adoniskraut, Lemongras.

Säfte: Himbeer, Apfel, Birne, Quitten, Sanddorn.

Schafgarben-, Weißdorn-, Bohnen- und Artischocken-, Schlehen-, Sanddorn- und Holundersaft.

Fasten, Rohkost.

Alles Weitere siehe: »Arteriossklerose«.

Bei Venenentzündungen: siehe »Entzündungen«.

Wasseransammlung, Wassersucht (Ödeme) im Gewebe

Salzfreie Kost und Ausschwemmung der Salzlager aus den Zellen und Zwischenzellräumen, da ja diese das Wasser binden.

Reiskur: 3 bis 14 Tage nur Vollreis auf 2 bis 3 Mahlzeiten verteilt, soviel man essen mag. Bei Bedarf eine Gemüse- oder Obstsorte dazu.

Kartoffelkur: 3 bis 7 Tage 1 kg Kartoffeln auf 2 bis 3 Mahlzeiten am Tag verteilt, mit der Schale im Römertopf gedünstet, am besten trocken essen. Bei Bedarf etwas Sauermilch dazu oder eine Gemüsesorte. Bei diesen beiden Kuren schluckweise ca. 1 Liter Tee und/oder Säfte über den Tag verteilt trinken.

Apfelkur: 3 bis 7 Tage lang 1 bis 1 $^1/_2$ kg gute, reife Äpfel auf 3 bis 5 Mahlzeiten am Tag verteilt, gut und langsam kauen und sonst nichts essen und trinken.

Gewebeentwässernde Gemüse: Spargel, Schwarzwurzel, Sellerie, Meerrettich, Sojabohne (Mungo), Zwiebel, Kürbis, Gurke, Petersilie und Löwenzahn, jeweils Kraut und Wurzel, Gemüsebohne (Busch- und Stangenbohnen), Liebstöckel, rote Beete.

Säfte: Berberitze, Holunder, Trauben.

Tee: Brennessel, Maisbart, Birkenblätter, Zinnkraut, Bohnenschale, Wacholderbeeren, Weißdornbeeren (Blatt und Blüte), Attichwurzel, Hauhechelwurzel, Goldrute, Rosmarin.

Ist Wasseransammlung durch Herz- und Kreislaufschwäche verursacht, dann ist es notwendig zu stärken.

Wunden, Quetschungen, Prellungen

Schwarzwurzel innerlich und äußerlich angewandt, enthält den in vielen Heilsalben enthaltenen Wirkstoff Allantoin.

Heidelbeeren, Melonen. Auch die Melonen wirken hier sehr gut durch ihren Gehalt an eiweißspaltenden Enzymen. Der Abbau geschädigter und degenerierter Eiweißkörper beschleunigt den Heilungsprozeß.

Ernährung und Tees: siehe »Entzündungen«.

Äußerlich Spitz- und Breitwegerichblätter, Majoran: Blätter zerstoßen oder zerreiben, damit der Saft austritt und auf die Wunde legen, mit ganzen Blättern abdecken und verbinden. In Südamerika benutzt man dazu u.a. Origano.

Heilerde-Zinnkraut-Honig-Mischung kann man ebenfalls auf offene, besonders auf alte Wunden geben.

Verschmutzte und alte Wunden kann man auswaschen mit Eukalyptus-Tee, auch Zinnkraut-Tee, Kamillen-Tee, Knöterichblättersaft, Zwiebelsaft, Zitronensaft.

Bei Quetschungen, Prellungen und Zerrungen sollte man sofort Auflagen mit Arnikablättersaft oder -essenz, mit Wasser verdünnt, machen. Ständig erneuern, bis die Schwellung bzw. der Bluterguß weg ist. Dann folgen Beinwellwickel mit Blatt- und Wurzelbrei abwechselnd mit Ringelblume.

Das Auftragen von rohem Zwiebelsaft lindert die Schmerzen.

Zahnfleischbluten und Zahnfleischschwund (Parodontose)

Fasten, Rohkost, Sauerkraut, rote Beete, Möhren, Rettich, Radieschen, Äpfel, möglichst frisch kauen.

Hirse, Hafer, Dinkel. Täglich 1 bis 3 Eßlöffel Haferkörner kauen, sowie 1 bis 2 Scheiben trockenes, altbackenes Vollkornbrot, auch Leinsamen kauen. Gemüse, Früchte und Obst möglichst roh und ganz essen. Kräftiges und gründliches Kauen hat sich bei Zahnfleischschwund eindeutig als heilsam erwiesen.

Täglich Kalmuswurzel kauen, Heilerde lange im Mund bzw. am Zahnfleisch lassen, ebenso Zitronensaft.

Schwarze Johannisbeeren, Heidelbeeren.

3mal täglich Zahnfleischmassage mit purem Zitronensaft. Saft von 3 bis 12 frisch gepreßten Zitronen täglich trinken, dabei lange im Mund lassen, auch wenn man ein stumpfes Gefühl an den Zähnen hat, es schadet diesen nicht, im Gegenteil, die Zitrone reinigt und desinfiziert.

Alles Weitere: siehe »Entzündungen«.

Schonkost

ist eine Kost, die den Organismus weitgehend vor den gewaltigen Anstrengungen des Aufschließens und Verdauens der Lebensmittel verschont, d.h. ihm Kräfte erspart, die er anderweitig wichtiger braucht, z.B. zur Heilung oder zur Erholung in Erschöpfungsphasen oder in der Rekonvaleszenz nach Operationen und Krankheiten. Die beste Schonung ist immer das Fasten, aber hier geht es ja um die schonendste Art der Energiezufuhr durch Lebensmittel. Die Wahl und die Zubereitung sollte möglichst individuell gestaltet werden, ich kann hier nur einige Richtlinien und Beispiele geben. Wichtig sind Schleimstoffe für den Darm, denn Schleim ist eine der Grundlagen des Lebens. Brennesselsamen, lange gekaut, sind wertvolle Energie- und Schleimstoffspender. Auch Leinsamen ist ein wichtiger Schleimlieferant: über Nacht einweichen und am Morgen den Schleim durch ein Sieb passieren; nur den Schleim essen, nicht die Leinsamen-Hülsen, sie reizen den Darm. Man kann den Leinsamen auch schroten und über Nacht einweichen, dann kann man alles essen. Ebenso empfehle ich Schleim aus Vollgetreide in Form von Brei oder Süppchen aus Hafer, Dinkel, Gerste oder Weizen. Es gibt auch fertiges Weizengel. Man kann den Brei mit Apfel- oder Birnenkompott essen oder nach Geschmack mit Kräutern würzen. Zum Brei oder zur Suppe kann man jeweils *eine* Art leichtverdauliches Gemüse essen, vor allem Möhren. Dinkel und Möhren sind die beste Schonkost, als Suppe oder als Brei mit einer Prise Meersalz und Majoran, Koriander und Petersilie fein gewürzt, schmeckt köstlich. Damit kann man lange und gut leben. Wichtig ist es, mit einem *kleinen* Löffel, am besten aus Holz, *langsam* essen und gut einspeicheln. Von allen Getreidearten ist Dinkel am leichtesten zu verdauen, da er hoch wasserlöslich ist. Man kann Dinkel schon im Mund voll aufschließen und seine wertvollen Energien und vom Speichel gelösten Stoffe über die Mundschleimhäute aufnehmen.

Auch Hirse und Buchweizen sind sehr empfehlenswert.

Als Blattgemüse empfehle ich besonders Fenchel, aber auch Mangold, Spinat und Brennessel, gedünstet, als Wurzelgemüse rote Beete, Möhren, Pastinaken und Schwarzwurzeln.

Bei Verlangen kann man auch Kartoffeln mit Magerquark oder Buttermilch, Leinöl und einer Prise Meer- oder Kräutersalz und gemahlenem Kümmel zu sich nehmen, auch Kartoffelbrei mit Spargel.

Für manche kann löffelweise »gesüppelte« Rohvollmilch mit trockenem Brot (siehe »Milch-Brot-Kur« in meinem »Fastenbuch«) Schonkost sein, andere wiederum vertragen am besten reine Rohkost. Dies sind jedoch Ausnahmen.

Im allgemeinen sollte Schonkost durch Dünsten oder Kochen schonend aufgeschlossen werden und so einfach und so wenig wie möglich davon gegessen werden, aber am besten ist Saftfasten. Auch ohne zu fasten kann man ein bis zwei Gläschen Gemüsesaft am Tag trinken und/oder Obst- und Wilfrüchtesaft mit Wasser, ca. eins zu sieben verdünnt.

Sobald der Kranke seinen tiefsten Punkt, seine Schwäche überwunden hat, kann man von der Schonkost langsam und behutsam zur Heilkost übergehen.

Kranke und Schwache sollten alle Getränke und Speisen warm zu sich nehmen. Die Temperatur sollte nicht unter Körpertemperatur liegen, denn zur Erwärmung kalter Getränke und Speisen benötigt der Körper Energie, und diese sollte einem kranken und schwachen Organismus nicht unnötig genommen werden.

Fette

Butter und Sahne haben eine feinere Fetttröpfchenverteilung als Öl, dadurch können sie vom Organismus leichter aufgenommen werden. Von den Pflanzenölen eignen sich Lein-, Oliven- und Sonnenblumenöl für die Schonkost.

Wenn ein schwacher, bewegungsfauler Mensch beschließt, Bergsteiger zu werden, ist es sicherlich nicht ratsam, gleich mit einem schweren Rucksack auf dem Rücken einen hohen Berg hinaufzusteigen. Sinnvoll wäre es, durch langsam steigende Anforderungen (kleine Berge mit leichtem Rucksack) und entsprechende Lebensmittel den nötigen Kräftezuwachs anzuregen. Diese »Grundregel« ist für einen Kranken sowohl für seine körperliche Ertüchtigung als auch für seine Ernährung gleichermaßen wichtig.

Ernährungsordnung

In der gesamten Schöpfung walten Gesetzmäßigkeiten, Ordnungs- und Lebensrhythmen sowie Kreisläufe. Auch für uns Menschen ist ein geordneter Lebens- und Ernährungsrhythmus wichtig. Im allgemeinen sollten wir höchstens dreimal am Tag essen und möglichst täglich zur gleichen Zeit. Haben wir zur gewohnten Essenszeit keinen Hunger, dann essen wir bis zur nächsten gewohnten Mahlzeit nichts; auch wenn der Hunger sich schon lange zuvor meldet. Richten wir unseren Hunger auf Gott aus.

Auch in der Zusammensetzung einer Mahlzeit gibt es bestimmte Ordnungen, die man auf Dauer nicht ohne Schaden mißachten kann. Es gibt Lebensmittel, die sich ergänzen und in ihrer Wechselwirkung unsere Gesundheit mehr fördern, als wenn man jedes einzeln ißt. Andere vertragen sich gut, sind jedoch ohne besondere fördernde Wechselbeziehungen. Es gibt aber auch Nahrungsmittel, die sich untereinander nicht vertragen und uns demzufolge bei ihrem gemeinsamen Verzehr schaden. Leider herrscht in den Speisenkombinationen der sogenannten zivilisierten und modernen Menschheit eine gesundheitsschädigende Unordnung, bis hin zum Nahrungs-Chaos.

Mit Geduld und Einfühlungsvermögen findet jeder seine individuelle Nahrungsordnung. Am besten ißt man anfangs alle Lebensmittel getrennt, dann findet man bald heraus, welche am besten miteinander harmonieren.

Als Wegweiser zu einer geordneten Ernährung mögen folgende Hinweise dienen:

Rohes Obst, mit Ausnahme von Äpfeln, paßt nicht zu Gemüse, Kartoffeln, Getreide und Brot. Obst ißt man am besten allein, mit untereinander verträglichen Obstsorten oder mit Milchprodukten gemischt. Der Apfel hat eine Sonderstellung und paßt zu allen Getreidesorten, Möhren, Sellerie, rote Beete und Kohl. Getreide und Kartoffeln passen nicht zusammen.

Fast alle Gemüsearten passen zu Kartoffeln und zu Getreide.

Milch- und Milchprodukte, vor allem die sauren Milchprodukte, passen ebenfalls zu Getreide, Kartoffeln und zu den meisten Gemüsearten.

Hülsenfrüchte harmonieren mit Kartoffeln, mit Ausnahme der Sojabohne, diese paßt besser zu Reis und zu Hirse.

Was in der Erde wächst (Wurzeln und Knollen), sollte man nicht roh mit dem zusammen essen, was über der Erde wächst; z.B. roher Wurzelsalat harmoniert nicht mit Blattsalat. Sobald eines gedünstet oder gekocht ist, vertragen sie sich besser, z.B. ein roher Möhren- oder Selleriesalat und danach Mangold, Spinat, Brennessel und/oder Melde gedünstet mit Buchweizen oder Kartoffeln. Es geht auch umgekehrt, z.B. ein roher Blattsalat und danach rote Beete, Zwiebel und Kartoffel gedünstet.

Die Rohkost sollte immer vor der gedünsteten oder gekochten Speise gegessen werden. Der Rohkostanteil sollte möglichst groß sein. Gut wäre, oft reine Rohkosttage einzulegen.

Durch den häufigen bewußten Verzehr roher, in ihrer Form möglichst ganz belassener Pflanzen, Blätter, Früchte, Wurzeln können wir die kosmische Ordnung durch die Pflanzen in uns aufnehmen. Somit kann Ernährung zur Ordnungstherapie werden.

Wenn wir uns nach den Ordnungsprinzipien ernähren, die die Lebensmittel enthalten, dann werden wir mit relativ wenig satt und können auch gut davon leben, ohne unseren Organismus unnötig zu belasten und zu verschleißen.

Ernährung im Rhythmus der Jahreszeiten

Als der Mensch in enger Verbindung mit der Natur lebte, richtete er sich nach dem Tag-und-Nacht-Rhythmus und nach dem Rhythmus der Jahreszeiten, auch in bezug auf seine Ernährung.

Durch die Industrialisierung der Lebensmittel und die weltweiten Transportmöglichkeiten von Obst und Gemüse kann man in vielen Ländern zu jeder Jahreszeit fast alles kaufen.

Zwar mag dies erfreulich sein, aber auf die Dauer bringt es viel in unserem natürlichen Körper-Seelen-Rhythmus durcheinander. Besonders in den reichen Ländern herrscht die gesundheitsstörende und -zerstörende Ernährungsunordnung.

Winternahrung

In der Natur zieht sich im Winter das Leben in die Tiefe und die Geborgenheit der Mutter Erde zurück. Zum Teil verschwinden die Lebensäußerungen gänzlich von der Oberfläche. Alle Stoffwechselprozesse in Pflanze, Tier und Mensch werden durch die Kälte verlangsamt. Manche Tiere halten einen Winterschlaf. Auch wenn wir Menschen unsere Natur durch künstliches Licht vergewaltigen, haben wir im Winter ein erhöhtes Ruhe- und Schlafbedürfnis.

Unsere Hauptwinternahrung besteht von Natur aus aus Wurzeln, Knollen und Getreide, Nüssen und Hülsenfrüchten, aus allem, was wir im Herbst »gesammelt« oder eingemacht haben.

Aus dem Garten essen wir den ganzen Winter über Feldsalat und Grünkohl, am Anfang auch noch Rosenkohl.

Aus der Lagerung im Keller: rote Beete, Karotten, Pastinaken, Kartoffeln, Zwiebeln und Knoblauch, Äpfel und selbst eingestampftes Sauerkraut. Am Anfang des Winters liegen da noch ein paar Weiß- und Blaukrautköpfe sowie Kürbisse, dann noch Chinakohl und Lauch, in Erde eingelegt.

Vom Speicher und aus der Speisekammer: alle Getreidesorten.

Aus der Tiefkühltruhe (wenig): alles was im Garten im Überfluß anfiel, besonders Busch- und Stangenbohnen oder Brokkoli.

Ein wenig Selbsteingemachtes: Erdbeer-, Apfel-, Quitten und Pflaumenmus.

Selbstentsaftet: Holunder und Schlehen.

Meine Lieblingsmittel zum Leben im Winter sind sonnige Hirse, leicht gekocht und nachgequellt, so daß die Körner nicht verkleben, dazu Grünkohl mal roh, mal nur leicht gedünstet, bis sein tiefes Grün am schönsten leuchtet.

Erst wenn die Hirse und die ganzen Grünkohlblätter auf dem Teller liegen, benetze ich beides reichlich mit Sonnenblumenöl und streue hin und wieder eine Prise Kräutersalz darüber. Die Hirse esse ich am liebsten mit einem Holzlöffel und die Grünkohlblätter mit der Hand. Bei dieser Beschreibung bekomme ich Sehnsucht nach dieser einfachen, köstlichen Speise, das Wasser läuft mir reichlich im Mund zusammen, ich könnte sie wochenlang ohne Abwechslung essen. Hin und wieder esse ich auch etwas Quark oder ein Stückchen Hartkäse dazu.

Als zweites folgt unser allseits beliebtes »Standardessen« (siehe »Unsere Lieblingsspeisen«), danach kommt Sauerkraut roh oder gedünstet mit Kartoffeln oder Buchweizen.

Diese drei sind unsere Haupt-Wintergerichte.

Frühjahrsnahrung

Die in der Winterruhe gesammelte Lebenskraft äußert sich mit der Wärme der Frühjahrssonne oft explosionsartig aus den geballten Knospen – auf einmal ist das Wintergrau mit einem zart leuchtenden Grün bedeckt. Die Stoffwechselprozesse werden beschleunigt, Winterschlacken müssen nicht nur aus den Heizungskesseln, sondern auch aus unserem Organismus ausgeräumt werden. Dazu dienen uns sowohl eine Fastenkur als auch die frischen Wildkräutersalate: Brennessel, Löwenzahn, Wegerich, Schafgarbe und Bärlauch; dies sind die bekanntesten und gleichzeitig auch wichtigsten Kräuter, die man mit Ausnahme des Bärlauchs übers ganze Jahr essen kann. Darüber hinaus gibt es natürlich noch viel mehr eßbare Wildkräuter, die uns die Natur im Frühjahr beschert: Schabockskraut, Gänseblümchen, Gundelrebe, Melde, Geißfuß, Brunnenkresse, Beinwell, Vogelmiere, Sauerampfer und viele mehr. Man ißt sie roh oder gedünstet zu Getreide, Brot, Kartoffeln und Quark sowie kleingeschnitten im Salat.

Alsbald können wir aus dem Garten Eiszäpfchen, Radieschen, Schnittlauch, Petersilie, Kresse usw. essen. Bald darauf Pflück- und Kopfsalat.

Sommer- und Herbstnahrung

In dieser Zeit schenkt sich uns die Natur in ihrer ganzen Fülle. Jeder kann essen, was sein Herz begehrt!

Geografische und Standort-Aspekte der Lebensmittel

»Warum in die Ferne eilen, siehe, das Gute liegt so nahe!«

Jesus Christus

Beim Besuch eines Kranken auf dem Lande ging früher mancher Arzt um das Haus des Kranken herum und pflückte jene wildwachsenden Kräuter, die dem Haus am nächsten standen, und gab sie dem Kranken als die von Gott erwählten Heilmittel. Diese Ärzte wußten, daß die Natur den kranken Menschen sucht, um ihm zu dienen. Menschen, die einigermaßen im Einklang mit der Natur leben, sind stets von vielen unsichtbaren kleinen und großen Helfern aus diesem Reich umgeben. Werden diese Menschen krank, dann wachsen, schon lange bevor die Gesundheitsstörung sicht- und spürbar wird, die geeigneten Heilkräuter in ihrer Nähe.

Menschen, die weder im Einklang mit der Natur noch mit Gott leben, haben weder Vertrauen zu sich selbst noch zu ihrer Umgebung, die sie letztlich selbst geschaffen haben. Diese Menschen suchen ihre Heilkräuter und Heiler meistens in fernen Ländern.

Jeder Mensch wird in ein bestimmtes Volk, Land und demzufolge auch in eine bestimmte geografische und klimatische Region dieses Planeten hineingeboren. Dies geschieht keineswegs per Zufall; im Gegenteil, dem liegen ein tieferer Lebens- und Entwicklungssinn sowie eine Gesetzmäßigkeit zugrunde.

Aus dieser Sicht hat der Mensch alles, was er wirklich braucht, in seinem nahen Umfeld; leider erkennen dies sehr wenige.

Die Lebens- und Heilmittel, die uns am meisten helfen, sind jene, die in unserem Garten bzw. in unserer geografischen und klimatischen Zone wachsen.

Damit möchte ich keineswegs sagen, daß wir jede Frucht aus fernen Ländern meiden sollen. Viele der heute bei uns heimischen Früchte stammen ja aus fernen Ländern.

Hinter manchem Hunger nach Lebens- und Heilmitteln aus fernen Regionen steht die Sehnsucht nach diesen Ländern und ihren Bewohnern. Möglicherweise auch die unbewußte Erinnerung an eine frühere Inkarnation in dem betreffenden Land.

Aus dieser Sicht dienen diese Früchte als Ergänzungsmittel für unsere Entwicklung. Ihr Konsum sollte jedoch nicht jene primären Lebensmittel aus unserer Zone verdrängen; dies führt oft zu erheblichen Störungen und Erkrankungen.

Jede Pflanze hat ihre standortspezifischen Eigenschaften. Wenn wir bewußt leben, erkennen wir auch, ob und wann wir z.B. Südfrüchte brauchen.

Die Rohkost

ist die natürlichste und vollkommenste Ernährungsform. Sie vermittelt uns ein Höchstmaß an Leben im energetischen und im stofflichen Sinne. Sie fordert jedoch auch ein Höchstmaß an Zerkleinerungs- und Verdauungskraft. Sie bietet uns den größten Widerstand, zu dessen Überwindung unser Organismus ungeahnte natürliche Kräfte entfaltet und dabei stark, gesund und widerstandsfähig wird.

Den meisten Menschen empfehle ich, möglichst einmal mindestens drei bis sechs Monate mit reiner Rohkost zu leben. Es ist eine sehr wertvolle Erfahrung. Ob Du dabei bleibst, ob es auf die Dauer für Dich die beste Ernährungsform ist, das kannst nur Du allein in Dir finden.

Während meiner Rohkostzeit habe ich mich kräftig, frisch und fit gefühlt wie nie zuvor, habe sportliche Hochleistungen vollbracht, dabei weder Muskelkater noch volle Erschöpfung erlebt.

Mein Küchengerät beschränkte sich auf eine Schüssel, einen Teller, ein Glas, eine Wurzelbürste zum Wurzelwaschen, einen Nußknacker und ein Messer sowie einen Teetopf. Tee war das einzige, was ich an Warmem zu mir nahm, täglich 1 bis 2 l Kräutertee.

Das Getreide, meist Nackthafer, mahlte ich mit meinen Zähnen. Ich brauchte auch viel weniger, um meinen Hunger zu stillen, als mit der Mischkost. Obwohl ich mich körperlich so wohl, leicht und gesund fühlte, fehlte mir etwas bei dieser reinen Rohkost.

Ich habe lange gebraucht, bis ich herausfand, was mir abging. Ich hatte etwas an seelisch-geistiger Sensibilität, Wärme und Liebe zu meinen andersdenkenden Mitmenschen verloren, ich wurde intolerant. Ähnliche Erfahrungen wurden mir öfters berichtet.

Wer sich nur verstandesmäßig zur Rohkost zwingt, zum Fanatiker wird und andere vollwertige Ernährungsformen als Irrweg verurteilt, kann mit der Zeit schwere Gesundheitsschäden erleiden, auch das habe ich schon erlebt.

Rohkost ist sicherlich die beste Heilkost, sie ist aber keine Schonkost.

Einen geschwächten Menschen muß man durch eine seinem Zustand entsprechende Schonkost zu einer rohen Test-Kost führen.

Man darf einem schwachen Organismus keine Rohkost aufzwingen.

Nahrungsaufnahme sollte in keiner Form eine Zwangshandlung sein. Wenn der natürliche Instinkt nicht mehr vorhanden ist, sollte man seinen Organismus mit dem Verstand zur gesunden Ernährung locken.

Der beste Weg zur Rohkost führt übers Fasten. Wer jährlich fastet, erlebt das Erwachen seines Ernährungsinstinktes und bekommt Appetit auf Rohkost. Der Appetit spielt dabei eine wichtige Rolle.

Immer wieder erlebe ich Menschen, die eine denaturierte und verkochte Kost gewohnt sind, wie sie auf dem Weg zu einer rohen Heilkost direkt unter Entzugserscheinungen ihrer Zucker-, Mehl-, Käse- und Fleischspeisen leiden, wie ein Alkoholiker oder Raucher bei einer Entwöhnungskur. Diese Geister verlassen das »Haus nicht ohne Widerstand«.

Wer eine gemischte Vollwertkost mit großem Rohkostanteil gewohnt ist, hat nach meiner Erfahrung wenig Schwierigkeiten, ganz auf reine Rohkost überzugehen.

Wer die »normale«, denaturierte Kost gewohnt ist, sollte erst einmal zu einer gesunden Vollwertkost übergehen, um sich dann allmählich in kleinen Schritten weiter zur Rohkost zu tasten. Der Darm darf dabei nicht überfordert werden.

In der Rohkost ist die größte Heilkraft. Wer die Kraft entwickelt, sie völlig aufzuschließen, kann mit einer ausgewogenen, harmonischen Kost erleben, wie alle ernährungsbedingten Schäden in seinem Organismus repariert werden. Zelle für Zelle, Organ für Organ werden belebt, gereinigt und vitalisiert. Erschlaffung, Trägheit und Krankheit verlassen nach anfänglichem Widerstand den Körper, Vitalität, Frische und Gesundheit ziehen ein.

Ich verstehe jene Mitmenschen, die die reine Rohkost als die einzig richtige Ernährung erleben. Aus rein natürlicher Sicht haben sie vollkommen recht.

Aber der Mensch ist kein reines Naturwesen. Dies beweist er doch Tag für Tag, leider allzuoft zu seinem und zum Schaden der Natur. Ich frage jene Rohköstler, die die gemischte Kost als Irrweg bezeichnen und für 100 Prozent Naturkost plädieren, wieso sie eigentlich noch Kleider und Schuhe tragen, in Häusern leben, Fahrrad, Auto, Flugzeug und Schiffe benutzen. All diese Errungenschaften sind nach der Meinung mancher radikaler Rohköstler doch nur aus der durch den Kochtopf verursachten Dummheit entstanden und nicht aus dem Wunder des menschlichen Geistes. Das ist doch alles unnatürlich.

Wieso schreiben sie Bücher, manche sogar mit Computer, die wiederum mit Computersatz in der Druckerei verarbeitet werden. Das ist alles unnatürlich und die Tiere tun so etwas nicht – auf sie berufen sich ja die Rohköstler.

Rohkostzubereitung

Um die ganze Energie, alle Vitamine, Mineralien, Vital-, Farb- und Aromastoffe einer Möhre, eines Apfels oder eines Grünkohlblattes in uns aufzunehmen, sollten sie in ihrer ganzen Form gegessen werden.

Wer einigermaßen kauen kann, sollte mal in jeder Hinsicht die Urform-Nahrungserfahrung machen. Auch nur soviel Getreide essen, wie er mit seinen Zähnen vollständig zu Brei mahlen kann. Die Ernährung an einem Tag kann folgendes beinhalten:

Nach dem Aufstehen ein Glas warmes Wasser, abwechselnd mit einer frischgepreßten Zitrone.

Frühstück: 1–2 Möhren, 1–2 Äpfel und 1–2 Eßlöffel Sonnenblumenkerne.

Mittagessen: Grünkohl (ganze Blätter mit Stengel essen), 1 kleingeschnittene Zwiebel mit Petersilie, Kümmel, Oregano oder Majoran und Basilikum, dazu 2 Eßlöffel Kürbiskerne und alles vermischen.

Dazu gekeimtes Getreide, Sojabohnen oder Kichererbsen.

Abendessen: einheimisches Obst und/oder Wildbeeren mit Nüssen.

Zwischen den Mahlzeiten kann man Wasser, Kräuter-Wasser oder Tee sowie verdünnte Wildbeeren- oder Kräutersäfte trinken. Bei wirklichem Hunger auch mal Obst essen.

Wer die Möglichkeit hat, frische Wildkräuter zu pflücken, sollte diese öfters ganz oder als Salat essen.

Da der Körper bis zirka 11 Uhr morgens im allgemeinen auf Reinigung eingestellt ist, sollte man das Frühstück öfter mal weglassen und nur trinken.

Möglichst zu jeder Mahlzeit Nüsse, vor allem Wal-, Haselnüsse und Mandeln sowie andere ölhaltige Samenkerne essen wie Sonnenblumen-, Pinien- und Kürbiskerne. Möglichst nicht mischen, sondern zu jeder Mahlzeit nur eine Sorte.

Bei der reinen Rohkostnahrung ist das gute, genußvolle Kauen und Einspeicheln besonders wichtig, nur so kannst Du Blähungen vermeiden.

In einem wissenschaftlichen Experiment mit Rohkost haben japanische Forscher den Unterschied zwischen gekochter und roher Nahrung sehr deutlich erlebt:

Sie haben sich über den Winter 81 Tage lang mit einer äußerst kargen, reinen Pflanzenkost ernährt, die genau jener entsprach, die bei Gefangenen des Zweiten Weltkrieges in den Konzentrationslagern zu schweren Mangel-, besonders zu Eiweißmangelzuständen und infolgedessen zu Hungerödemen geführt haben.

Es gab nur einen Unterschied zwischen den beiden Kostformen: die im Konzentrationslager war gekocht, demzufolge: denaturiertes, totes Eiweiß, Vitamine und Enzyme teils zerstört, Mineralien ausgefällt. Die Forscher aßen die gleiche Kost roh und hatten dabei keinerlei Mangelerscheinungen, im Gegenteil, sie fühlten sich wohl und gesund. Ihre Abwehrkräfte waren so gut wie nie zuvor, viele Menschen um sie herum litten in jenem Winter an schwerer Grippe, die kargen Rohköstler blieben davon verschont.

Sie leisteten mit unverminderter Kraft ihre übliche Arbeit. Eine Frau darunter stillte voll ihren Säugling, der ebenfalls keinerlei Mangelerscheinungen aufwies. Sie hatten bei dieser kargen Kost auch keine Hungergefühle, diese stellten sich aber prompt ein, als sie die gleiche Kost einige Tage lang auf 100° C erhitzten, dazu stellte sich noch allerlei Unwohlsein ein, das gleich nach dem Fortfahren mit Rohkost wieder verschwand.

Dieser Versuch im Winter 1950–1951 wurde an der Universität Kyusku in Japan unter strengen medizinischen Kontrollen durchgeführt unter der Leitung von Prof. Dr. med. Mizuskima und Prof. Dr. med. Yasuda.

Leider hat man bei diesem Experiment anscheinend den teils gebrochenen und depressiven, seelischen Zustand der Gefangenen in den grausamen Konzentrationslagern und seine gesundheitschädigende Auswirkung nicht in Betracht gezogen.

Was bei diesem Versuch fehlte, war eine Kontrollgruppe, die zur selben Zeit die gleiche Kost gekocht verzehrt hätte.

Eines hat dieses Experiment sicherlich bewiesen und hoffentlich vielen Skeptikern, besonders unter den Ärzten deutlich gezeigt: Der Mensch kann auch ohne tierische Eiweiße gesund und ohne Mängel leben, außerdem wurde der hohe Wert der Rohkost bewiesen.

Ernährung als Farbenkost

Die natürlichen frischen Farben unserer Lebensmittel haben große Nähr- und Heilkräfte, die wir am besten durch Rohkost in uns aufnehmen.

Die natürliche Farbenpalette: Rot, Orange, Gelb, Grün, Blau, Violett enthält alle Anteile des Sonnenlichts. Wer seine natürlichen Bedürfnisse wahrnimmt, wird auch die für ihn beste Farbenkost wählen.

Zum großen Teil nehmen wir die Farben durch die Augen in uns auf, auch über die Haut. Klang, Farben und Düfte erzeugen höchste Energie und Lebensfreude in uns, achten wir darauf, daß wir alle drei so natürlich und harmonisch wie möglich aufnehmen.

Die Ernährungs-Umstellung

Jahre- oder jahrzehntelange Fehlernährung mit denaturierter, raffinierter und totgekochter Nahrung schwächt unter anderem die Verdauungskräfte.

Ein derart geschwächter Verdauungsapparat sollte langsam und mit viel Einfühlungsvermögen an eine vitalstoffreiche Frischkost gewöhnt werden. Dabei wird der ganze Mensch mit der »neuen« lebendigen Nahrung konfrontiert.

Am Anfang genügen kleinste Mengen Rohkost, die man vor den anderen Speisen essen sollte. Langsam essen, gründlich kauen und einspeicheln ist sowohl für die Verdauung als auch für die Umerziehung des degenerierten Geschmacksempfindens besonders wichtig.

Der Vollwert- und Rohkostanteil sollte langsam gesteigert werden. Die neue Kost sollte auf keinen Fall nur aus Pflichtbewußtsein für die Gesundheit freudlos hinuntergewürgt werden. Nur was schmeckt und mit Freude und Appetit gegessen wird, dient der Gesundheit. Viele meinen, sie müßten auf die Genüsse des Lebens verzichten, wenn sie rohes »Grünzeug« essen sollen.

Rohkost schmeckt in der Regel intensiver als Gekochtes. Außerdem kann man auch den »verdorbensten« Gaumen mit feinen und pikanten Soßen (Tunken) zur Rohkost verleiten. Das Essen soll auf alle Fälle schmecken. Bei der Ernährungsumstellung ist die Kunst des Würzens besonders gefordert.

Am besten gelingt die Umstellung nach einer Fastenkur.

Jede Umstellung im Leben erfordert Motivation und Überwindung, am Anfang auch Disziplin, später läuft alles selbstverständlich.

Eiweiß-Überernährung

Eiweiß, Pro-tein, heißt auf griechisch »der erste Stein«, Baustein des Körpers. In den meisten Ländern dieser Welt wird davon zuviel gegessen, besonders dort, wo der materielle Wohlstand herrscht.

Zum Aufbau unseres Körpers brauchen wir in jungen Jahren viel mehr Bausteine als später zur Erhaltung unseres Organismus sowie zu Renovierungs- und gelegentlichen Reparaturarbeiten am Körpergebäude.

Was passiert, wenn wir unserem Organismus ständig zu viel Eiweiß, das heißt zu viele Bausteine zuführen? Betrachten wir es vereinfacht am Beispiel eines Hausbaus: Sobald der Rohbau steht, werden keine Bausteine mehr benötigt, da ja alle Räume planmäßig fertig sind. Werden dennoch weiterhin Bausteine geliefert und nun zwangsweise, gegen den Plan, in dem fertigen Bau verarbeitet bzw. vermauert, so werden die Räume des Hauses immer enger.

Genau das geschieht auch in unserem Körper, wenn wir zuviel Eiweiß essen: Es wird abgelagert, eingebaut, die lebensnotwendigen Hohlräume werden kleiner, der gesamte Organismus wird zunehmend unbeweglicher und steifer. Die Ablagerungen in den Körperhohlräumen führen nicht unbedingt zu einem sicht- und wägbaren Übergewicht. Ich erlebe in der Praxis täglich schlanke Menschen mit vielen krankmachenden Ablagerungen, unter anderem sogenannte Gefäßsklerosen.

Am gefährlichsten wirken sich diese Verengungen an den Blutgefäßen aus, wo das Eiweiß, zum Teil zu Fett abgebaut, zwischen den Schichten der Gefäßwände abgelagert wird und somit die Blutzirkulation zunehmend behindert, bis hin zu einem totalen Gefäßverschluß.

Im Volksmund bezeichnet man dies als »Gefäßverfettung«, am bekanntesten ist dabei die »Herzkranzgefäßverfettung«.

Gesättigte Nahrungsfette werden direkt an der Gefäßinnenwand abgelagert.

Eine weitere, für den Organismus katastrophale Folge der übermäßigen Eiweißkost ist die Übersäuerung, besonders mit Harnsäuren.

Dies führt zu Rheuma, Arthrose und so weiter.

Eigenartigerweise fühlen sich die meisten übermäßigen Eiweißkonsumenten über viele Jahre hinweg besonders wohl. Wahrscheinlich durch die überhöhte Sinnesstimulierung der starken Eiweißkost. Dies dürfte auch mit die Ursache sein, warum die meisten die ersten Krankheitssymptome als Resultat ihrer Unmäßigkeit erst sehr spät merken. Meistens erst, wenn schon Organe und Gelenke beschädigt sind.

Als Eiweiß-Fehlernährung kann man die zum Teil gefährliche Denaturierung des Eiweißes durch zu starkes Kochen und Braten, vielleicht auch durch die Bombardierung (Erhitzung) mit Mikrowellen bezeichnen. Besonders gefährlich wirkt sich dies auf den Organismus bei den konzentrierten Eiweißträgern aus, das sind Fleisch, Fleischprodukte, Fisch, Milch und Eier. Die Denaturierung von Pflanzeneiweiß durch Überhitzung ist die gleiche, nur ist die Eiweißkonzentration in den Pflanzen nicht so hoch, weshalb die Folgen viel geringer sind.

Eiweiße sind große, weitgehend wasserlösliche Moleküle.

Durch zu starke Erhitzung und Verkochung werden sie in ihrer Struktur stark verändert und verlieren unter anderem ihre Wasserlöslichkeit. Dadurch kann sie unser Organismus nicht artgemäß verwerten und nutzbringend einbauen.

Diese zerstörten Eiweißmoleküle faulen regelrecht im Darm, daher auch der entsprechende Geruch. Mit den gesundheitsschädigenden Folgen, die sich daraus entwickeln, könnte man mehrere Bücher füllen.

Salz wird besonders von den starken Eiweißkonsumenten im Übermaß gegessen: alles muß gesalzen sein, dazu kommt noch der Salpeter (Nitratsalz) in Wurst, Lachs und Schinken. Man sieht es diesen Menschen oft an, sie sind regelrecht gepökelt und versalzen. Das durch Salzablagerungen gereizte und vergiftete Gewebe verlangt nach einem Übermaß an Flüssigkeit, das dann dem Körper oft in Form von alkoholischen Getränken zugeführt wird.

Zeichen der Fehlernährung

Unangenehmer Körpergeruch, scharf riechender Schweiß und Urin, übel und nach Fäulnis riechender Stuhlgang sind Zeichen tiefgreifender Störungen einerseits durch Fehlernährung, andererseits auch durch seelische Disharmonie und

Aggressionen. Bei den meisten Patienten kann man allein durch ihren Körpergeruch die richtige Diagnose stellen.

Maßhalten im Essen und Trinken wirkt sich auf alle Lebensbereiche aus, umgekehrt auch die Unmäßigkeit.

Wenn wir mit Liebe zu allen Wesen, besonders auch zu den Naturwesen und auf Gott ausgerichtet essen, schenken uns die Lebensmittel ein Vielfaches mehr an Energie, auch wenn wir nur noch die Hälfte unserer üblichen Mahlzeiten essen.

Durch die Überernährung entstehe eine Art von »Gehirnerweichung«, sagte Rudolf Steiner und fügte hinzu: *Der Mensch »durchdringt sich im Kopfe mit dem, was er bloß im Bauche haben soll.«*

Die Ernährung als Wirtschafts- und Machtfaktor

Im Durchschnitt verzehrt der Bundesbürger 4 kg Lebens- und Nahrungsmittel pro Tag mit einem durchschnittlichen Kilopreis von DM 4,–, ergibt DM 5.840,- pro Jahr mal 80.000.000 Bundesbürger: ergeben DM 467.200.000.000,- im Jahr.

Diese Summe ist ein Anreiz für die Konzerne, einen möglichst großen Marktanteil davon zu gewinnen. Um dies zu erreichen, scheuen sie keine Mittel.

Ein reuiger Manager, der die obskuren, skrupellosen Machenschaften seines Nahrungsmittel-Konzerns nicht mehr mittragen konnte und demzufolge ausgestiegen war, sagte mir: »Die einzig mögliche Rettung für den manipulierten Massenmenschen sehe ich darin, daß er derart degeneriert, bis er für die Wirtschaft als Konsument nicht mehr interessant ist.«

Das Ziel dieser Konzerne ist die weltweite Beherrschung des gesamten Nahrungsmittelmarktes sowie die völlige Unterwerfung der Landwirtschaft als billige Rohstoffproduzenten, solange diese überhaupt noch gebraucht wird.

Aus billigsten Rohstoffen produziert diese »Menschenfuttermittel-Industrie« teure Fertigprodukte und erzielt somit Milliardengewinne.

Diese denaturierte, krankmachende Nahrung bildet einen weiteren Wirtschaftsfaktor, indem sie dem Pharmakonzern die Kunden (Opfer) liefert. Auch für diese Konzerne ist der Mensch ein auszubeutendes Opfer, an dessen Leiden man Millliarden verdienen kann.

Diese durch Fehlernährung verursachten Krankheitskosten liegen in der BRD derzeit, laut entsprechenden Studien, bei 55 bis 60 Milliarden DM. Auch dies ist eine beträchtliche Summe, um deren Anteile die Pharmaindustrie kämpft.

Wie hoch die Kosten für jene Erkrankungen liegen, die durch Medikamente verursacht wurden, habe ich bisher noch nicht erfahren, aber es dürften ebenfalls astronomische Zahlen sein.

Lebens- oder Tötungs-Mittel?

Die wachsende Zahl der Lebensmittelvergiftungen durch allerlei chemische Mittel sowie die Zunahme der künstlichen Nahrungsmittelherstellung führen zu einem erweiterten Lebensmittelbewußtsein.

Meist ißt der Konsument fast alles unbedacht in sich hinein. Zum größten Teil sind dies denaturierte und degenerierte »Krankmachmittel«, die fälschlicherweise als Lebensmittel bezeichnet werden. In diesen schillernden und verlockenden Verpackungen lauern jedoch offiziell genehmigte Gifte. Ein Anschlag aus dem Hinterhalt auf unsere Gesundheit, der sogar zum Tode führen kann. Überall lauert der Tod in dem, was uns am Leben erhalten soll.

Bisher hat der »Alles-Esser« sich nicht damit beschäftigt, was er in sich hineinstopft.

Jetzt wird er vorsichtiger, wenn er sich mit seinem Drahtwagen in dem Dosen-, Schachtel- und Flaschendschungel auf die Jagd begibt.

Er prüft die Beute kritischer, studiert gründlich die Beschreibung der Inhaltsstoffe auf der Verpackung. Langsam erwacht er aus dem Allesfresserschlaf, fängt an, darüber nachzudenken, was ihn am Leben erhält und was ihn tötet, was Mittel zum Leben oder Mittel zum Tode ist. Immer mehr entscheiden sich für das »Lebensmittel«. Gemessen an den allesfressenden Menschenmassen ist die Zahl dieser Erwachenden jedoch leider noch sehr gering.

Alle Lebensmittel sind heutzutage in irgendeiner Weise mehr oder weniger vergiftet: Getreide, Gemüse und Obst durch Dünger, Pestizide, Insektizide, Fungizide sowie durch unzählige Gifte aus Luft und Regen. Die sogenannten, in Deutschland zugelassenen »Pflanzenschutzmittel« enthalten ca. 500 verschiedene, zum Teil hochgiftige chemische Wirkstoffe. Die Profitgier verleitet den Menschen zu immer extremeren, naturwidrigen Züchtungen und Kreuzungen. Durch die Genmanipulation sind der Vergewaltigung und Verunstaltung der Natur kaum noch Grenzen gesetzt.

Das Fleisch der Tiere ist vergiftet durch ungesunde, überdüngte und vergiftete Wiesen, denaturierte Futtermittel, Hormone, eine Flut von Antibiotika und anderen chemischen Mitteln und Medikamenten. Die Ängste und die Verzweiflung der Tiere selbst, hervorgerufen durch grauenvolle Massenmast, Transporte und Schlachtung, vergiften ebenfalls ihr Fleisch. Die Fische stammen aus vergifteten Meeren, Seen und Flüssen und aus Fischzucht mit denaturierten Futtermitteln und unnatürlicher Massenhaltung in Teichen und Becken.

Die Vergewaltigung, Ausbeutung und Vergiftung der Natur und ihrer Produkte ist brutal und grenzenlos. Betrachten wir zum Beispiel ein gequältes, hochgezüchtetes Huhn in einer sogenannten Legebatterie, in der es sich nicht einmal umdrehen kann, oder die Kälber und Schweine in ihren Mastboxen: nur Aufstehen, falls sie die Kraft dazu haben, und Hinlegen. Meistens fressen sie im Liegen. Mit einer Spezialbeleuchtung wird das arme Huhn Tag und Nacht zum Fressen und Eierproduzieren angeregt. In 250 Tagen legt das Huhn ca. 300 Eier, das sind ungefähr 15 kg bei 1 – 1,5 kg Körpergewicht. Das ist eine Hochleistung wahrer »Turbo-Eier«. Um dies zu ermöglichen, enthält ihr Futter u.a. folgende Zutaten: Mehl aus Schlachthofabfällen, Fischmehl, 15 Carotinoide (Farbstoffe), L-Methoinin, L-Lysin, Calcium, Cholesterin, DES (Diethylstilböstral), Sulfonamide, Antibiotika, Coacidiostatika, Antioxidantien, Psychopharmaka und einiges mehr. Guten Appetit zum Frühstücksei!

Selbst der gewissenhafte, mit der Natur im Einklang arbeitende Landwirt oder Gärtner kann seine Pflanzen nicht vor dem vergifteten Regen und der vergifteten Luft schützen.

In ihrem Kampf gegen die naturverbundenen Landwirte und Gärtner benutzen die Ausbeuter und Zerstörer der Natur leider hin und wieder diese Tatsache, um zu behaupten, diese Pflanzen wären genauso vergiftet wie die jener Landwirte und Gärtner, die mit Chemie arbeiten. Um den Verbraucher bewußt zu täuschen, wurden u.a. auch großangelegte »wissenschaftliche« Vergleichsstudien inszeniert. Dabei wurden die Pflanzen aus beiden Anbauweisen *nur* auf *die* Schadstoffe untersucht, die ja drin sein mußten, weil sie aus Wind und Regen stammen. Nach Rückständen von Herbiziden, Pestiziden, Fungiziden usw. wurde nicht gesucht. Ebensowenig wurde weder das energetische Potential der Pflanzen noch ihre Gesundheit bzw. der Grad ihrer Denaturierung getestet. Aber auch diese Täuschungsmanöver haben ihre lichte Seite, sie rütteln manchen Verbraucher aus dem Schlaf seines blinden Glaubens an die etablierten industrie- und politikgebundenen Wissenschaftler, die leider nicht immer zum Wohl ihrer Mitmenschen arbeiten. Dazu kommt noch die zunehmende radioaktive Bestrahlung der Nahrungsmittel zur besseren Konservierung.

Die Vergiftung der Lebensmittel in Gartenbau, Landwirtschaft und Fischzucht ist unübersehbar und trotzdem gering gegenüber der zunehmenden Vergiftung und Denaturierung der Lebensmittel durch die sogenannte Nahrungsmittelindustrie. Durch die Errungenschaften der »modernen« Wissenschaft wird dieser Industriezweig immer unabhängiger von Landwirtschaft und Gartenbau.

Selbst unser tägliches Brot, jahrtausendelang mit Mehl, Wasser und Salz gebacken, wird heute vielerorts nur noch mit einer Vielzahl chemischer Mittel gebacken: künstliche Aromen, Bräunungs- und »Knusper«stoffe, Gärungsverzögerer, Knetzeitverkürzer, Teigsäurungsmittel, Konservierungsstoffe, Schimmelverhüter, unzählige Backmittel, sogar Gips zur Stabilisierung der Brotkrumenstruktur. Mit seife-identischen Stoffen wird die Klebefähigkeit des Teiges vermindert und somit »maschinengängiger« gemacht, auch L-Cystin verhindert das Kleben des Teiges an Maschinen und Förderbändern, ist aber gleichzeitig ein sogenannter »Aromavorläufer«. Dieser Stoff wird häufig aus Schweineborsten und Menschenhaaren hergestellt. Ständig kommen, überwiegend in Europa und den USA, neue Stoffe hinzu. Allein in Deutsachland schlucken die Bürger mit ihrem täglichen Brot (in all seinen Formvarianten) jährlich zirka 220 000 bis 240 000 Tonnen chemischer Backhilfsmittel. Allein schon durch die Einatmung vieler dieser Gifte erkranken immer mehr Bäcker. Wie mag es wohl mit ihren Opfern (Kunden) gesundheitlich aussehen, die täglich ihr Chemieprodukt »Brot« konsumieren.

In vielen »Brotfabriken« braucht man heute keinen Bäcker mehr. In diesen hochmodernen Industrieanlagen kommt kaum einer noch mit Teig in Berührung. Für jede »Brot«- oder »Gebäck«art liefert die Backmittelindustrie eine spezielle Mehl-Chemie-Mischung, meistens sogar mit dem Backprogramm-Hinweis, mit dem das »Brötchen« computergesteuert »abgebacken« werden soll.

Auf einer Schweizer Gebirgshütte stellte uns die Wirtin stolz die Vorzüge eines neuen Brotes dar, das sie vor einem Jahr entdeckt hatte: Völlig witterungs- und temperaturunabhängig (für das Gebirge besonders wichtig), bleibt monatelang unverändert frisch, weich und aromatisch. Wir hatten uns auf eine gute Brotzeit mit Schweizer Käse gefreut, der Käse war gut, aber das Brot schmeckte nach Chemie und hatte die Konsistenz von Latex- oder Moosgummi. Ein Brot wie geschaffen für das rauhe Klima der Berge, aromatisch, würzig und unverwüstlich wie die Berge selbst, ein echtes Naturprodukt, schloß die Wirtin voller Begeisterung. Wenn dies das Naturempfinden eines Menschen ist, der noch inmitten eines gewaltigen Gebirges in 2.300 Meter Höhe lebt, was soll dann der Städter noch empfinden beim Verzehr seines täglichen Brotes?

Gott sei Dank gibt es noch viel gutes Brot, besonders in Deutschland, denn ein wirklich ehrlicher Bäcker mit »Leib und Seele« macht diese Chemiepanscherei nicht mit.

Die Anfänge

Schon in ihren Anfängen stellte die offizielle, institutionalisierte Ernährungswissenschaft fest: Die drei entscheidenden Nahrungsgrundlagen seien Eiweiß, Fett und Kohlenhydrate und alles übrige seien Ballaststoffe.

Für die damals aufstrebende Nahrungsmittelindustrie war und ist dies bis heute ein wichtiges Argument, um ihre isolierten und denaturierten Kohlenhydrate in Form von Weißmehl und Zuckerprodukten dem Verbraucher gegenüber auch wissenschaftlich zu untermauern. Das Hauptargument war und ist leider zum Teil heute noch: Wir (die Industrie) befreien für sie (den Verbraucher) die Lebensmittel von ihren Ballaststoffen. Damit ersparen wir ihrem ohnehin schon gestreßten Organismus viel Arbeit. Der Hauptgrund für die industrielle Isolierung der Kohlenhydrate war und ist die unbegrenzte Lagerfähigkeit der Lebensmittel. In ihrer natürlichen Form sind die Lebensmittel, mit Ausnahme von Honig und Getreide, alle leicht verderblich. Das Getreide als ganzes Korn hält lange, aber sobald es gemahlen ist, wird das Vollmehl durch die freigesetzten Keimöle schnell ranzig.

Nebenbei bemerkt ist das Weißmehl bei den französischen Militärbäckern und Müllern zur Zeit der Vorbereitungen von Napoleons Rußlandfeldzug entstanden. Noch heute essen die Franzosen das längste Weißbrot der Welt, ihr geliebtes Baguette. Die Römer und die Phönizier, einige Jahrhunderte früher, waren da schlauer: Sie führten Steinmühlen und Getreide auf ihren langen Feldzügen und Schiffahrten mit sich. Frisch gemahlener Getreideschrotbrei und Fladen waren ihre tägliche Hauptnahrung, oft sogar die einzige über Monate.

Durch die unbegrenzte Lagerfähigkeit konnte und kann die Industrie auch mit den Nahrungsmitteln spekulieren, d.h. erst dann verkaufen, wenn Knappheit herrscht und sich somit an der Not des Bauern und des Konsumenten bereichern.

Ein Teil der Ernährungswissenschaftler hat heute, Gott sei Dank, die wichtige Funktion der sogenannten Ballaststoffe erkannt.

Gefährliche Spielchen mit den Bausteinen der Materie

Die Wissenschaftler können heute alle Stoffe bis in kleinste Teilchen zerlegen und ihren Inhalt und ihre Zusammensetzung weitgehend erfassen.

So hat man auch die Lebensmittel, die der Mensch braucht, zerlegt und sie in sechs große Gruppen eingeteilt: Eiweiße, Fette, Kohlenhydrate, Vitamine, Mineralstoffe und Spurenelemente. Jede dieser Gruppen wird bis heute weiterhin erforscht, und man findet immer neue Teile und Werte, obwohl schon Tausende gefunden worden sind.

Die Nahrungsmittelindustrie macht sich diese Teilchenerkenntnis in zunehmendem Maße zunutze, um immer mehr künstliche Nahrungsmittel zu produzieren. Hier kann man wohl mit Goethe sagen: »Sie haben alle Teile in der Hand, nur fehlt ihnen leider das geistige Band.«

Diese chemischen Zusammensetzungen isolierter und zum größten Teil denaturierter Stoffe kann man keineswegs mehr als »Lebensmittel« bezeichnen. Lebensmittel sind Mittel zum *Leben*. Diese künstlichen Erzeugnisse kann man eher als Mittel zum Sterben betrachten, auf Raten natürlich: man lebt auf Raten und stirbt auf Raten. Diese künstlichen Nahrungsmittel machen auch unsere Seele krank.

Ein Lebensmittel, ein Mittel zum Leben, das also Leben *vermittelt*, ist seiner natürlichen Form so nahe wie nur möglich.

Außer der Summe seiner Teile hat jedes Tier, jede Pflanze und jede Frucht auch noch seelisch-geistige Kräfte. Lebendige Organismen lassen sich nicht durch einseitige analytische Forschung in ihrer ganzen vielfältigen Komplexität ergründen.

Alles ist beseelt in dieser Schöpfung. In jedem Sein und in jedem Stein pulsiert das Leben – wohnt der Große Geist, sagen die Indianer. Jede Tier- und jede Pflanzenfamilie hat ihre Gruppenseele mit individuellen, arteigenen Eigenschaften. Sie alle wollen sich im Zuge ihrer Weiterentwicklung mit uns Menschen verbinden.

Diese spezifischen Seelenkräfte aus dem großen Naturreich sind in den künstlichen Nahrungsmitteln nicht enthalten. Je nach Art der Zusammensetzung können diese Kunstprodukte zu »Wohnungen« für chaotische und zerstörende Kräfte werden, die den Menschen seelisch vernichten können.

Lebensmittel-Imitate (künstliche Nahrungsmittel)

Während ich dies schreibe, dürfen in Deutschland noch keine Imitate verkauft werden, d.h. eine Hühnersuppe (aus Beutel oder Dose) muß immer noch etwas von einem Huhn enthalten, und sei es nur Hühnerknochenmehl oder Hühnerdärme. Mit der Öffnung des Europäischen Marktes werden wir mit Imitaten überflutet, wie sie schon in Frankreich, England und den USA üblich sind. Da braucht dann eine Hühnersuppe nicht einmal mehr das Mehl der gemahlenen Federn aus alten Federbetten enthalten, wie dies in den USA schon gemacht wird. Nur der Geschmack muß huhnähnlich sein. Da gibt es z.B. Pfefferminztee in Aufgußbeuteln, in denen irgendein fein gerebeltes Laub ist, das mit künstlicher Minzessenz besprüht worden ist. Es gibt auch schon Käse, für dessen Herstellung nicht ein Tropfen Milch verwendet wird. Bald braucht man für Milch und Butter auch keine Kühe mehr. Laut Statistik eines Marktforschungsinstitutes kommen in Europa jährlich ca. 10 000 neue künstliche »Nahrungsmittel«-Kombinationen auf den Markt, wovon jährlich nur 3 Prozent den Markt erobern. 80 Prozent aller Nahrungsmittel werden bereits aus der Industrie bezogen.

Noch stammt der größte Teil der »Rohstoffe« für die künstliche Nahrung aus der Natur: Sojabohnen, Kartoffeln, Mais, Früchte und vieles mehr werden mit Säure, Hitze, Enzymen und allerlei Chemikalien, Lösungsmitteln usw. in kleinste Teile zerlegt und nach den Vorstellungen der »Lebensmittel-Designer« – so nennen sich die modernen Hexenköche – wieder neu zu allen denkbaren Formen und Kombinationen künstlich zusammengebaut. In den USA, in Israel und Japan wird Orangensaft schon massenweise künstlich erzeugt.

Mikroorganismen – Nahrungsmittel der Zukunft?

Das perverse Spielchen mit den Bausteinen des irdischen Lebens durch Biotechnologie und Genmanipulation in den Chemielabors der »Nahrungsmittel«-Industrie fängt erst richtig an.

Das Ziel dieser Konzerne ist die völlige Unabhängigkeit von Landwirtschaft und Tierzucht als »Rohstoff«-Lieferanten für ihre künstlichen Produkte. Mit anderen Worten, sie wollen die Verbindung zur Natur und zu Gott bewußt abbrechen und sich selbst zu Göttern erheben. Sie glauben, weil sie die Bausteine und die Informationen der materiellen Welt zu manipulieren gelernt haben, könnten sie eine neue, künstliche Welt aufbauen. Mikroorganismen und deren Stoffwechselprodukte werden schon massenweise als Rohstoff für das »Futter« des immer künstlicher werdenden Menschen verwendet.

Extruder – Essen aus Müll

Der Extruder ist eine Maschine, die in der Kunststoffindustrie entwickel worden ist und mit der man aus unzähligen Stoffkombinationen alle denkbaren Formen herstellen kann.

Die Entdeckung dieser Maschine durch die Nahrungsmittel-Technologen beschleunigte den Weg vom Lebensmittel zum Menschen-Futtermittel.

In den USA sind Tierfuttermittel- und Menschenfuttermittel-Hersteller oft eine Firma mit unterschiedlichen Namen. Die Rohstoffe für beide sind nahezu die gleichen: Schlachthofabfälle aller Art, Fischköpfe und Gräten, Eierschalen und allerlei Frucht- und Getreideschalen, Hühnermist, Federn (auch aus alten Federbetten), Gerberei-Abfälle und vieles mehr. Ständig kommen neue Abfälle und Kunststoffe hinzu, auch Stubenfliegen, Küchenschaben, Maikäfer, Heuschrecken, Schnecken, massenweise gezüchtete Regenwürmer. Sojabohnen, Mais und Kartoffeln bilden den größten Anteil der nicht-ekelerregenden Roh-stoffe, aber auch diese werden in kleinste Teile zerlegt, che-misch verändert und beliebig mit allerlei Dreck vermischt. Bei Bedarf werden künstliche Vitamine und Mineralien hinzuge-fügt, und das Endprodukt wird mit künstlichen Aromastoffen schmackhaft gestaltet.

Fast alle Strukturen und Geschmackseigenschaften sowie jedes gewünschte Kaugefühl können im Extruder erzeugt wer-den. So werden rationell und billig tonnenweise die Humanfut-termittel hergestellt, mit allerlei Formen, Strukturen und Ge-schmacksrichtungen: allerlei Snaks, Flips, Kartoffelchips, Knus-perflakes, Cornflakes, Pseudo-Knäckebrot, tausenderlei sog. Pausen- und Kraftriegel, Fischstäbchen, Sojafleischprodukte, Kaugummi und vieles, vieles mehr.

Täglich werden neue Formen, Farben und Geschmacksrich-tungen mit aufwendigen Werbekampagnen auf den Markt ge-worfen. Die Ernährung des Menschen wird den Launen und Richtlinien der Mode unterworfen.

Nur an einem der vielen mir bekannten Beispiele möchte ich die Verwertung von Abfällen verdeutlichen: In den USA wer-den Hühner- und Gänsefedern aus Schlachthöfen, Geflügelfar-men und alten Betten tonnenweise gesammelt. Sie werden zu-sammen mit einem Lösungsmittel auf ca. 160 Grad erhitzt. Dabei wird das Eiweiß aus den Federn herausgelöst. Je nach Verfahren ist das Endprodukt Eiweiß, als Pulver oder Flocken, aber auch in Form einer weichen, sahneähnlichen Paste. Dieses Grundmittel wird von der Industrie sehr vielseitig verwendet: in der Herstellung von Pudding, Speiseeis und allerlei Milch, von Joghurt, Sahne und quarkähnlichen Nachtischen, von Teig-waren, Suppen, Backwaren, Kuchenmehlmischungen, Konfekt, Waffeln und vielem mehr. Diesem begehrten Nahrungsmittel-Grundstoff sieht man seine Abfallherkunft nicht mehr an, ge-schweige denn dem »feinschmeckenden« Endprodukt. Isolier-tes Eiweiß, gemischt mit Füllstoffen, Mineralstoffen, Vitaminen, jedem beliebigen »natur«ähnlichen Aromastoff und verschiede-nen anderen künstlichen Zusätzen, dies ist die Zauberformel der modernen Hexenküche.

Künstliche Aromen

Jede Menschenseele hat ihren spezifischen Geruch. Bei materialistisch ausgerichteten Menschen ist der Seelenduft kaum wahrnehmbar. Bei vielen ist er auch durch übelriechende, krankhafte Körperausdünstungen überlagert. Auch die Tier-, Pflanzen- und Mineralseelen haben ihre artspezifischen Düfte. Dieser ist bei natürlich lebenden Tieren und Pflanzen, mit geringen Intensitätsschwankungen, meistens artengleich, d.h. jede Tier- oder Pflanzenart hat den gleichen Seelenduft, da jede Gesteins-, Pflanzen- oder Tierart eine Gruppenseele hat. Neben dem Seelenduft haben alle Wesen der Naturreiche auch einen Organismus-Duft. Dieser ist bei unnatürlicher, chemiebelasteter Tier- und Pflanzenzucht stark bis völlig verändert. Alle unnatürlich angebauten Getreide-, Gemüse- und Obstsorten haben keinen feinen, aromatischen, artspezifischen Duft mehr. Viele Menschen kennen das Aroma und den Geschmack natürlich gewachsener Lebensmittel nicht mehr.

Hätte Gott uns Menschen als Raucher geschaffen, so hätte er uns einen Kamin eingebaut, denn in Gottes Schöpfung hat alles seinen Sinn und Platz. So auch unsere Nase; sie sitzt direkt über dem Mund, als Kontrolleur für alles, was wir essen. Wir sollten den feinen Geruchssinn unserer Nase ständig üben, um das Natürliche vom Künstlichen, das Gesunde vom Kranken unterscheiden zu lernen. Somit entwickeln wir einen gesunden Instinkt für die Belange unserer Zeit.

Die meisten Menschen heute können natürliche Aromen nicht mehr von künstlichen unterscheiden. Das Ergebnis eines großangelegten Speise- und Getränkearomatests ist für mich alarmierend: 95 Prozent der für die deutsche Bevölkerung repräsentativ ausgewählten Testpersonen entschieden sich für die künstlichen Aromastoffe; sie fanden diese, ohne daß sie es wußten, besser als die natürlichen. Nachdem man ihnen mitteilte, daß sie sich für künstliche Produkte entschieden hätten, blieben doch noch ca. 72 Prozent bei ihrer Wahl, mit dem Argument: »Der Geschmack ist wichtig.« Das ist auch richtig! Essen soll schmecken, aber der Mensch sollte die Fähigkeit haben, den natürlichen vom künstlichen Geschmack zu unterscheiden. Dieser Test beweist jedoch, daß es nur noch sehr wenig Menschen gibt, die noch eine Verbindung zur Natur und somit auch einen natürlichen Instinkt sowie Geruchs- und Geschmackssinn haben.

Die ständige Täuschung des Organismus mit naturähnlichen Stoffen führt auf die Dauer zu schwereren Störungen als jeder übermäßige Konsum naturgemäßer Lebensmittel.

Allein schon die Tatsache, daß sich der Organismus, d.h. die Sinnesorgane, täuschen läßt, ist ein Krankheitszeichen. Diese Täuschung des Geschmacks- und Geruchssinnes kann dem »modernen« Zeitgenossen auch seelisch-geistig zum Verhängnis werden, denn es können sich dadurch unbemerkt dunkle Geistwesen einschleichen.

Ähnlich werden auch die Augen mit einer großen Palette künstlicher Farbstoffe getäuscht. Vom »Früchtejoghurt« über Teigwaren bis hin zum Lachsfilet ist heute ein großer Teil der Lebensmittel künstlich gefärbt. Das künstliche Mastfutter der armen, dicht gedrängt lebenden Zuchtlachse in den abgesperrten Fjorden Norwegens enthält neben Antibiotika auch Farbstoffe, damit das Fleisch der gequälten Tiere schön rot wird. Die armen Kälber dagegen dürfen nie das Tageslicht sehen und nichts Grünes fressen, damit ihr Fleisch blaß bleibt. So pervers ist der Mensch.

In den USA gibt es schon Aromaingenieure, die für die Industrie-, Büro- und Geschäftswelt, je nach Bedarf, kauflustanregende, leistungssteigernde, urteilsvermögendämpfende und betörende Aromakombinationen erforschen. So wie die Menschen durch ständige gezielte »Musikberieselung« schon seit Jahren gelenkt werden, wird man sie bald auch noch über den Geruchssinn mit künstlichen Aromastoffen manipulieren.

Fettaustauschstoffe

sind im Vormarsch. Damit der maßlose Konsument weiterhin Berge fetthaltiger Nahrung »genießen« kann, ohne selbst dabei fett zu werden, hat die Wissenschaft fettähnliche Ersatzstoffe geschaffen, die angeblich so perfekt sind, daß sie unsere Wahrnehmungs- und Geschmackssinne täuschen.

Der Grundstoff dazu ist Eiereiweiß und Milcheiweiß. Dieses Eiweiß wird in einem hochkomplizierten, technisch-chemischen Prozeß mit einer Vielzahl von Zusatzstoffen zu einem völlig neuen, synthetischen, homogenen, fettähnlichen Stoff verwandelt, ohne jedoch Fett zu enthalten.

Unter der täuschenden Bezeichnung »mikropartikuläres Eiweiß« verbirgt sich dieser neue Kunststoff.

Ein anderer Fettersatz wird aus Zucker und Öl hergestellt; diese neue Substanz heißt Sacharosepolyester. Dieses Fettimitat wird angeblich weder durch Braten noch durch Kochen verändert, auch nicht durch unseren Verdauungstrakt. Laut »Wissenschaftlern« wird dieses »Polyester-Fett« auch unverändert vom Darm ausgeschieden; es dient nur dem Eßgefühl.

Schwarzmagier greifen nach dem Leben

Der Massenmensch hat keine Verbindung mehr zu Gott, zur Natur und demzufolge auch nicht mehr zu seinem wahren Selbst. Dadurch hat der Mensch immer weniger Bezug und Vertrauen zu den unveränderten Lebensmitteln aus der Natur. Er kauft lieber alles sauber verpackt: »Rohmilch direkt vom Bauern? Nein, da sind doch Bakterien drin. Ich kaufe nur sterilisierte Milch im Supermarkt, da gehe ich sicher.« Solche Antworten bekomme ich oft zu hören. Viele haben sogar Angst, Getreide und Gemüse direkt vom Bauern zu kaufen.

Die »moderne« Gesellschaft wird immer künstlicher und chaotischer, wie ihre Ernährung. Oder die Ernährung wird immer künstlicher, wie die Gesellschaft.

Schwarzmagier wollen auf ihrem Weg in den Abgrund die gesamte Menschheit mitreißen. Die künstlichen Menschenmassen-Futtermittel sind geprägt von ihrer niederträchtigen, krankhaften und grenzenlosen Machtgier. Diese Futtermittel enthalten keine harmonischen, göttlichen Lebensinformationen mehr. Im Gegenteil, sie sind darauf angelegt, die geistige Individualität des Menschen zu zerstören und ihn zu einem manipulierbaren Massenzombie zu degradieren.

Diese schreckliche Entwicklung ist – wie alles, was uns begegnet – die Konsequenz einer selbsterzeugten Ursache: Heute degradiert und manipuliert der Mensch die Natur auf grausame Art und Weise. Pflanzen und Tiere sind zu Menschenfutter degradiert. Morgen erleidet der Mensch dieses Schicksal als seelisch gebrochener Massenarbeiter-Zombie, gefügig gehalten durch Genmanipulation und eine Art Psychopharmaka in seinem täglichen Futter.

Mensch, willst Du es wirklich so weit kommen lassen?

Die Ernährungskonzerne liefern den Pharmakonzernen die Kunden (Opfer).

Beide Lobbys haben ihre Schlüsselpositionen in den Massenmedien und den Regierungen.

Leben ist nur durch Leben möglich, die Kunstprodukte aus den Chemielabors der »Nahrungsmittel«-Industrie verdrängen und töten das Leben im Menschen.

Wir müssen wieder mehr Zeit und Geld für gesunde Lebensmittel investieren.

Der gesundheitsbewußte Mensch wird in Zukunft nur noch direkt beim Bauern, beim Gärtner sowie in Reformhäusern und Naturkostläden einkaufen können.

Die zum Teil schwere Pionierarbeit der Öko-Bio-Landwirte wird allmählich immer mehr gewürdigt.

Der Konsument sollte dem Landwirt möglichst oft bei seiner Arbeit helfen, besonders bei der Kultivierung und der Ernte. Besonders Stadtkinder sollten mit ihren Eltern an einigen Wochenenden im Jahr auf einem Bauernhof arbeiten. Eine aktive Verbindung zwischen Bauer, Gärtner und Verbraucher ist für beide Seiten wertvoll: Der Bauer bekommt wichtige Handarbeitshilfe, die er mit Naturalien bezahlen kann. Der Konsument bekommt wieder eine Beziehung zur Natur und ihren Gaben, die er frisch vom Feld selbst ernten kann.

Auch die mühsam aufgebauten seriösen Überwachungs- und Kontrollverbände für Lebensmittel aus naturgemäßem Anbau werden immer wichtiger, ihre Etiketten bürgen für natürliche Nahrungs- und Lebensmittel.

Der Mensch frißt seine Kinder

Der Gipfel der Perversion ist erreicht: Äußerst grausam ermordet der Mensch – massenweise! – seine Kinder im Mutterleib. Weltweit der größte und bestialischste Massenmord aller Zeiten.

Die Kinderleichen werden tonnenweise an die Industrie verkauft.

Daraus werden vielerlei Mittel hergestellt, z.B. Organ- und Hormonpräparate, besonders aber kosmetische »Verjüngungspräparate« und Potenzmittel.

Der Mensch tötet seine Kinder und *frißt* und *säuft* sie, natürlich in ästhetisch veränderter Form, als Pillen und Elexiere, um seinen ohnehin schon entarteten Sexualtrieb noch mehr zu steigern und um neue Potenznahrung zu zeugen.

Kann sich der Mensch noch weiter von der göttlichen Ordnung und Liebe entfernen?

Heute frißt der Mensch seine Kinder, morgen vielleicht seine Eltern in Form von »grünen Keksen« – der Extruder macht alles möglich!

Anscheinend kann nur noch die Apokalypse das Grauen beenden.

Das Saatgut

ist die Grundlage der pflanzlichen Lebensmittel. Nur aus natürlichem, gesundem Samen können entsprechend gesunde Pflanzen und Früchte wachsen. Daher sind Herkunft und Pflege des Saatgutes von entscheidender Bedeutung für eine gesunde Ernährung.

Früher benutzten Bauern und Gärtner den besten Teil ihrer Ernte als Saatgut für den nächsten Anbau.

Das Saatgut wurde mit der Hand geerntet, ausgelesen, gepflegt und erneut mit der Hand gesät. Durch diese Berührung mit dem Menschen bekam der Samen viel Kraft, die noch gesteigert wurde, wenn er von den Menschen liebevoll behandelt oder gar gesegnet wurde. Ich habe in Südamerika noch Bauern gekannt, die das Saatgut segneten und unter ständigem Gebet oder ständiger Meditation mit der Hand hingebungsvoll säten. Darüber hinaus achteten sie darauf, daß auch ihre Samenkraft besonders am Tag der Aussaat stark war, das heißt, sie durften mindestens sieben Tage zuvor keinen Samenerguß gehabt haben. Die maschinelle Saat und Ernte entfernten die kraft- und segenspendende Hand des Menschen vom Saatgut. Dadurch wurde dieses immer schwächer, genau wie die gesamte Kulturpflanzenwelt, später auch die Wildpflanzen. Heute ist die ganze Natur schwach und krank.

Das Saatgut liegt heute leider nicht mehr in der Hand des Bauern oder des Gärtners. Mittels Hybridzüchtungen, chemotechnischer Mittel und gentechnologischer Manipulationen »baut« heute ein Heer von Spezialisten ein denaturiertes, nahezu künstliches Saatgut.

Für den naturgemäßen Anbau (biologisch oder biologisch-dynamisch) ist dieses Saatgut unbrauchbar. Da es kaum noch natürliche Kräfte besitzt, sind die Pflanzen, die daraus hervorgehen, abhängig von allerlei chemischen Mitteln und chemischer Düngung.

Dieses kranke, denaturierte Saatgut ist derart schwach, daß aus dem Samen der daraus hervorgehenden Pflanzen kaum noch neue Pflanzen und Früchte entstehen können.

Soweit hat es der »moderne« Mensch gebracht, daß sich die Pflanzen durch ihren Samen nicht mehr vermehren können.

Innerhalb der nächsten zehn Jahre werden nur noch etwa zwölf Saatgutkonzerne den Weltmarkt beherrschen. Dieser Konzentrationsprozeß hat bereits begonnen. Viele kleinere Saatgutunternehmen sind schon aufgekauft worden, unter anderem von Erdöl- und Autokonzernen, die sich damit offenbar einen lukrativen Zukunftsmarkt versprechen.

Bauern und Gärtner sind somit in eine – für alle Verbraucher – gefährliche Abhängigkeit geraten, von der sie sich mit vereinten Kräften schleunigst befreien sollten.

Der Pflanzenzuchtverein, Wernstein 24 in 8653 Mainleus, versucht, das natürliche Saatgut aller Kulturpflanzen zu erhalten. Dieser Verein braucht noch viele Mitglieder sowie praktische und finanzielle Hilfe. Ich rufe hiermit alle Verbraucher, Gärtner und Bauern auf, sich aktiv für ein gesundes und naturgemäßes Saatgut einzusetzen.

Marginalien

Konstitution und Temperament

spielen bei den Ernährungsbedürfnissen eine bedeutende Rolle. Ein Mensch mit einer lymphatischen Konstitution braucht andere Lebensmittel als einer mit hämatogener Konstitution. Ein Melancholiker hat nicht die gleichen Ernährungsbedürfnisse wie ein Sanguiniker.

Dies soll nur ein kleiner Hinweis sein für jene, die sich therapeutisch mit der Konstitutions- und Temperamentenlehre beschäftigen. Auch hierbei sollte man sich keineswegs mit festen Ernährungsregeln für die entsprechenden Typen festlegen.

Die Liebe geht durch den Magen

Diesem alten Sprichwort füge ich hinzu, auch die Gesundheit geht durch den Magen.

Die Gesundheit der Völker liegt zum großen Teil in den Händen der Frauen. Besonders die werdenden Mütter, die Mütter und die Hausfrauen stellen bewußt oder unbewußt die Weichen für die Gesundheit oder Krankheit all derer, die ihnen ernährungsmäßig anvertraut sind. Die hohe Wissenschaft der Küche und die Kunst, *Lebensmittel* schmackhaft zuzubereiten, ohne sie zu töten, wird leider immer aus Unkenntnis sehr unterschätzt. Der Küchenchef eines renommierten Restaurants genießt große berufliche Anerkennung und Bestätigung, aber die Hochleistungen der Ernährungswissenschaftlerin am heimischen Herd werden oft nicht einmal von der eigenen Familie gewürdigt, sie gelten meistens als selbstverständlich. Die Vielzahl der einseitigen Berufe in allen Lebens- und Wirtschaftsbereichen steht im Ansehen und in der Bewertung leider viel höher als der wirklich höchste und vielseitigste Beruf auf Erden: Mutter sein und werden: Lebens- und Gesundheitsberaterin, Priesterin, Ärztin, Lehrerin, Ernährungswissenschaftlerin, Kochkünstlerin, Gärtnerin, Wirtschafterin und noch vieles mehr.

Es ist alles im Eimer

Bei einem großen Festessen am russischen Hof sammelte der Leibarzt von Kaiserin Theresia alles unbemerkt in einem Eimer, was im Mund Ihrer Majestät verschwand: allerlei Vorspeisen und verschiedene Drinks, mehrere Hauptspeisen-Gänge mit verschiedenen Getränken, Nachspeise. Später erneute Drinks und Naschereien bei angeregten Unterhaltungen mit edlen Gästen aus der ganzen Welt.

Am Abend wurde der Leibarzt eilends in die kaiserlichen Gemächer gerufen. Stöhnend wälzte sich die Kaiserin mit heftigen Leibschmerzen in ihrem Bett. »Kein Wunder, daß es Majestät so übel ist, alles, was Majestät im Bauch hat, ist hier im Eimer«, sagte der Arzt und zeigte ihr den Eimer mit seinem Inhalt. Bei dessen ekelerregenden Anblick übergab sich die Kaiserin in denselben Eimer, worauf ihr wohler ward. Sie gelobte ihrem Leibarzt, nie mehr ein derart heilloses Durcheinander zu essen.

Haben Sie schon von dem neuen ... gehört?

Jedes Jahr erleben wir die Wiederentdeckung eines Lebens- oder Heilmittels, das für eine gewisse Zeit als *das* Mittel gilt, mit allen denkbaren Attributen: Schlüssel-, Lebens- und Heilmittel, Verjüngungsmittel, für ein langes Leben usw. Einmal waren es die angebrüteten Eier, dann die Algen, die Hefe, später der Kefir, der Kombucha Teepilz, der Kanne Brottrunk, bald wird wahrscheinlich der Weizengrassaft als »vollkommenes Lebensmittel« hochgespielt.

Die sich oft überstürzenden Meldungen, was damit alles erreicht und geheilt werden könne, trifft immer nur für einzelne Personen und Gruppen zu.

Die meisten Erfolge werden durch die Glaubenskraft bewirkt, die durch die Werbung für die Mittel geweckt wird.

Wenn aber die durch das Mittel erweckte Glaubenskraft nicht zum Un-mittel-baren = bar aller Mittel =, zu Gott hinführt, dann wird der Erfolg nur eine vorübergehende Suggestiverscheinung (Verdrängung des Leidens durch Suggestion = Einbildung) sein.

Jedes auf diese Weise verdrängte Leiden bricht eines Tages (in dieser oder in einer anderen Daseinsebene) mit vermehrter Stärke wieder hervor. Wie ein brodelnder Vulkan, den man vorübergehend durch einen schweren Deckel am Ausbruch gehindert hat.

Die erwähnten Mittel sind alle gut und haben ihren Platz innerhalb des Ganzen, aber keines ist *das* Mittel, das alle überragt. Nach einer bestimmten Zeit wird es um solch ein »Wundermittel« wieder ruhiger, spätestens wenn das nächste auftaucht und eine neue Begeisterungswelle auslöst.

Es gibt aber nur einen Geist, der uns wirklich heilen kann. Lassen wir uns doch von IHM erfassen.

Sonderbare Ernährungsformen

In Indien habe ich einzelne Yogis kennengelernt, die in höchster Achtung vor der Natur leben. Sie tragen ständig einen Besen mit sich und kehren Ameisen, Käfer und andere Insekten behutsam aus ihrem Weg, damit sie nicht aus Versehen auf sie treten. Diese Einsiedler ernähren sich ausschließlich von den – nach ihrer Meinung absoluten – Gaben der Natur. Also nur jene Lebensmittel, die man nicht abschneiden muß, sondern die die Natur bzw. die Pflanze in der Reife fallen läßt, das sind Samen, Nüsse und Früchte.

Ebenfalls in Indien habe ich, nach meinem Eremessen, die stärksten Männer der Welt kennengelernt. Als strenggläubige Hindus leben sie seit Menschengedenken lakto-vegetarisch. An den Festtagen, an denen sie ihre erstaunlichen Kräfte messen, aß jeder gut ein Kilo Butter, einfach so, ohne etwas dazu.

Die Bergbauern der Anden und der Alpen (wahrscheinlich auch die der anderen großen Gebirge) haben früher fast nur von Brot, Milch und Käse gelebt. Es waren kräftige und gesunde Menschen, die im allgemeinen ein hohes Alter erreichten.

Die Eskimos lebten früher nur von Fisch und waren dabei gesünder als heute mit ihrer abwechslungsreichen Supermarktkost.

Ich kannte einen Franzosen, der über Jahrzehnte nur von Rohmilch und Honig lebte. Er erfreute sich dabei bester Gesundheit.

Ein Bauer in Südamerika lebte nur von Sauermilch, Zitronensaft und Zuckerrohr-Melasse. Ein anderer aß nur rohes Gemüse und Äpfel. Ein weiterer aß das gleiche und rohes, über Nacht eingeweichtes Getreide dazu.

Ein Schlächter in Südamerika ernährte sich überwiegend von dem frischen Blut der getöteten Tiere.

Diese Menschen waren alle auffallend gesund und kräftig, obwohl sie nach der Lehrmeinung vieler Ernährungswissenschaftler und Mediziner mit derartigen einseitigen Ernährungsweisen schwerste Mangelerkrankungen erleiden müßten und zum Teil gar nicht lebensfähig wären.

Diese und viele andere Beispiele von Ernährungs-Sonderlingen haben mir immer wieder gezeigt, wie lebensfremd Theorien und Lehrmeinungen sein können. Unter anderem zeigen uns solche lebenden Beispiele, daß gesunde Ernährung kein fester Begriff sein kann, sondern individuell verschieden, zum Teil unlogisch bis hin zum krassen Gegensatz.

Mit diesen Beispielen möchte ich keineswegs zur Nachahmung anregen, sondern nur einige Ernährungsformen aus der unzähligen Vielfalt aufzeigen, damit man nicht in der Meinung erstarrt: Die eigene Ernährungsform sei die beste oder gar die einzig richtige für die ganze Menschheit.

Das Wie des Essens ist wichtiger als das Was

Die Zeiten, in denen ich kein Körnchen Zucker, keine Krume Weißbrot, kein Stückchen Fleisch, kein Ei und kein Eis aß, in denen kein Tropfen Alkohol über meine Lippen ging, liegen weit zurück.

Mein strenges Vegetarierdasein habe ich nicht aufgrund irgendwelcher Gelüste, Mängel oder Schwächeerscheinungen aufgegeben. Ich fühlte mich gesund und wohl und hatte keinerlei Verlangen nach Dingen, die außerhalb meines Weidezaunes lagen.

Ein sehr tiefes Erlebnis war es, das wieder meinen Speiseplan erweiterte. Auf einer Gebirgstour in den Anden (südamerikanische Gebirgskette) lebten wir (meine Frau und ich) einige Tage bei einer großen und sehr liebevollen Indio-Bauernsippe in einem 3.800 Meter hoch gelegenen Tal. Sie leben überwiegend von kleinen und sehr herzhaft schmeckenden Kartoffeln, Milch und Käse (Getreide haben diese nicht angebaut, obwohl es in den Anden üblich ist). Ein- bis zweimal im Jahr schlachten sie ein Rind oder eine alte Kuh, die keine Milch mehr gibt.

In diesen Tagen hatten sie gerade so eine uralte Kuh-Oma geschlachtet. Noch heute sehe ich, wie wir mit den 16 Kindern und dem Mann an dem großen rohen Tisch in der Hütte sitzen. Aus der dichten Rauchwolke, die die Feuerstelle in der anderen Ecke der Hütte einhüllte, trat die strahlende, breite und gedrungene Gestalt der Bäuerin hervor. In jeder Hand hatte sie ein Stück Fleisch, das sie uns auf die zerbeulten Blechteller neben die Kartoffeln und den Käse legte. Fragend schaute ich meine Frau an und wandte mich dann der Gastgeberin zu, um ihr zu erklären, warum wir kein Fleisch äßen. Ich blickte in ihr breites von Schweiß, Ruß und Asche bedecktes Gesicht, mir wurde ganz warm ums Herz beim Anblick dieser Güte und Herzensfreude. Dann sah ich nur noch ihre Augen und durfte in ihre Seele blicken. Was mir dort begegnete, erfüllte mich mit tiefer Ehrfurcht: nahezu völlige selbstlose Liebe, die Bereitschaft zur bedingungslosen Hingabe an Gott und an die Menschen: vollendete Mutter (sie hatte selbst 21 Kinder lebend geboren, fünf waren gestorben). Von der Liebe überwältigt, griff ich nach der Liebesgabe, die ihre segensreiche Hand in meinen Teller gelegt hatte. Andachtsvoll begann ich an dem Fleisch zu kauen, nach 21 fleischlosen Jahren!

Meine Frau griff ebenfalls zum Fleisch, sie hatte erst sechs fleischlose Jahre hinter sich. Bis zu jenem Tag waren wir fest überzeugt, daß wir nie wieder Fleisch essen würden, wir hatten auch niemals Verlangen danach.

Wochenlang noch spürten wir unsere Kaumuskeln, die so etwas nicht mehr gewohnt waren. Obendrein war das Fleisch so zäh wie Leder. Während dieses langen Kauens bat ich die Kuh um Vergebung, daß ich ihr Fleisch esse. Plötzlich war ich innerlich mit dem Gruppengeist dieser alten Kuh verbunden. Er zeigte mir das opferreiche Leben dieser Kuh, die ähnlich wie ihre Betreuerin, die Bäuerin, ihre Milch, ihre Kälber und ihre Arbeitskraft den Menschen geschenkt hatte. Wenn die Ochsen sich sträubten, ließ sie sich bereitwillig vor den alten Holzpflug spannen. Nun freute sie sich, daß auch ihr Fleisch der geliebten Familie und den beiden Gästen als Nahrung diente. Somit war ihr Opfer vollkommen, und sie konnte ein Stück weitergehen in der Spirale ihrer Entwicklung und trat ein in die Welt der Menschenseelen. Noch heute danke ich Gott und dem Engel, der mir dies zeigte.

Lebensmittel und Umweltbelastung

Die naturbelassenen Lebens-Mittel sind Ausdruck des ewigen Lebenskreislaufes.

Die industrialisierte Nahrung belastet und zerstört das Leben bzw. die lebendige Umwelt schon durch ihren Anbau, danach durch ihre komplizierte industrielle Verarbeitung, durch ihren unter anderem verpackungsaufwendigen Vertrieb und zuletzt durch ihre unnatürliche Zubereitung. Somit ist die Ernährung in der heutigen Zeit nicht nur eine Frage der Verantwortung für unsere Gesundheit, sondern auch für die gesamte Umwelt.

Geschirrspülen

Auch die bio-logische Reinigung des Zubereitungs-, Koch- und Eßgeschirrs gehört zu einer gesunden Ernährungsweise.

Chemische Reinigungsmittel und Weichmacher belasten das Wasser und sind trotz reichlichem Nachspülen als gesundheitsschädliche Rückstände auf dem Geschirr zu finden.

Den größten Teil des täglichen Geschirrs kann man mit reinem Wasser reinigen. Wo Fette abzulösen sind, kann man dies mit Zitrone oder Essig sowie mit speziellen biologischen Geschirrspülmitteln.

Ich schneide die ausgepreßten Zitronenschalen einmal durch, stülpe das Innere nach außen und benutze sie sowohl zur Körper- als auch zur Geschirreinigung.

Wir leben mehr vom Geben als vom Nehmen

Leben ist Kreislauf, ist ein Fließsystem, das nur fließen kann, wenn wir es weitergeben.

Im Stofflichen hat es den Anschein, als würden wir überwiegend vom Nehmen (Einnehmen) leben. In Wirklichkeit müssen wir ständig abgeben (ausscheiden), um Neues aufnehmen zu können.

Wollen wir ein Gefäß mit etwas Neuem füllen, so müssen wir es erst entleeren. Wir können mit unseren Händen erst dann neu empfangen, wenn wir das, was wir gerade in Händen halten, weitergeben.

Im stofflichen wie im energetischen Kreislauf geht nichts verloren, alles wird nur verwandelt – nach unserer Gesinnung.

Wenn wir einen großen Kuchen Stück für Stück weitergeben, so nimmt der Kuchen als Ganzes ab; geben wir Liebe weiter, so nimmt sie zu.

Liebe ist Leben in höchster Vollendung. Liebe allein nimmt zu und wächst, je mehr wir sie weitergeben.

Wir leben nicht von dem, was wir haben, sondern von dem, was von uns im Umlauf ist.

Die Ernährung allein macht nicht den Menschen

Manche Anhänger bestimmter Ernährungslehren leben in der Vorstellung, die Ernährung sei das höchste Mittel für ein gesundes Leben; demzufolge achten sie peinlichst darauf, nach ihrer Meinung ja nichts Falsches, Unreines oder Ungesundes zu essen. Somit beschäftigen sie sich einen großen Teil ihres Lebens mit dem Essen. Andere sagen, die Nahrung sei zwar nicht das Höchste, sie sei aber die Grundlage, auf der das Höchste gedeihen oder verderben könne. Jeder für sich hat recht aus seiner Perspektive, beides sind Teil-Wahrheiten.

Anderseits lehrt uns die Geschichte, daß auch die beste und reinste Nahrung manche Menschen nicht daran hindern konnte, Grausames zu vollbringen. Hitler war Vegetarier, und soviel ich weiß auch Antialkoholiker. Dagegen hat es andere gegeben, die sich mit Minderwertigstem ernährten, alles aßen, was ihnen gegeben wurde, nicht darauf achteten, wie sauber Teller und Tasse waren, und sind Heilige geworden. Sie waren nicht auf sich und ihre Gesundheit ausgerichtet, sondern auf das Reich Gottes, und alles andere wurde ihnen dazugegeben. Sie nahmen es an, wie es kam, von Gott durch die Menschen!

Macht euch die Erde untertan

Ich erlebe hin und wieder Menschen, die ihr Fleischessen damit begründen, daß Gott im 1. Buch Mose dem Menschen sagte, er solle sich die Erde mit allem Leben darauf untertan machen.

Sehen wir uns diesen Text mal an.

1. Kapitel des 1. Buch Mose, Absatz 27-30: »Und Gott schuf den Menschen nach seinem Bild, nach dem Bild Gottes schuf er ihn, als Mann und Frau schuf er sie. Und Gott segnete sie, und Gott sprach zu ihnen: Seid fruchtbar und vermehrt euch und füllt die Erde, und macht sie (euch) untertan; und herrscht über die Fische des Meeres und über die Vögel des Himmels und über das Vieh und über die ganze Erde.«

In dieser göttlichen Anweisung kann ich keinerlei Freibrief zum Töten von Tieren erkennen. Im Gegenteil sehe ich darin eine Anweisung zur verantwortungsvollen und liebevollen Fürsorge für die Untertanen. Das Wort »untertan« drückt keine Tötung aus, ebensowenig bedeutet es eine Einladung zur »Verspeisung«.

Schon in den nächsten Absätzen 29, 30 und 31 schafft Gott, laut Moses oder den Übersetzern der Bücher des Alten Testaments Klarheit über Seine Ernährungsvorstellungen für Seine Geschöpfe:

»Und Gott sprach: Siehe, ich habe euch alles samentragende Kraut gegeben, das auf der Fläche der ganzen Erde ist, und jeden Baum, an dem samentragende Baumfrucht ist: es soll euch zur Nahrung dienen; aber allen Tieren der Erde und allen Vögeln des Himmels und allem, was sich auf der Erde regt, in dem eine lebende Seele ist, habe ich alles grüne Kraut zur Speise gegeben. Und es geschah so. Und Gott sah alles, was er gemacht hatte, und siehe, es war sehr gut.«

Dies beschreibt jene Vorzeiten der Licht- oder Paradieswelt vor dem Abfall von Gott, der stofflichen Verdichtung, mit der auch das Töten begann.

Unser Körper ist ein Tempel

»Ihr seid der Tempel des lebendigen Gottes«, heißt es in der Bibel. In diesem Tempel können wir Gott oder den Teufel beherbergen. Dies kommt auch auf die Nahrung an, mit der wir diesen Tempel aufbauen und reinhalten. Jedoch sind die wichtigsten Bausteine unsere Gedanken, Gefühle und Worte.

Der Prophet Daniel und das Gemüse

Während der Belagerung Jerusalems befahl König Nebukadnezar Aschpenas, seinem obersten Hofbeamten, er solle ihm einige von den Söhnen Israels aus vornehmem und königlichem Geschlecht bringen. Sie sollten schön aussehen und keinerlei Makel aufweisen. Sie sollten jung sein und erstklasssig gebildet, von guter Auffassungsgabe und verständig in alter Weisheit. Die Wahl fiel auf Daniel und seine Freunde Hananja, Michael und Asarja. Der König nahm diese vier vornehmen Knaben mit an seinen Hof nach Babel, wo er ihnen die beste Weiterbildung ihrer geistigen Fähigkeiten sowie die Ertüchtigung ihrer gesunden Körper angedeihen lassen wollte. Das Beste sollte für diese junge Elite gerade recht sein. Daher befahl er auch, daß sie nur die auserwählten Speisen und die erlesenen Weine der reichen und berühmten Königstafel von Babel zu sich nehmen sollten. Daniel war fest entschlossen, sich mit diesen Speisen und dem Wein nicht zu verunreinigen. Er bat Aschpenas, daß er und seine Freunde nur reines Gemüse und Wasser als einzige Nahrung erhielten. Der oberste Hofbeamte antwortete Daniel: »Ich fürchte meinen Herrn, den König, der eure Speise und Getränke bestimmt hat. Ich verliere meinen Kopf, wenn er sieht, daß ihr schlechter ausseht als die anderen Jünglinge eures Alters.« Daniel bat ihn, er solle sie doch zehn Tage lang ihre reine Gemüsekost essen lassen und am Ende dieser Zeit prüfen, ob sie schlechter ausschauten als die anderen. Aschpenas willigte ein. Am Ende der zehn Tage zeigte sich ihr Aussehen schöner und wohlgenährter als das aller jungen Männer, die die Tafelkost des Königs aßen. Somit durften sie auch weiterhin ihre reine Gemüsekost essen und nur Wasser trinken. Diese vier jungen Männer wurden die größten Weisen des Landes.

Dies könnte man als das älteste wissenschaftliche Ernährungsexperiment bezeichnen. Mir ist jedenfalls keine Aufzeichnung eines älteren bekannt. Der »Originaltext« befindet sich im ersten Kapitel des Buches Daniel im Alten Testament.

Lebensmittel und Wissenschaft

Lieber Leser, auch Du möchtest mehr über die/Deine Ernährung *wissen*. Du eignest Dir neues Wissen an, Du schaffst mit Deinem Wissen, so beginnt die Wissenschaft; sie ist in allen Lebensbereichen eine selbstverständliche Konsequenz des menschlichen Denkens – der Neugierde, des Forscher- und Wissensdrangs.

Lebensmittel-Analyse

Das Ganze ist mehr als die Summe seiner Teile.

In unserer Zeit schreitet die Fähigkeit der Isolierung immer kleinerer Teilchen mit großen Schritten voran. Fast täglich werden wir mit neuen Untersuchungsergebnissen konfrontiert. In altbewährten Lebens- und Heilmitteln findet man plötzlich giftige Stoffe, die jahrtausendealte empirische Erfahrungen theoretisch in Frage stellen. Man kann dies mit einem harmonischen Menschen vergleichen, der sein ganzes Leben lang selbst in Kriegs- und Notzeiten liebevoll und friedfertig jedem geholfen hat, der mit ihm in Verbindung trat. Nun isoliert ein Wissenschaftler aus diesem vielschichtigen komplexen Wesen Mensch die »Bestie«, von der Goethe sagt, wer sie nicht in sich kennt, der kenne sich nicht. Diese »Bestie«, die an sich schon erschreckend ist, kann man weiter zerlegen in gnadenlosen Egoismus, in Zerstörungs- und Mordgelüste usw. Dadurch wird dieses isolierte Bild immer schrecklicher.

Kann man anhand dieser negativen Teilerkenntnis einen Menschen in seiner Ganzheit beurteilen? Darf man aufgrund dieser Erkenntnis sagen, der oben beschriebene Mensch, dessen Handlungen genau das Gegenteil beweisen, sei im Grunde genommen falsch und gefährlich?

Nach meiner Erkenntnis hat *alles* auf dieser polaren Seinsebene – Mensch, Tier, Pflanze und Mineral – Negatives und Positives, Gift und Heilmittel, Licht und Schatten, Liebe und Haß, Engel und Dämon, Süßes und Saures, Heißes und Kaltes usw. in sich. Daher hat die isolierte Betrachtung nur einen relativen Wert und kann zu gefährlichen Trugschlüssen führen. Mir fallen dazu die Worte Goethes ein: »Sie haben alle Teile in der Hand, doch fehlt ihnen leider das geistige Band.«

Leben kann nur aus Leben entstehen!

Die zur Zeit noch gültigen Ernährungslehren der Hochschulen setzen voraus, daß aus toten Molekülen lebendige Stoffe werden. Daß also die Körperzelle diese toten Nährstoffe wieder lebendig mache.

Derselbe Trugschluß wird auf Pflanzen und Tiere angewendet.

Auf der Suche nach der »richtigen« Ernährung

Noch einige Betrachtungen

Wer ständig auf seine Ernährung bedacht ist, damit er ja nichts Falsches esse, ist arm dran und weiß im Grunde genommen nicht, was er braucht.

Die richtige Ernährung kann man nicht durch den Verstand finden, sondern nur durch das Gefühl (Unterbewußtsein). Dies steuert alle Vorgänge im Organismus, kennt alle Zellen und deren Bedürfnisse.

Wenn wir unser Leben auf Gott, auf das Ganze, nicht vom Kopf, sondern von der Seele aus ausrichten, dann haben wir von selbst das Verlangen nach lebendiger, reiner Kost.

Wenn wir aber mit dem Kopf immer aufpassen müssen, daß wir das Richtige essen, dann werden wir es nie finden.

Nach einer gründlichen Säuberung von Leib und Seele erfährt der Mensch von beiden, was sie wann und in welchen Mengen *wirklich* brauchen.

Da der Mensch in seiner Leiblichkeit alle Elemente dieser Erde in sich vereint, benötigt er zuerst auch alle Stoffe als Mittel für das ungestörte Zusammenleben und -wirken seines stofflichen Organismus.

Körperlich betrachtet ist der Mensch ein in sich abgeschlossenes, organisches Kreislaufsystem, das nur über die Atmungs- und Ernährungsprozesse mit seiner Umwelt in Verbindung steht.

Die ganzheitliche Betrachtung jeglicher menschlich wahrnehmbaren Abläufe, Vorgänge, Dinge, Wesen und Seinsebenen besteht in bezug auf jede einzelne Wahrnehmung aufs neue aus so vielen Teilaspekten (Perspektiven), wie es gerade Menschen auf dieser Erde gibt. Das heißt, daß die ganzheitliche Betrachtung der irdisch begrenzten Ernährungsweisen derzeit aus ca. sechs Milliarden teils völlig gegensätzlichen Teilansichten besteht.

Eine Fast-food-Gesellschaft, die auf der Jagd nach dem vermeintlichen Glück von einem Termin zum anderen, von einem

Vergnügen zum nächsten hetzt, zwischendurch Pommes frites mit Ketchup aus Papiertüten und Plastiktellern hinunterschlingt und literweise Kaffee und Coca-Cola trinkt, kann schwerlich zu einer geistig orientierten Hochkultur erblühen. Aber ganzheitlich gesehen hat alles seinen Sinn. Aus der Sicht des Gärtners braucht es eben seine Zeit, bis aus dem Abfall ein reifer Kompost wird, aus dem das neue Leben gedeihen kann.

Wahrscheinlich werden Menschen zu einer Zeit, die vielleicht gar nicht allzu ferne liegt, auf einer erneuten feinstofflichen Erde in Harmonie zusammenleben und sich dementsprechend nur von den *Gaben* (Früchten) der Natur ernähren.

Sobald der Mensch aufgehört hat zu töten, werden auch die Tiere damit aufhören. Der Löwe wird sanft wie ein Lamm neben seiner einstmaligen Beute, der Gazelle, leben.

Ich verstehe, wenn Du mich für verrückt erklärst – ja, ich bin ver-rückt. In jener Lichtwelt, die wir als Paradies bezeichnen, lebten einst alle Kreaturen friedlich zusammen, bis wir »Menschen« die Trennung von Gott und der Natur verursachten. Dies war der Beginn der Herrschsucht und des Tötens.

Ein aufschreckendes Beispiel.

Zur Warnung der Menscheit aufgestellt von Dr. Friedrich v. Hausegger.

Eine unheimliche Sippe beginnt wieder die Ruhe des sich harmlos unserer Kulturfortschritte erfreuenden Bürgers in geradezu raffinierter Weise zu stören. Ich spreche nicht von den Sozialisten, noch von den Nihilisten; denn da es am Tage liegt, daß Dynamit kein der allgemeinen Wohlfahrt zuträgliches Mittel ist, reicht gegen diese eine wachsame Polizei aus. Ich spreche von den sogen. Vegetariern oder Vegetarianern, einer Gesellschaft, welche die natürliche Lebensweise und einige Lebensweisheit gepachtet zu haben glaubt. Sie predigt Enthaltung vom Fleischgenusse und tastet damit eine durch Jahrtausende sanktionierte Gewohnheit an, die einzige, welche ein bis nun noch nicht gelockertes Friedens- und Einheitsband um die verschiedensten Parteien im Völkerwettkampfe, Liberale, Nationale, Klerikale, Feudale u.s.w. schlingt. Sogleich mit mir darüber einig, daß die von dieser Rotte vertretene kulturfeindliche Anschauung auf das äußerste bekämpft werden müsse, sah ich mich in den von ihnen verbreiteten Schriften um, in der bald erreichten Absicht, mir Waffen aus ihrem eigenen Lager zu holen.

Wenn ich gleich im Essen nur Dilettant bin, so entnahm ich doch bald, daß sich diese Schriften häufig auf Gebieten bewegen, in welchen jedermann zum Mitreden berufen ist, so auf dem der Philosophie, der Kulturgeschichte, des Humanismus u.s.w. Da wird denn vor allem die Behauptung aufgestellt, daß wir es nicht so gut auf der Welt hätten, als wir es haben könnten, daß Krankheit und Tod, sowie die Leidenschaften der Menschen uns mehr Unheil zufügen, als uns von der Natur zugedacht sei. Ich halte diese Ansicht nicht nur für unrichtig, sondern auch für verwerflich, denn sie ist geeignet, Unzufriedenheit und Hypochondrie hervorzurufen. Es ist wahr, daß ich nicht gesund bin; es ist auch wahr, daß ich fast keinen ganz gesunden Menschen kenne; es ist endlich auch wahr, daß die Verstorbenenlisten uns fast durchaus Todesfälle infolge von Krankheiten und in nicht hohem Alter mitteilen. Allein der wissenschaftlich Gebildete weiß, daß wir durch statistische Gesetze regiert werden, denen man nicht beikommen kann; der vernünftig Denkende wird sich aber damit beruhigen, daß ja das, was andere trifft, nicht auch ihn treffen muß.

Ich hätte daher Gleizes, Baltzer, Graham u. a. mit der vollen Beruhigung aus der Hand gelegt, daß ihre Voraussetzungen nicht geeignet seien, die gefesteten Grundanschauungen unserer Zeit zu erschüttern, wenn nicht einzelne, sich auffallend mehrende Fälle von sog. Belehrungen zur vegetarischen Lebensweise bewiesen hätten, daß selbst das Absurdeste Bekenner findet, wenn man ihm nicht sogleich auf das entschiedenste entgegentritt. Ich beschloß daher, das Verderbliche der Lehre durch ein Beispiel zu konstatieren, und wählte mich selbst als Objekt eines solchen. Warum nicht? Haben doch schon viele opfermutige Männer der Wissenschaft der Wahrheit zur Ehre an sich und anderen Ähnliches gethan durch Operationsexperimente, Injektionen von Giften, Einimpfen von Bakterien u. dergl. Also, ich beschloß, mich so lange der Fleischnahrung vollständig zu enthalten und vegetarisch zu leben, bis die Folgen davon geeignet sein würden, andern zum abschreckenden Beispiele zu dienen. Meiner Absicht kam es gut zu statten, daß ich brustleidend bin, ein Leiden, dessen Folgen, wie mir meine Ärzte versicherten, nur durch eine ausgiebige Ernährung mittelst Fleischkost und Bier(!) hintangehalten werden können. Dazu kam ein durch sein angewendetes Mittel zu beseitigender zweijähriger Rheumatismus im Arme, der beitrug, meine geschwächten Kräfte zu verzehren und mir nun in meiner menschenfreundlichen Absicht ein hilfreicher Bundesgenosse zu werden versprach. Daß ich dem mich behandelnden Arzte von meinem Selbstmordversuche nichts mitteilte, ist begreiflich. Als ich aber nach einem halben Jahre streng vegetarischer Lebensweise ganz andere Resultate wahrnahm, als ich mir erhofft hatte, wurde ich ratlos. Mein so lange vergeblich behandelter Rheumatismus war wahrscheinlich infolge eines unwillkom-

menen Zufalles in einigen Wochen spurlos und ohne Wiederkehr verschwunden; meine Lungenverschleimung und mein Husten nahm merklich ab; ich fühlte meine Kräfte und mit ihnen meine Lebenslust wachsen und zunehmen; mein Schlaf wurde ruhiger und andauernder; Kopfschmerzen, Schwindel, Verdauungsstörungen, welche mich früher bedenklich oft befallen hatten, kamen nicht wieder vor, ebenso hörte meine Disposition zu häufig wiederkehrenden heftigen Halzentzündungen gänzlich auf; allgemein beglückwünschte man mich zu meinem guten Aussehen; kurz, mein Zustand wurde so abnorm, daß ich das dringende Bedürfnis fühlte, einen Arzt zu Rate zu ziehen. Da ich sein unbefangenes Urteil hören wollte, erzählte ich ihm nichts von meiner That, sondern holte ihn nur aus, was er von der vegetarischen Lebensweise halte. Da warnte er mich eindringlich davor, belehrte mich, daß Vegetabilien nicht genügende Nahrung enthielten, daß sie daher in ungeheuren Quantitäten genossen werden müßten, wie sie nur ein außerordentlich starker Magen vertragen könne, daß zu ihrer Verdauung viel Bewegung notwendig sei, daß namentlich auch der Reiz, den das Fleisch übe, beitrage, die bei unseren Lebensverhältnissen erforderlichen geistigen Anstrengungen zu bewältigen, und daß aus diesen, sowie aus vielen anderen physiologischen, chemischen, ethnologischen und medizinischen Gründen für den Menschen die gemischte Nahrung die einzig entsprechende Kost sei. Bei seiner beredten, durchaus wissenschaftlich gehaltenen Begründung sah ich ein, wie unrecht ich hatte, genau das Gegenteil von

388

all dem Gesagten empfunden zu haben. Ich gestand ihm nun meinen Versuch und entschuldigte mich, daß er so unwissenschaftlich ausgefallen sei. Er tröstete mich aber und meinte, was ich erfahren, sei ja möglich, denn als Kur gebraucht, habe der Vegetarismus manchesmal günstige Wirkungen und wahrscheinlich habe meine Natur ihn nur als Kur aufgefaßt, dafür sei aber das halbe Jahr auch hinreichend, und nun möge ich nach den Wanderungen durch die Wüste nur wieder zu den Fleischtöpfen Egyptens zurückkehren.

Ich atmete auf, denn jetzt erst, so sah ich, jetzt erst würde ich dem mir gesteckten Ziele näher kommen. Ich setzte daher meinen Versuch unentwegt fort. Obgleich mein Wohlsein mit erschreckender Hartnäckigkeit noch immer zunahm, schöpfte ich doch Trost aus den Gesprächen mit Sachverständigen aller Art, Ärzten, Chemikern, Landwirten u.s.w., sowie aus der Lektüre streng wissenschaftlich gehaltener Schriften. Die einen erklärten mir mit Bestimmtheit, in einem, die anderen in zwei Jahren werde ich die nachteiligen Folgen meiner Lebensweise empfinden, die einen prophezeiten mir einen Schmeerbauch, die anderen eine Abmagerung zum Skelette, und das war das mich Ermutigende, wahrhaft Entsetzliche. Zur Bekräftigung diente mir eine Schrift, in welcher haarscharf durch Berechnung aus den Verdauungsresultaten eines Vegetariers auf Grund gewissenhafter Experimente und mit Zuhilfenahme von Ergebnissen der Chemie bewiesen wurde, daß man bei der vegetarischen Lebensweise absolut nicht leben könne. Alles stimmte, nur das

eine nicht, daß der Vegetarier wirklich fortlebte und sich aufnehmend wohl befand. Wie wird dieser Mensch seine Existenz vor dem Forum der Wissenschaft rechtfertigen können?

Ich erklärte mir die Sache damit, daß unsere Generation schon zu verdorben sei, um bei einer als schädlich erkannten Lebensweise zu Grunde zu gehen. Kennen wir nicht Arsenikesser? Sind Nikotin, Koffein, Theein, Chinin u. a. nicht Gifte? Und wie viel davon verträgt man, ohne zu Grunde zu gehen. Auch meine fachwissenschaftlichen Berater kamen nicht in Verlegenheit. Ein Erwachsener vertrage viel; doch möge man es ja nicht wagen, ein Kind bei dieser Lebensweise aufziehen zu wollen. Mangelhafte Knochenbildungen, Skrophulose, allgemeine Schwäche, Widerstandsunfähigkeit u. dergl. würden die Folgen davon sein. Es sei eine Gewissensache, ein Kind solchen Gefahren auszusetzen.

Ein heroischer Gedanke dämmerte mir auf. Ich wußte, daß ich mein Kind nicht preisgeben konnte ohne mein Weib. Liest man aber nicht, daß unsere Ahnen Weib und Kind geopfert, um das Vaterland zu retten? Ist Nanna nicht der Leiche ihres Gatten Baldur ins Feuer gefolgt? Und hat Sigrun nicht das Grab Helgis mit ihm als Heimstätte geteilt? Mein Entschluß war gefaßt; Weib und Kind fand ich todesmutig. Das Opfer war um so mehr geboten, als ich Kinder mehrerer Familien kennengelernt hatte, welche seit mehreren Jahren vegetarisch genährt wurden, und dabei gegen alles Gesetz blühend aussahen und von Krankheiten in überraschendem Maße verschont blieben; und als selbst die zum Teile schon erwachsenen Kinder einer mir bekannten, vegetarisch lebenden Familie, welche nie Fleisch gegessen hatten, sehr kräftig schienen, sich der besten Gesundheit erfreuten und, wie man mir mitteilte, nie der Hilfe eines Arztes bedurft hatten. Daß diese Täuschung der Natur auch an anderen Orten vorkam, entnahm ich aus Schriften (Dr. Reich, Dr. Bilfinger, Hahn u. v. a.), in welchen sogar die Behauptung aufgestellt war, daß erfahrungsgemäß die vegetarische Lebensweise Kindern viel zuträglicher sei, ihr Gedeihen mehr fördere, sie mehr von Krankheiten schütze und sie eintretende Krankheiten leichter überstehen lasse, als die Ernährung mit gemischter Kost. Dieser Verblendung mußte durch ein Opfer im großen Stile entgegengetreten werden. Seit einem Jahr leben auch meine Frau und mein Kind vegetarisch.

Der trügende Schein, welcher so manchen verleitet, sich dieser gefährlichen Lebensweise zuzuwenden, was zudem meist in einem Stadium des Verfalles geschieht, in welchem nichts anderes mehr zu helfen vermag, ist auch bei ihnen nicht ausgeblieben. Das Wohlbefinden meiner Frau hat sich in gleichem Maße wie das meinige gesteigert. Namentlich hat sie in kurzer Zeit den vollen Gebrauch ihrer seit vielen Jahren im höchsten Grade geschwächten Augen wieder gewonnen, daß sie nun anhaltend zu lesen und ohne Anstrengung fein zu sticken vermag, ein Erfolg, welchen früher kein Pinsel und keine Tinktur zu erzielen vermochten. Mein Knabe aber hat einen chronischen Magenkatarrh verloren und ist frischer denn je.

Das war nun freilich zum kleinmütig werden. Der Mann von Grundsätzen und Glauben an die alleinseligmachende Wissenschaft giebt aber einen opfermutigen Plan nicht so leicht auf. Spät erst, doch noch zu richtiger Zeit erfuhr ich, daß die vegetarische Lebensweise zwar dem Körper vorteilhaft sein könne, sicher aber einen bösen Einfluß auf das Gehirn, und so auf die geistige Thätigkeit ausübe. Wie war ich erfreut, diesen geistschädigenden Einfluß wirklich bei mir und meiner Familie wahrzunehmen. Wir alle ertappten uns nämlich dabei, den Prinzipien des Vegetarismus nicht mehr mit jener Schärfe und Überzeugungskraft begegnen zu können, wie einst, ja dieselben sogar widerstandsunfähig in uns aufzunehmen.

Wir fingen an, Cuvier als einen bedeutenden Naturforscher anzuerkennen, welcher den Menschen für einen Fruchtesser erklärt, fingen an, uns der Ähnlichkeit unserer Gebisse mit den fruchtessenden Affen zu erfreuen, fingen sogar an, das für das Gedeihen der Industrie und Volkswirtschaft so notwendige Abschlachten unschädlicher und hochorganisierter Tiere für einen Überfluß, ja für eine Gemütsroheit zu halten, kurz, geistig geschwächt, wie wir waren, fielen wir dem Vegetarismus vollständig in die Arme. Was thut's! Das Opfer ist gebracht; das abschreckende Beispiel ist hergestellt, und das war ja meine Absicht. Sollte vielleicht anderen, sachkundigeren und geistig minder Geschwächten als ich bin, daran liegen, dem geschilderten Beispiel noch einige Schrecken des Vegetarismus hinzuzufügen, so wäre dies im Interesse der Sache gewiß höchst wünschenswert.

Gedanken, Sprüche, Zitate, Ratschläge

Wenn fünfzig Millionen Menschen etwas Dummes sagen, bleibt es trotzdem eine Dummheit. *Anatole France, frz.Lyriker*

Barbaren nannte Sokrates die Menschen, die glaubten, mehr als zweimal am Tag essen zu müssen.

»Der weiße Mann hat uns mit Waffen bezwungen, unser Land geraubt und jetzt vergiftet er unsere Kinder mit süßen und verdorbenen Speisen und starken Getränken.«
Aussage eines Indianers

»Es gibt in uns keinen Körper, der sich unabhängig von der Seele ernährt. Was immer der Leib annimmt und umzuformen unternimmt, muß auch die Seele auf ihre Art vergeistigen.«
Teilhard de Chardin

»Bei der Mahlzeit bewirtest Du zwei Gäste: Deinen Leib und Deine Seele.« *Epiktet, griech.Philosoph*

»Vollwerternährung ist sozial akzeptabel, kulturell erwünscht, ökonomisch machbar, wissenschaftlich begründet und praktisch durchführbar.« *Professor Claus Leitzmann* (Institut für Ernährungswissenschaft der Universität Gießen)

»Wir verhungern in der Fülle.« *J.W. v. Goethe*

»Die gesündeste Turnübung ist das rechtzeitige Aufstehen vom Eßtisch.« *Giorgio Pasetti*

»Die Kost, die dem Maurer bekommt, zerreißt den Schneider.« *Altes Sprichwort*

Lebensmittel kann man auch als eine Saat betrachten, die wir in uns aufnehmen: Lebendige Nahrung macht uns lebendig, tote Nahrung tötet uns.

Gesundheit ist unteilbar, genausowenig wie es ein Teil-Leben gibt, gibt es eine Teil-Gesundheit.

Gesundheit heißt, sich im Kreislauf des Lebendigen zu befinden.

Düngen heißt nicht Pflanzen nähren, sondern den Boden lebendig machen. Ernähren heißt nicht Kalorien und Vitaminzufuhr, sondern den Kreislauf des Lebendigen fördern.

»Vegetarier machen von allein fast alles richtig, ohne sich mit Nahrungsmittel-Tabellen, Kalorien-Prozentwerten oder Milligramm pro Tag aufhalten zu müssen.«   *Dr. Bernt-Peter Robra*
(Medizinische Hochschule Hannover)

»Alkohol, Tabak und bürgerliche Küche schaffen immerfort das Mistbeet, auf dem unsere ärztlichen Sprechstundenfrüchte reifen!«   *Dr. med. Otto Buchinger*

Selbstverwirklichung durch Kochen: »Ich koche, also bin ich.«

Eine humorvolle mexikanische Pionierin der vegetarischen Vollwertkost bei ihren Kochkursen zu ihren Schülern: »Kocht mit Liebe, serviert lächelnd mit Freude und hin und wieder werdet ihr etwas Salz und Glück brauchen.«

Um wirklich gesund werden zu können, müssen wir die Gesundheit und das Leben loslassen. Nur wenn alles fließt, sind wir gesund.

Das Essen kann man kaufen, aber nicht den Appetit.

»Wenn jede Familie sich richtig ernährt, ist das ganze Volk richtig ernährt. Das Schicksal des Volkes liegt in der Tat weit mehr in den Händen der Frau, als man bisher erkannt hat. Das trifft natürlich besonders für die werdende Mutter zu.«
Prof. Werner Kollath

»Mit Gabel und Messer schaufelt sich der Mensch sein Grab.«
Altdeutsches Sprichwort

»Der Mund ist die Pforte des Todes.«

»Der Mensch gräbt sich sein Grab mit den Zähnen.«
Alte arabische Sprichwörter

»Unsere westliche Gesellschaft ist im Begriff, infolge der konsequenten Anwendung von Raffinationsprozessen bei den drei Hauptnahrungsmitteln, nämlich beim Zucker, bei den Speisefetten und -ölen und beim Mehl, die größte Mangelernährungssituation aller Zeiten zu erzeugen.«
Dr. Felix Kieffer (Neue Züricher Zeitung 17.6.1981)

Es ist später als Du denkst, mit Deiner Fehlernährung! Es ist aber nie zu spät für einen neuen Anfang. Es liegt an Dir, den ersten Schritt zu tun. Auf was wartest Du noch?

»Nicht die Jahre, sondern die Lebens- und Ernährungsweise
bestimmen das Alter, das Geburtsdatum ist unverbindlich.«

Prof. Dr. Kollath

»Zarathustra lehrte seine Schüler so: Ihr esset die Früchte des
Feldes. Sie sind von der Sonne beschienen, aber in der Sonne
lebt das hohe Geisteswesen. Von dem Kosmos, von außen,
kommt die Kraft des hohen Geisteswesens mit den Strahlen in
die Früchte des Feldes hinein. Ihr esset die Früchte des Feldes,
dasjenige, was in euch den Stoff auslöst. Laßt euch erfüllt sein
von den geistigen Kräften der Sonne; die Sonne geht in euch
auf, indem ihr die Früchte des Feldes genießt. Tut das in besonders feierlicher Stunde, nehmt euch in besonders feierlicher
Stunde etwas, was bereitet ist aus den Früchten des Feldes. Meditiert ihr darüber, wie die Sonne darinnen ist, meditiert ihr, bis
euch das Stückchen Brot strahlend wird, und genießt es, dann
seid euch bewußt: aus dem weiten Weltenall ist der Geist der
Sonne in euch eingezogen und in euch lebend geworden.«

Zitat von Rudolf Steiner

Das viele Essen und besonders das viele Fleischessen unter-
drücken die Vernunft, machen untüchtig zu scharfem Nachsin-
nen und erzeugen träge Gemüter, die zu jeder Dummheit und
Torheit fähig sind.

Bakterien sind die Grundlagen des Lebens und der Gesundheit. Seit man einen kleinen Teil als Krankheitserreger erkannt
hat, versucht man, sie alle chemotherapeutisch und hygienisch
zu vernichten.

Ratschläge

»Den Kopf halt kühl, die Füße warm, und pfropfe nicht zu
voll den Darm!«   *Boerhaarve*

Die Parole FDH = »Friß die Hälfte« ist wirklich nur ein halber
Rat. Ein ganzer wäre: FDR = »Friß das Richtige« mit dem
Zusatz: UIRM = »und im richtigen Maß«.

Weniger und noch langsamer essen!

Meide: zu viel   zu süß
          zu oft   zu heiß
          zu gemischt   zu kalt

Niemals direkt aus dem Kühlschrank essen!

»Überfülle dich nicht mit allerlei leckerer Speise und friß nicht zu gierig. Denn viel Fressen macht krank. Viele haben sich zu Tode gefressen; wer aber mäßig ißt, der lebt desto länger.«

Aus der Bibel, Buch Sirach 37, Vers 32-34

Möglichst einen Tag in der Woche fasten.

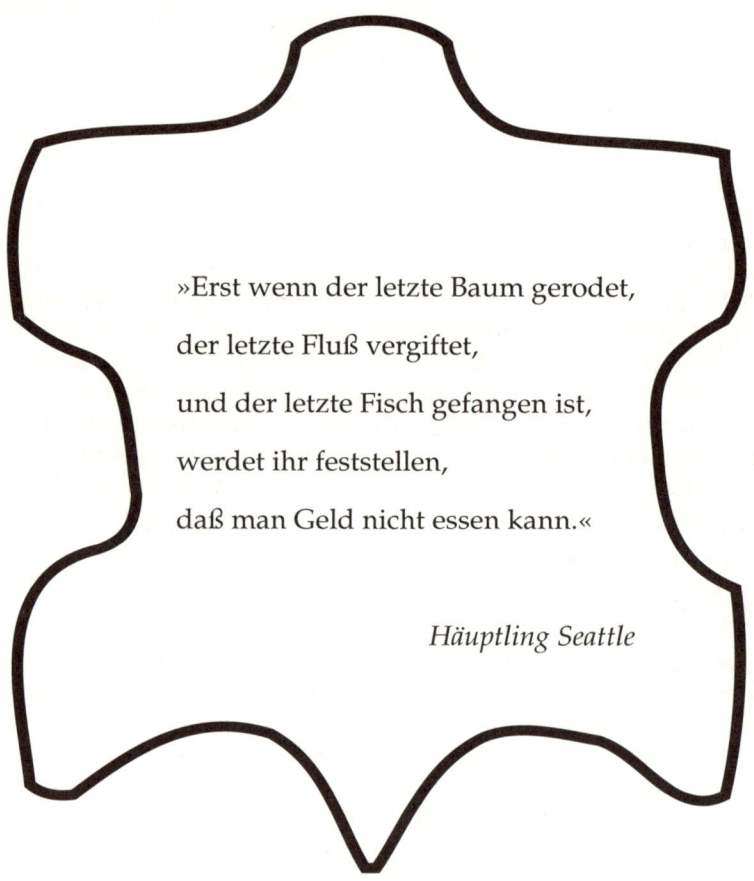

»Erst wenn der letzte Baum gerodet,

der letzte Fluß vergiftet,

und der letzte Fisch gefangen ist,

werdet ihr feststellen,

daß man Geld nicht essen kann.«

Häuptling Seattle

Schlußbetrachtungen

Erst ändert sich das Bewußtsein, dann die Ernährung

Als junger Vegetarier und Rohköstler war ich auch einmal der Meinung, sämtliche Krankheiten würden auf Fehlernährung beruhen. An erster Stelle gab ich den tierischen Nahrungsmitteln die Schuld, an zweiter Stelle der denaturierten und zerkochten Pflanzenkost. Nach 32 Jahren intensiver Beschäftigung mit der Spezies Mensch in all seinen Manifestationen und Dimensionen kann ich diese Ansicht nur noch als Teil einer Ganzheitsschau vertreten. Wer einen kranken Menschen wirklich in der Ganzheit seiner körperlichen, seelischen und geistigen Dimensionen, und sei es auch nur für einen Augenblick, schauen darf, der weiß, daß die wahre Ursache seines Leidens niemals die »Fehlernährung« ist, sie ist höchstens eines der Symptome.

Ich habe zu viele »gesund lebende« kranke Menschen und »ungesund lebende« gesündere Menschen gesehen. Ich vertrete zwar die Meinung aller Vollwertkost-Pioniere wie z.B. Waerland, Bircher-Benner, Bruker, Schnitzer, Oshawa, nur daß ich der Ernährung nicht mehr diesen höchsten Stellenwert beimesse und daher auch nicht mehr wie früher ganz hinter dem berühmten Satz stehen kann: »Die Ernährung ist zwar nicht das Höchste, aber sie ist die Grundlage, auf der das Höchste gedeihen oder verderben kann.« Er drückt für mich jedoch eine wichtige Teilerkenntnis aus. Die ganzheitliche Erkenntnis sehe ich in der Empfehlung Jesu: »Es ist nicht so wichtig, was in den Mund hineingeht, als das, was aus ihm herauskommt.«

Nahrungs-, Lebens- und Arzneimittel sind zu bestimmter Zeit und in bestimmtem Maße sehr hilfreich, aber sie *allein* können uns weder gesund noch krank machen.

Bei den vielen sehr erfreulichen Berichten schwerkranker Menschen, die durch Ernährungsumstellung geheilt worden sind, wird meistens der wichtigste Heilfaktor übersehen: die Bewußtseinsveränderung. Durch Leiden wird der Mensch entweder apathisch oder er reift sehr rasch und verändert sich zum Positiven. Die Hinwendung zu Vollwertkost und gesunder Lebensweise ist dann schon Ausdruck dieser neuen Bewußtseinslage bzw. des wirklichen Heilfaktors, auch wenn sich dies vorerst noch völlig im Unterbewußtsein abspielt.

Die neue Erde

Die neue Erde oder das Paradies auf Erden, von dem immer mehr Menschen träumen, ist schon längst Realität, allerdings in einer für die meisten noch unsichtbaren Dimension (Näheres dazu in meinem Vortrag »Die kosmische Evolution der Menschheit«, auf Kassetten beim Nassall-Verlag erhältlich). Das »Visum«, das man braucht, um diese neue, heile Erde zu besuchen, ist das absolute Loslassen und ist das Liebhaben dieser alten Erde, so wie sie *ist*, und das Liebhaben all ihrer Bewohner, so wie sie *sind* . Auf dieser neuen Erde lebt der Mensch in brüderlich-schwesterlicher Gemeinschaft mit *allen* Wesen und ernährt sich nur noch von den Früchten, die Stauden, Sträucher und Bäume schenken. Er erntet, ohne zu säen, da er keine Landwirtschaft mehr betreibt. Viele brauchen auch nicht einmal mehr die Früchte, sie leben buchstäblich nur noch von Luft und Liebe, d.h. aus dem Geist der Liebe.

In der Dimension des reinen Geistes gibt es weder Vergangenheit noch Zukunft, wie wir sie hier im irdischen, vorübergehenden Gefängnis von Raum und Zeit erleben. Rein geistiges Sein ist ein konstanter Zustand, eine ewige Gegenwart, die *alles* in sich birgt bzw. *alles* durchdringt. Die neue paradiesische Erde und ihre Bewohner sind zwar von der Dimension des reinen Geistes bewußtseinsmäßig auch noch weit entfernt, aber das Streben ihrer Bewohner ist auf diese höchste Seinsebene ausgerichtet. Der höchste Lehrer und Liebhaber dieser Lichterde ist Jesus Christus *persönlich*.

Eines Tages wird sich diese alte Erde vielleicht wie ihr Schwesterplanet Mallona durch Kettenexplosion auflösen. Eine andere Möglichkeit ist die evolutive Transsubstantiation, d.h. die allmähliche Überführung/Verwandlung in die neue, schon vorhandene Form. Eine dritte Möglichkeit wäre die apokalyptische Umwandlung, wie sie in der Offenbarung der Bibel beschrieben ist, und zwar durch einen Kulminationsakt der größten geistigen Auseinandersetzung im gesamten Universum, wie sich dies schon seit langem auf unserem winzigen Planten anbahnt. Alles liegt einzig und allein in unserer Denk-, Sprach- und Handlungsfreiheit. Viele erhalten in zunehmendem Maße Impulse aus der Paradies-Erde, dazu gehört auch der große Teil derer, die nur noch rohe Pflanzen oder Früchte essen.

Weiter möchte ich dieses Thema hier nicht ausführen; ich hoffe, daß ich bald dazu komme, diese Zusammenhänge in einer gesonderten Schrift darzustellen.

Mein allgemeiner Rat zum Thema »Ernährung«:

Versuche durch Fasten und anschließende reine vegetarische Rohkostnahrung, Deinen Geschmackssinn zu reinigen, damit Du (wieder) einen Geschmack für das Natürlich-Unveränderte bekommst. Darüber hinaus versuche, aus *allen* drei Ebenen Deines Seins – körperlich, seelisch, geistig – Deine individuellen Lebensmittel zu finden.

Faste ein- bis zweimal im Jahr, und Du wirst erfahren, daß Du auch ohne Essen leben kannst.

Schlußwort

Lieber Leser,

ich weiß, dieses Buch steckt voller Widersprüche, aber so ist das Leben einmal – voller Widersprüche. Wenn ich ehrlich bin, muß ich sagen, ich erlebe es so. Das menschliche Leben auf dieser Erde *ist* doch in sich selbst ein Spannungsfeld von Gegensätzen – lebensgestaltenden Gegensätzen. Wer nur einen Teilaspekt dieses Lebens erlebt und alles andere als unwahr bezeichnet, hat es leicht. Wer mehrere Gegensätze gleichzeitig und gleich gültig erlebt oder wer gar das Ganze mit seiner scheinbar unendlichen Gegensätzlichkeit erlebt, hat es schwer, dies zu beschreiben.

Mit den Mitteln der Malerei ist es leichter, Gegensätze darzustellen, die man mit einem Blick erfassen kann. Musikalisch ist dies sicherlich auch möglich. Aber wenn ich Gegensätze beschreiben möchte, muß ich sie nacheinander niederschreiben. Es ist für viele sicherlich nicht leicht zu verstehen, wenn ich in einem Kapitel die pflanzliche Rohkost empfehle und in einem anderen gar die Fleischnahrung oder wenn ich sage, *alle* politischen Parteien haben recht mit dem, was sie sagen. Das klingt keineswegs logisch, sondern eher paradox.

Aber ist wahre Liebe etwa logisch – seine Feinde zu lieben –, die zu lieben, die einen verfluchen, verfolgen oder gar nach dem Leben trachten? Logisch wäre, sie zu hassen. Gott sei Dank gab und gibt es zu allen Zeiten weise Menschen, manchmal kennen wir von ihnen nur einen Ausspruch. Eine weise Aussage von einem, der es wußte, möchte ich an den Schluß setzen: »Nicht die Logik, sondern die Paradoxie ist der Weisheit letzter Schluß.«

Für Deinen weiteren Lebensweg
wünsche ich Dir von ganzem Herzen
Gottes Segen

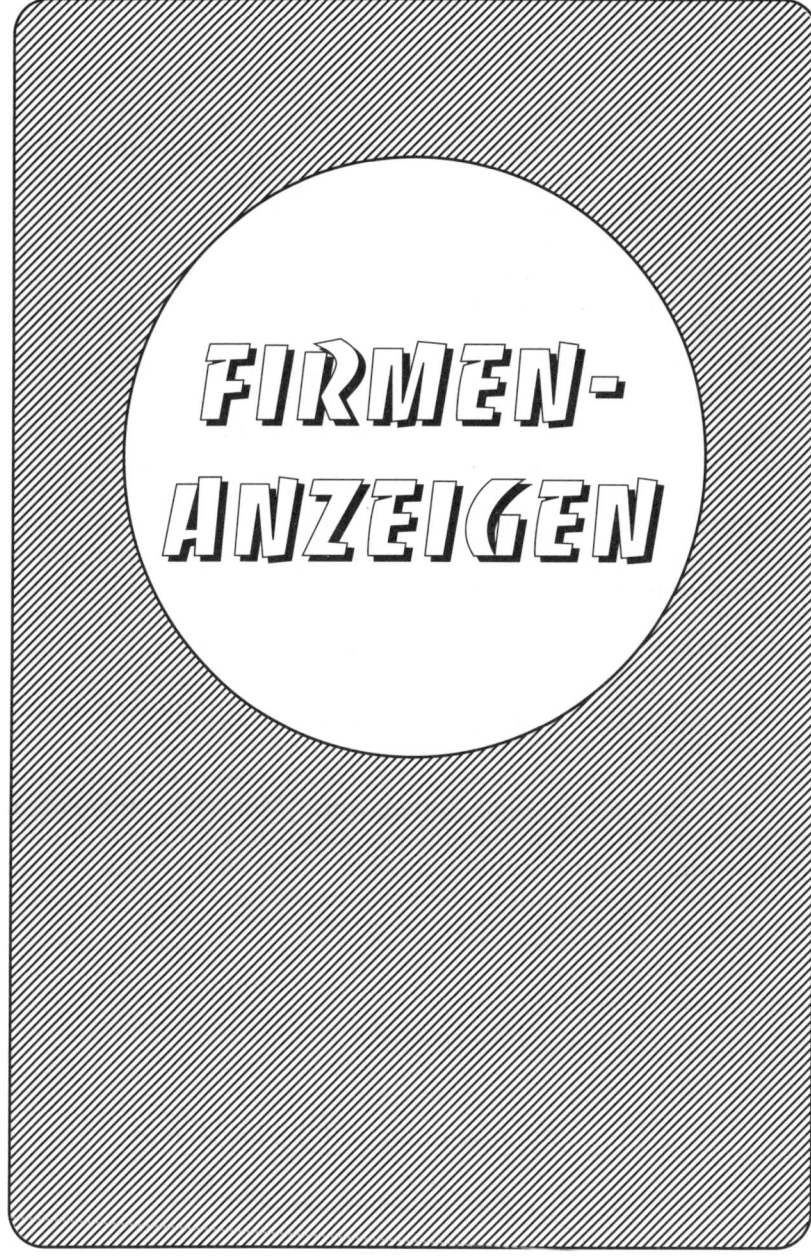

FIRMEN-
ANZEIGEN

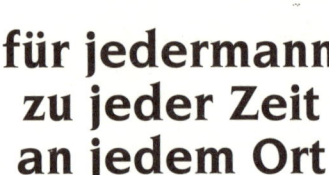
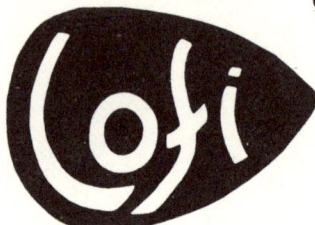

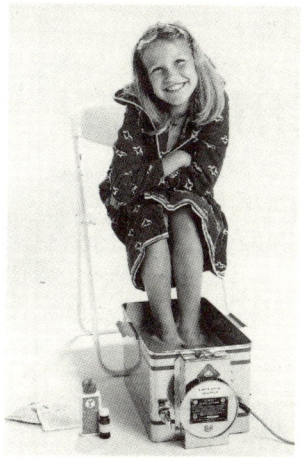
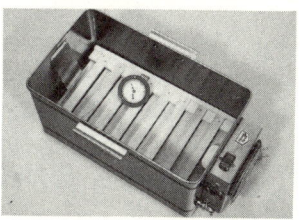
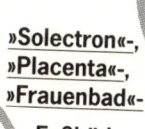
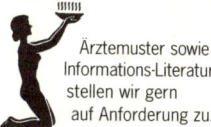

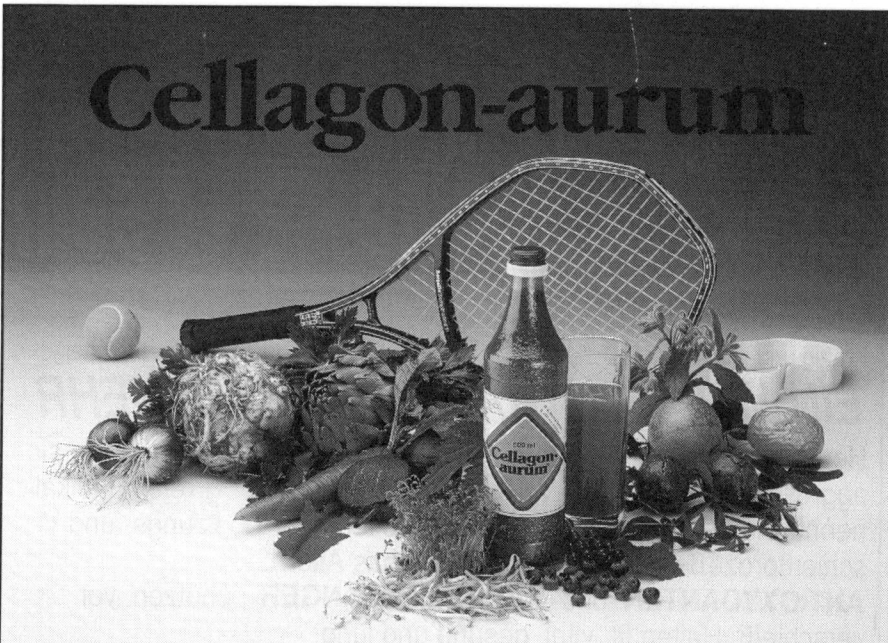

Der Energie-Drink für Fitness, Regeneration und Erhaltung der Leistungskraft

Hergestellt aus: Passionsfrucht, Orangensaft, Extrakte von Artischocken, Hofpen, Rote Beete, Sellerie, Topinambur, Zwiebel, Brennessel, Brunnenkresse, Zitronenmelisse, Petersilie, Heidelbeeren, Holunderbeeren und Johannisbeeren, außerdem Pflanzenöl mit mindestens 18% Gamma-Linolensäure, Bierhefe, Lecithin, Gelée Royale, Propolis, gefriergetrocknete, fermentierte und vergorene Stutenmilch (Kumys) sowie Milcheiweiß mit L-Carnitin

An Wirkstoffen sind enthalten pro 100 ml Konzentrat:

Vitamine: Niacin 80,2 mg; Calcium-Pantothenat 53,5 mg; Vitamin B_2 (Riboflavin) 10,8 mg; Vitamin B_6 9,72 mg; Vitamin B_1 (Thiamin) 11,7 mg; Folsäure 2,04 mg; Biotin 0,58 mg; Vitamin B_{12} (Cobalamin) 0,047 mg; Vitamin C (Ascorbinsäure) 881 mg; Vitamin E (als α-Tocopherol) 170 mg und β-Carotin 30,8 mg.

Mineralstoffe und Spurenelemente: Kalium 510 mg; Magnesium 22 mg; Calcium 100 mg; Natrium 95 mg; Phosphor 60 mg; Eisen 4,6 mg; Mangan 2,0 mg; Zink 1,5 mg; Kupfer 0,16 mg; Selen 0,01 mg und Chrom weniger als 0,01 mg. Wesentlich ist, daß die Mineralstoffe und Spurenelemente nicht als anorganische Substrate zugesetzt sind, sondern ausschließlich aus natürlichen, organisch-biologischen Quellen stammen. Sie sind entweder an Eiweiß oder an Fruchtsäuren gebunden und damit optimal resorbierbar.

Anwendungsempfehlung: *Zur Anregung der Magen-Darmtätigkeit.*
Zur Regeneration der Darmflora.
Zur Kräftigung des Abwehrsystems.
Zur Substitution der Antioxydantien.
Zur Stoffwechselaktivierung.
Zur bes. Ernährung bei Diabetes-Mellitus.

Hans-Günter Berner GmbH

Hasenholz 10 · D-2300 Altenholz · Telefon (04 31) 3 27 72 · IFA Hersteller Nr.: 02945 · Pharmazentrale Nr.: 428745

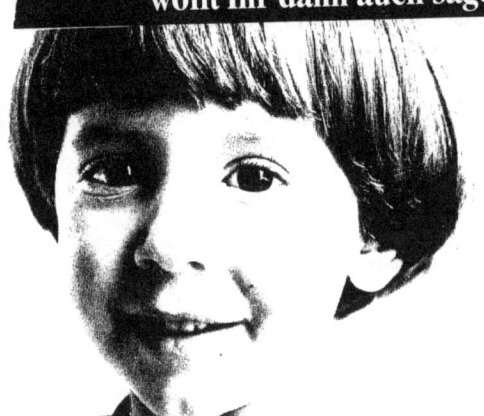
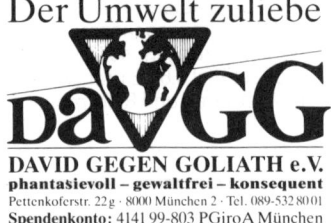

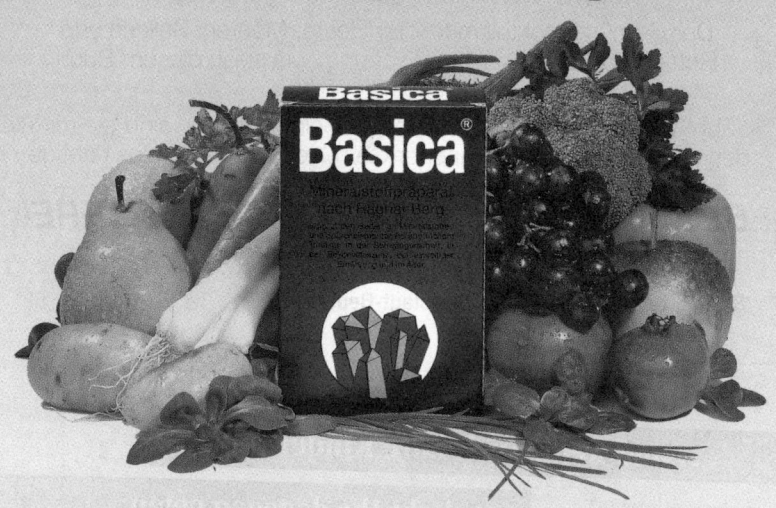

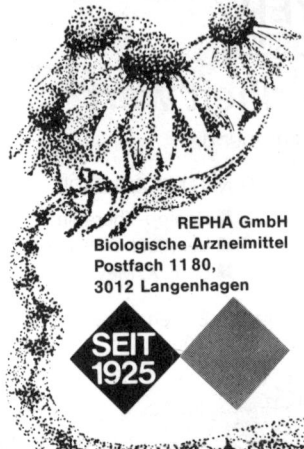
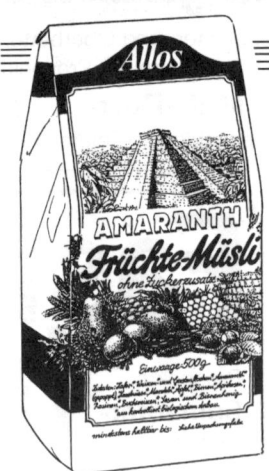

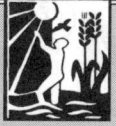
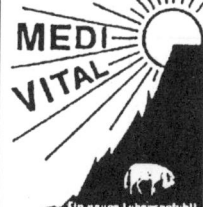
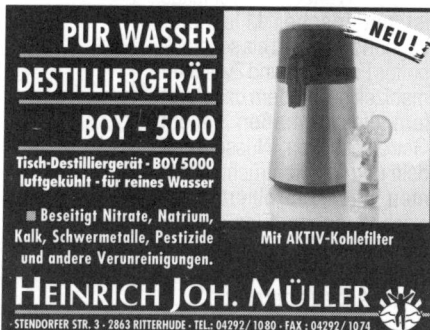

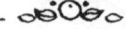
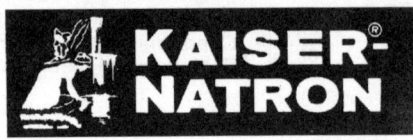

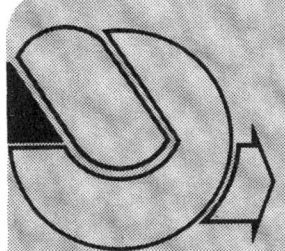

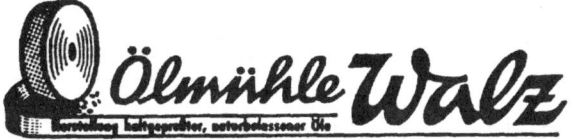

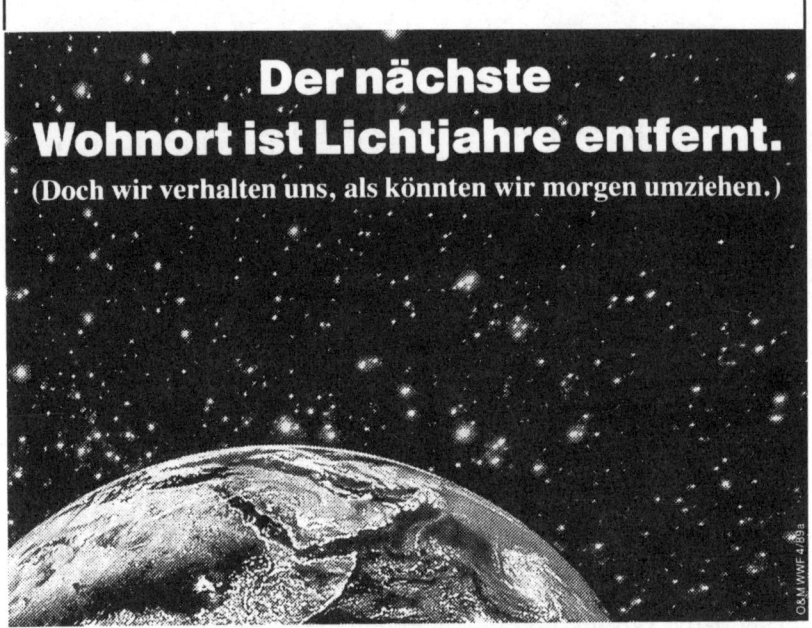 

Bücherempfehlungen

»Mein neues Kochbuch«, von Barbara Rütting, Mosaik Verlag

»Das neue vegetarische Kochbuch« und »Das große Vollkorn-buch«, von Ingrid Früchtel, Gräfe und Unzer Verlag

»Biologisches Kochen und Backen«, von Helma Danner, Econ Verlag

»Feld-, Wald- und Wiesenkochbuch«, von Eve-Marie Helm, Heyne Taschenbuch

»Rohkost«, von Ingrid Gabriel, Falken Verlag

»Zeitgemäße Getreideernährung«, von Dr. Udo Renzenbrink, Rudolf-Geering-Verlag

»Vitalstoffreiche Vollwertkost«, Helma Danner

»Kleingebäck und Vollkornbrot«, Helma Danner

»Vegetarische Kost als Heil- und Dauernahrung«, von Dr. Otto Buchinger

»Wildgemüse und Wildfrüchte«, Erich Heiß, Lebenskunde-Verlag, Kurt Winter, Jägerstr. 4, 4000 Düsseldorf 1.

»Säuglings-Ernährung«, von Petra Kühne

»Ernährung unserer Kinder«, von Udo Renzenbrink, Arbeits-kreis für Ernährungsforschung e.V., Bad-Liebenzell-Unterlen-genhardt

»Die Ernährung des Schulkindes«, von Dr. Udo Renzenbrink, Verlag am Goetheanum, Dornach.

»Stillen trotz verseuchter Umwelt«, von Elke Pröstler, Bund für Umwelt und Naturschutz Deutschland, Dreisam-Verlag, Freiburg

»Gesunde Kinder durch lebendige Vollwertkost«, von Prof. Dr. H. Mommsen, Bircher-Benner-Verlag, Bad Homburg.

»Gesund durch natürliche Säfte«, von Walther Schoenenber-ger, Econ-Verlag

»Lebenskraft durch Pflanzensaft«, von Dr. med. Ludwig Wegener, Verlag Volksgesundheit Zürich, Splügenstraße 3, CH-8027 Zürich

»Mineralwasser Gesundheit aus der Flasche «, 44 Seiten Broschüre, Verbraucher-Zentrale Nordrhein-Westfalen e.V., Mintropstraße 27, 4000 Düsseldorf 1

»Gewürze für Deine Gesundheit«, von Dr. Hermann Gerhard, Paracelsus Verlag, Stuttgart

»Die Magische Droge / Eine Studie über die Bedeutung der Gewürze«, von Dr. A. Brecht, Brecht-Verlag, Karlsruhe

»Über Chemie im Kochtopf«, von Ute Philippeit und Silke Schwartau, Robugen GmbH - Esslingen, Neckar

»Chemie in Lebensmitteln«, Katalyse-Umweltgruppe Köln e.V., Zweitausendeins-Versand, Postfach, 6000 Frankfurt am Main 61

»Kleines Lexikon der Lebensmittelzusatzstoffe«, CHANCEN, Hanauer Landstraße 497, 6000 Frankfurt am Main 1

»Vollwerternährung schützt vor Kinderlähmung und anderen Viruserkrankungen«, von Dr. B. Sandler und Dr. M. O. Brucker, emu-Verlag

Vereine

Demeter-Bund e.V.
Postfach 710131, Fenchelstraße 14
7000 Stuttgart 75 (Heumaden)

Bioland, Verband für organisch-biologischen Landbau
Barbarossastr. 14
7336 Uhingen

Naturland
Verband für naturgemäßen Landbau e.V.
Kleinhaderner Weg 1
8032 Gräfelfing

Biokreis Ostbayern e.V.
Theresienstraße 36
8390 Passau

ANOG e.V.
Biologische Landwirtschaft
Michael Morawietz
Josef-Schnell-Straße 17
5300 Bonn 1

Pflanzenzucht-Verein e.V.
Wernstein 24
8653 Mainleus
Förderung der naturgemäßen Pflanzenentwicklung und
Saatgutpflege, Forschungs- und Beratungsstelle

Naturgemäß Gärtnern und Wohnen e.V.
c/o Biohaus Suchterschied
Auf der Sandhaube 22
5202 Hennef-Suchterscheid

Die Verbraucher Initiative e.V.
Breite Str. 51, 5300 Bonn
Politisch und wirtschaftlich unabhängiger Verein, der sich
gegen die Erzeugung künstlicher Nahrungsmittel einsetzt,
sowie gegen jede Form der Lebensmitteldenaturierung. Der
Verein ist ein Sprachrohr kritischer Verbraucher/Verbraucherin-
nen.

Österreich

Österreichischer Demeter-Bund
Rosensteingasse 43
A-1170 Wien

Schweiz

Produzenten-Verein für bilog.-dyn. Wirtschaftsweise
»Labranche«
CH-1099 Mollie-Margot

Weitere Bücher von Klaus Dieter Nassall

im Nassall-Verlag

Ganzheitliche Therapie

Ein Informations- und Therapiebegleitbuch

Lofi

Das federnde Klopfmassage-System zur idealen Selbstbehandlung

Mit vielen praktischen Tips für die Gesundheit aus der Naturheilpraxis

Fasten und Heilfasten aus einer allumfassenden Sicht

Dazu sechs milde, altbewährte Fastenkuren aus der Naturheilpraxis – Reinigung von Körper und Seele – das Wesen der Verschlackung

Krebs aus einer neuen Sicht

Das seelenlose Eigenleben der Körperzellen

Allergie die neue Geißel der Menschheit

Ursachen Behandlung Heilung

Warum verbreitet sich die Allergie derzeit weltweit wie ein Lauffeuer? Die Allergie hat tausend Gesichter, jeden Tag kommen neue hinzu! Jede Allergieform hat seelische Ursachen, auch die des Neugeborenen. Was aber sind die wirklichen Ursachen dieses vielfältigen Leidens, das sich in so vielen Formen äußert?

Die Wirbelsäule

Säule der Gesundheit

Lockerungs-, Entspannungs-, Atem-, Bewußtseins- und eigenchiropraktische Übungen.

América Latina – Verlorene Wurzeln
Völker im Chaos auf der Suche nach ihrer Identität

Der Autor, in Lateinamerika aufgewachsen, versucht seit vielen Jahren durch Schriften, Vortragsreisen, Rundfunk- und Fernsehinterviews sowie durch praktische Tätigkeit auf vielen Gebieten, den krisengebeutelten Völkern Lateinamerikas auf seine persönliche Art und Weise zu helfen. Seine langjährigen Lateinamerika-Erfahrungen hat er in diesem Buch kurz und prägnant zusammengefaßt. Er schildert die aktuelle Lage auf allen Gebieten: Mensch, Religion, Politik, Umwelt, Landwirtschaft, Handwerk, Industrie, Handel, Auslandsschulden. Kurz und einfühlsam behandelt der Autor diese Themen aus ungewöhnlichen Perspektiven.

Darüber hinaus zeigt er mögliche Lösungen, um die anscheinend ausweglose Krise zu überwinden. Am Ende des Buches sind seine Vorschläge in einem 12-Punkte-Programm für Lateinamerika zusammengefaßt.

Auch die schmerzhafte Geschichte dieses Kontinents ist sehr eindrucksvoll geschildert. Die Darstellung der geistigen Hintergründe der grausamen Conquista (Eroberung) und Christianisierung der Ureinwohner des Kontinents, den wir Amerika nennen, bildet den Höhepunkt dieses außergewöhnlichen Buches.

Libertad sin odio y venganza

un camino mas alla del capitalismo, socialismo, comunismo, nacionalismo, dogmatismo, sectarismo, y de todos los ismos (ein erfolgreiches Buch in Lateinamerika)

Kurzgeschichten aus Venezuela

Über Menschen – Sitten und Unsitten – Stärken und Schwächen – lustiges und trauriges – Begegnungen mit Sonderlingen